Dagmar Lehmhaus / Bertke Reiffen-Züger

Psychodynamische Diagnostik in der Kinder- und Jugendlichen-Psychotherapie

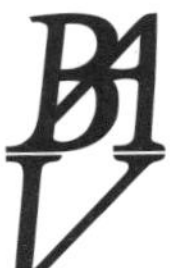

Die psychodynamische projektive Diagnostik ist integraler Bestandteil jeder Anfangsphase einer Kinder- und Jugendlichen-Psychotherapie. Das Buch bietet eine umfassende Praxisanleitung für alle relevanten projektiven Testverfahren. Es basiert auf der psychodynamischen Praxis und diskutiert die Besonderheiten in der Anwendung für die therapeutische Beziehungsgestaltung.

Im ersten Teil werden die theoretischen Grundlagen moderner psychodynamischer Diagnostik dargestellt: die Besonderheiten des kindlichen Spieles, der Symbolisierung und der szenischen Gestaltung. Es geht ferner um die therapeutische Beziehungsgestaltung, um Abwehr und Widerstand sowie um die Auswertungsmöglichkeiten von unbewusstem Material.

Im zweiten Teil folgt die Zusammenstellung einer Auswahl von projektiven diagnostischen Testmöglichkeiten für die tägliche Praxis. Dort finden sich ausführliche Beschreibungen und Anleitungen zu Zeichentests, Erzähltests, Beziehungsdiagnostik und Spieltests. Anschauliche bebilderte Beispiele, weiterführende Literatur und Protokoll- und Auswertungsbögen sollen Psychotherapeuten, die mit Kindern und Jugendlichen arbeiten, in ihrer täglichen Arbeit unterstützen.

Die Autorinnen:

Dagmar Lehmhaus, Diplom-Soziologin, Analytische Kinder- und Jugendlichen-Psychotherapeutin (VAKJP), Familientherapeutin in privater Praxis. Dozentin, Supervisorin und Selbsterfahrungsleiterin an der Ärztlichen Akademie für Psychotherapie von Kindern und Jugendlichen e.V. in München, an der Akademie für integrative Psychotherapie, Psychosomatik und Psychoanalyse Hamburg (APH) und am ZAP-Nord in Lübeck; akkreditiert an der Psychotherapeutenkammer Schleswig-Holstein. Diverse Veröffentlichungen.

Bertke Reiffen-Züger, Diplom-Pädagogin, Analytische Kinder- und Jugendlichen-Psychotherapeutin (VAKJP), Dozentin und Supervisorin an der Ärztlichen Akademie für Psychotherapie von Kindern und Jugendlichen e.V. in München. Entwicklung und Betreuung des Plämokastens der Ärztlichen Akademie. Diverse Veröffentlichungen.

Dagmar Lehmhaus / Bertke Reiffen-Züger

Psychodynamische Diagnostik in der Kinder- und Jugendlichen-Psychotherapie

Die Praxis projektiver Tests: Probatorik, Indikation und OPD-KJ

Brandes & Apsel

Auf Wunsch informieren wir Sie regelmäßig mit unseren Katalogen »Frische Bücher« und »Psychoanalyse-Katalog«. Wir verwenden Ihre Daten ausschließlich für die Zusendung unserer beiden Kataloge laut der EU-Datenschutzrichtlinie und dem BDS-Gesetz. Bitte senden Sie uns dafür eine E-Mail an info@brandes-apsel. de mit Ihrer Postadresse. Außerdem finden Sie unser Gesamtverzeichnis mit aktuellen Informationen im Internet unter: www.brandes-apsel.de sowie www.kjp-zeitschrift.de.

2. erweiterte und überarbeitete Auflage 2024
1. Auflage 2017

DTP und Umschlag: Lukas Apsel, Brandes & Apsel Verlag
Druck: STEGA TISAK d.o.o., Printed in Croatia
Gedruckt auf einem nach den Richtlinien des Forest Stewardship Council (FSC) zertifizierten, säurefreien, alterungsbeständigen und chlorfrei gebleichten Papier.

Bibliografische Information der Deutschen Nationalbibliothek:
Die Deutsche Nationalbibliothek verzeichnet diese Publikation in der Deutschen Nationalbibliografie; detaillierte bibliografische Daten sind im Internet über www.ddb.de abrufbar.

ISBN 978-3-95558-192-3

Inhalt

Teil II: Leitfaden für die Praxis

Vorwort

So wie der somatisch tätige Arzt technische Hilfsmittel zur Diagnostik einsetzt, verfügen auch die analytisch und tiefenpsychologisch tätigen Psychotherapeutinnen und Psychotherapeuten für Kinder und Jugendliche über Mittel und Wege, zu einer diagnostischen Einschätzung zu finden, die ein tragfähiges Fundament für die anstehende Behandlung bereitstellt. In einer vorgelagerten diagnostisch-probatorischen Phase kann der Behandler auf systematische Beobachtung, Fragebögen und Tests zurückgreifen, die für die diagnostische Einschätzung zur Verfügung stehen. Da es Kindern in der Regel nicht leichtfällt, ihre Nöte und Probleme direkt in Worte zu fassen, brauchen sie zusätzlich gestalterische und spielerische Möglichkeiten, um sich mitzuteilen. Hier bieten sich insbesondere die sogenannten projektiven Tests an. Entgegen dem Trend, zugunsten empirischer Gütekriterien auf projektive Testverfahren zu verzichten, wurde in der Ärztlichen Akademie mit Blick auf ihre klinische Bedeutung immer großer Wert auf die frühzeitige und umfängliche Vermittlung dieser Techniken gelegt. Psychotherapeutinnen und Psychotherapeuten für Kinder und Jugendliche müssen in besonderer Weise geschult sein, diese Ausdrucksmittel – seien es Zeichentests, Erzähltests oder Spieltests – einzusetzen und zu dechiffrieren.
Im Verlauf der Jahre hat sich eine Menge an Lehrmaterialien angehäuft, die bislang als Skript den Ausbildungsteilnehmern der Ärztlichen Akademie zur Verfügung gestellt wurden. Mit dem Klassifikationssystem der OPD-KJ erweiterte sich die psychodynamische Diagnostik zusätzlich, sie hat damit eine wichtige Differenzierung und Ergänzung erfahren. Mithilfe der in diesem Buch ausgewählten Testverfahren können wichtige Kategorien der OPD-KJ konkretisiert werden.

Die *Ärztliche Akademie für Psychotherapie von Kindern und Jugendlichen*, die von Prof. Gerd Biermann 1977 gegründet wurde, feierte 2017 ihr 40-jähriges Bestehen. Passend zum Jubiläum gab der Brandes & Apsel Verlag 2017 diese Sammlung testdiagnostischer Materialien erstmalig in Buchform heraus, die mit dieser zweiten Auflage noch einmal gründlich überarbeitet wurde.

Mein Dank gilt den Dozentinnen der Ärztlichen Akademie, die ihre Beiträge zur Verfügung gestellt haben, und ganz besonders den beiden Herausgeberinnen und langjährigen Dozentinnen der Ärztlichen Akademie Dagmar Lehmhaus und Bertke Reiffen-Züger für die gelungene Zusammenstellung dieses Buches.

Manfred Endres
Ärztliche Akademie für Psychotherapie von Kindern und Jugendlichen
München, im Januar 2024

Teil I:
Theoretische Grundlagen

1. Psychodynamisches Arbeiten[1]

1.1 Die Kunst des Anfangs

Psychisches Leiden erschließt sich *nicht »auf den ersten Blick«*, obwohl uns der erste Eindruck – ausreichend Empathie und Erfahrung vorausgesetzt – schon viel offenbart:

> »Die weitverbreitete Auffassung, dass der Patient im Behandlungszimmer Zeichen einer seelischen Krankheit zeigt, die der Psychotherapeut erkennt und diagnostiziert und die er mit dafür geeigneten Mitteln behandelt, so wie der Arzt Krankheiten anhand von Zeichen feststellt und behandelt, ist wenig geeignet, die Verhältnisse zwischen Patient und Psychotherapeut im Behandlungszimmer wiederzugeben.« (Streek, 2004, S. 12)

Weil unsere Patienten ohne solche äußeren Anzeichen und in der Regel auch nicht »vorsortiert« zu uns kommen, ist mit ihrer Anmeldung auch keineswegs sichergestellt, ob der Patient überhaupt psychisch erkrankt ist. Es ist auch noch nicht klar, ob er im psychotherapeutischen Sinne behandlungsbedürftig ist. Offen ist auch, ob er von Psychotherapie und speziell den psychodynamischen Verfahren profitieren kann, also behandlungsfähig ist. Geklärt werden muss ferner, ob er überhaupt einen Nutzen aus dem besonderen Behandlungsangebot ziehen kann, also behandlungseinsichtig und -willig ist (siehe Bürgin & Steck, 2013).

In den meisten Fällen kommen die Kinder und Jugendlichen »direkt«, oft »im Schlepptau« ihrer Eltern (»*Die* wollen, dass ich zu dir komme!«), also meist nicht ganz freiwillig, obwohl Freiwilligkeit als Grundvoraussetzung einer jeden Psychotherapie gilt. Weil auch die Zuweisung über Ärzte, Lehrer oder andere Dienste und Institutionen meist alles andere als fachgerecht und gezielt erfolgt, kommt die Mehrzahl ohne fachgerechte Diagnose, meist mit diffusen, oft schwer beschreibbaren, komplexen, manchmal aber auch flüchtigen Beschwerden. Oft wurden die Probleme eher zufällig, gemäß der jeweiligen Alltagstheorien[2], als »psychisch verursacht« eingeschätzt.

---

1 Für eine vertiefende Sichtweise, siehe Burchartz u. a. (2016).

2 (Pragmatische) Alltagstheorien reflektieren, dass Wahrnehmung und Interpretation von Eigenschaften oder Motiven unserer Mitmenschen ebenso wie von Sachverhalten immer schon von (Vor-)Annahmen gesteuert und bestimmt werden. Bei diesen kognitiven Überzeugungen handelt es sich um eine Art Theorie, die im Verlauf des Lebens erworben wird und die sich der eher zufälligen Alltagserfahrung des Betreffenden verdankt. Solche Alltagstheorien sind also nicht Bestandteil einer öffentlich akzeptierten, wissenschaftlich validierten oder expliziten Theorie. Auch ist dem Betreffenden meist nicht bewusst, dass seine Urteilsprozesse durch eben diese Zusammenhangsvermutungen geprägt sind, die überdies psychohygienische Funktion übernehmen.

Viele unserer Patienten kommen mithin gar nicht aus eigenem Antrieb. Kind und Familie werden durch die *Symptome* des Kindes oder Jugendlichen in Leidensdruck gebracht und in die kinderpsychotherapeutische Praxis gezwungen. Viele kommen, weil ihnen andere (Kindergarten, Schule, Betreuung) zusetzen. Symptome, auch wenn sie zu Diagnosen gebündelt eine pathologische Einschätzung zu legitimieren scheinen, sagen aber nichts über ihre Genese und darüber aus, wie sich ein Mensch damit erlebt. Symptome sind nicht nur Belastungen, die weggeschafft werden müssen. Sie haben auch *Hinweisfunktion* und zeigen an, dass das Kind oder der Jugendliche derzeit mit irgendetwas in seiner Lebenswelt oder seinem Inneren nicht alleine oder nicht *so* fertig wird. Symptome haben immer einen innerpsychischen, manchmal auch einen familiendynamischen Sinn. Den gemeinsam herauszufinden erscheint wichtiger als Symptombeseitigung. Eine solche Arbeit am psychologischen und subjektiven Sinn der Symptome gibt dem Patienten und seinem Umfeld wieder Kompetenz über sich selbst zurück. Es gilt folglich herauszufinden, ob die Beteiligten überhaupt etwas von diesen Zusammenhängen wissen wollen. Denn eine sinnvolle Psychotherapie ist nicht möglich ohne eigene Motivation.

Nicht wenige Kinder und Jugendliche »landen« infolge von Fehlleitungen nach wahren Odysseen durch unser Jugendhilfe- und Gesundheitssystem, mit allen gesammelten Irritationen und Enttäuschungen im psychotherapeutischen Versorgungssystem. Meist haben sie großes Misstrauen und oft auch Wut, Resignation und Ablehnung im Gepäck: »Mir kann eh keiner helfen!« Sie haben die Erwachsenen zunehmend als ihre Gegner identifiziert. Manchmal fühlen sie sich so sehr abgelehnt, dass sie auch die Welt ablehnen.[3]

Es gibt aber auch immer mehr Familien, die mit Vehemenz in unsere Praxen und Kliniken »drängeln«, um sie bei geringsten Irritationen und Enttäuschungen ebenso schnell wieder zu verlassen, typisch zum Beispiel im Falle von »Psychotherapeuten-Hopping«. Viele Eltern sind so überlastet und ausgepowert, dass sie keinen Spielraum mehr haben und nur noch Hilfe durch ruhige, »pflegeleichte« Kinder erwarten.

Jede seriöse psychotherapeutische Behandlung beginnt daher mit einer sorgfältigen und differenzierten *Abklärung*. Sie hat den Zweck, den kindlichen oder jugendlichen Patienten und sein Umfeld sowie seine spezifische Problemlage angemessen kennenzulernen und einzuschätzen. Dazu gehört, die Problemlage, die symptomrelevante psychische Dynamik und die zentralen Konfliktfelder sowohl auf Subjekt- als auch auf Familienebene herauszuarbeiten, das Entwicklungsniveau des Kindes oder Jugendlichen festzustellen, mögliche Defizite in der Ich-Struktur zu explorieren

[3] Siehe hierzu auch die ZDF-ONE Serie *SAFE* von Caroline Link, in der versucht wurde, diese Zusammenhänge auch für Laien sichtbar zu machen.

und anhand einschlägiger Indikatoren weitere Behandlungsvoraussetzungen abzuklopfen. Vor diesem Hintergrund ist dann abzuwägen, ob die Betroffenen von einer psychodynamischen Behandlung überhaupt profitieren können.

Psychotherapeutische Diagnostik muss folglich mit einer Vielzahl unterschiedlichster Einschätzungen arbeiten. Entsprechend wurde die mittlerweile verpflichtende ICD-10-Klassifikation[4] der wichtigsten psychischen Krankheitsbilder (Dilling et al., 2015) erweitert und in ein »Multitaxiales Klassifikationsschema für psychische Störungen des Kindes- und Jugendalters« (Remschmidt et al., 2012) eingearbeitet. Es berücksichtigt neben dem klinisch-psychiatrischen Syndrom auch einen umschriebenen Entwicklungsstatus, das Intelligenzniveau, somatische Belastungen, psychosoziale Gegebenheiten und eine globale Beurteilung des psychosozialen Funktionsniveaus. Da sich vor allem unter psychotherapeutischer Perspektive auch dieses Instrumentarium als unzureichend erwies, begann die Arbeit des Arbeitskreises Operationalisierte Diagnostik (OPD), auf die später näher eingegangen wird.

Dieter Bürgin und Barbara Steck (2013) haben sich intensiv mit der *Indikationsfrage* bei Kindern und Jugendlichen beschäftigt. Sie unterscheiden *Psychotherapiebedürftigkeit* – definiert durch das Krankheitsbild und den Leidensdruck; *Psychotherapiefähigkeit* – definiert unter anderem durch die Dialogfähigkeit und das strukturelle Entwicklungsniveau; und *Psychotherapiewilligkeit* – die sich daran bemisst, ob der Patient[5] für die Behandlung und das Besondere der psychotherapeutischen Begegnung gewonnen werden kann.

Um dies zu eruieren, versucht der Behandler, sich in einer Erhebungsphase – in der Begegnung, im Gespräch, im spontanen freien Spiel und im selbstgewählten Malen und Gestalten – ein Bild von dem Kind oder Jugendlichen, seinen aktuellen Lebensumständen und seinem So-Geworden-Sein zu machen. »Um uns zu orientieren, sortieren, gewichten und bewerten wir alles, was wir wahrnehmen«, beschreibt Wittenberger (2016, S. 23) diesen Prozess.

Grundlagen zur Formulierung diagnostischer und indikatorischer Hypothesen liefern:

- Verhaltensbeobachtung;
- Entwicklungseinschätzungen;
- fremdanamnestische Daten;
- Leistungstests (siehe Rauchfleisch, 2001);

[4] Die neue ICD-11 Version (Januar 2022) kommt hier, wegen der noch ausstehenden deutschen Übersetzung, noch nicht zur Anwendung.

[5] Wir haben uns dazu entschlossen, um die Flüssigkeit beim Lesen zu erleichtern, die männliche Form zu wählen, wobei wir die weibliche Form inkludieren.

- systematische Auswertung der Begegnungssituation (gemeint ist hier ein Augenmerk auf das unbewusste Zusammenspiel);
- szenisches Verstehen[6] (siehe auch Laimböck, 2015);
- Analyse der Übertragungs-, Gegenübertragungs- und Widerstandskonstellationen;
- genaue Beobachtung und Interpretation des spielerischen Handelns;
- Auswertung der projektiven Verfahren.

Erst eine Zusammenschau von all diesen Elementen schafft eine erste Orientierung, ermöglicht Hypothesen bezüglich der bewussten und unbewussten Vorgänge im Seelenleben der Betroffenen und erlaubt einen Überblick im Sinne einer Fundierung für weiteres professionelles Handeln.

Gleichzeitig geht es darum, Kind und Umfeld über ihre konkrete Teilhabe am psychodynamischen Arbeiten, mit Rahmen und Setting, mit der psychotherapeutischen Haltung und dem spezifischen Prozedere vertraut zu machen. Schließlich sollen sie ausreichend informiert sein, um sich überhaupt für oder gegen eine Behandlung entscheiden zu können. Ziel ist letztendlich, alle – auf diesem diagnostisch-probatorischen und indikatorischen Fundament – verfahrensspezifisch *»auf das richtige Gleis zu setzen«*.

Der so konzipierte *diagnostisch-probatorische Prozess* ist grundsätzlich entscheidungsoffen. Er schließt die Möglichkeit ein, dass zu guter Letzt keinerlei Maßnahme empfohlen, die Probleme als altersgemäß und entwicklungstypisch[7] oder als die eines Elternteils[8] bzw. der Familiensituation[9] eingeschätzt werden. Für den diagnostizierenden Untersucher wie für den Behandler ist dabei ungemein wichtig und ethisch geboten, sich in diesem Zusammenhang immer wieder den eigenen Krankheitsbegriff und das eigene Krankheitsverständnis ebenso wie das eigene verfahrensfundierte Vorgehen kritisch zu vergegenwärtigen und zu hinterfragen. »Aus […] Aspekten verschiedener Theorien, mit denen ich mich selektiv identifiziere, entwickelt sich meine private Theorie. Diese private Theorie ist in ständigem Wandel begriffen, sie ist, solange ich

---

6 Der von Hermann Argelander (1970) und Alfred Lorenzer (1973) eingeführte Begriff versucht, die spezifische Wahrnehmungsorientierung des Psychotherapeuten auf die lebensgeschichtlichen, internalisierten Beziehungsszenen und deren Wiederauftauchen in der therapeutischen Begegnung, insbesondere in der Übertragungs- und Gegenübertragungskonstellation zu beschreiben.

7 Beispiele wären aggressives Verhalten in der Trotzphase oder Einnässen vor Ende des vierten Lebensjahres usw.

8 Beispiele wären Überbesorgnis, Überängstlichkeit oder Erziehungsunsicherheit von Vater oder Mutter.

9 Beispielsweise unausgetragene Konflikte zwischen Großeltern und Eltern, die das Kind zwischen die Frontlinien und damit in Loyalitätskonflikte haben geraten lassen.

behandle, im Fluss, sie ist nie fertig«, beschreibt Annegret Wittenberger (2016, S. 10) die allmähliche Verfertigung der Theorie beim Praktizieren. Zu fordern ist ein selbstverständlicher Diskurs zwischen praktizierter Kinderpsychotherapie und psychoanalytisch begründeter Theorie, der den Zweifel nicht scheut und eine Fehlerkultur einfordert. »Generell kann man sagen: Analytiker bringen theoretische Modelle mit, Patienten stellen sie infrage.« (Wittenberger, 2016, S. 9) Bleibt das unberücksichtigt, besteht die Gefahr, dass gesellschaftliche und Alltagsprobleme psychologisiert und Patienten (wenn auch ungewollt) vorschnell etikettiert, pathologisiert oder diskriminiert werden.

Fehlen differentielle Diagnostik, sorgfältige Probatorik und Indikationsstellung, wird eine *»Sondierung«* (Freud, S., 1913, S. 455) im Rahmen einer umfassenden und umsichtigen diagnostisch-probatorischen Phase übersprungen und »einfach drauf los« gearbeitet, dann besteht die Gefahr, dass nicht patientenspezifisch, problembezogen und fachkundig, sondern beliebig gearbeitet wird. Man könnte es »zufällige Psychotherapie« nennen, die immer – auch wenn alles gut geht – unprofessionell ist. Denn meist geht es nicht gut, dann sind Störmanöver im Behandlungsablauf erwartbar, ineffektive oder fehllaufende Behandlungsprozesse häufig oder gar ein Behandlungsmisserfolg die Folge. Nicht selten wird das dann der eingeschränkten Behandlungsfähigkeit des Patienten oder seines Umfelds angelastet.

1.2 Das Unbewusste spielt immer mit[10]

Mit Theoriewissen allein, mit therapeutischen Übungstechniken und mit zielgerichteter Effizienz ist dem komplexen Schauplatz psychotherapeutischer Begegnung nicht beizukommen. Eine Wissenschaft vom Menschen – und das ist Psychotherapie – bedarf immer sowohl der Wissenschaftlichkeit als auch der Menschlichkeit. Dies gilt umso mehr, als der psychodynamisch arbeitende Psychotherapeut angehalten ist, nicht nur zu den realen und bewussten, sondern insbesondere auch zu den dynamisch wirksamen *unbewussten Wurzeln und Motiven* seiner Patienten Zugang zu finden, von denen er annimmt, dass sie ihre Symptomatik mitverursacht haben oder aufrechterhalten. Das verlangt Respekt vor der Innenwelt des Anderen.

Als *Wissenschaft vom Unbewussten* der menschlichen Existenz schließt psychodynamisches Erkenntnisinteresse die *Tiefendimension* menschlichen Daseins mit ein. Da sich das Unbewusste aber weder dem Erleben noch dem direkten Zugriff selbstverständlich öffnet und auch die im Alltag üblichen Mittel des vorsichtigen Fragens, Zuhörens und Wahrnehmens das Verborgene nicht auf direktem Weg erschließen

10 Siehe Bohleber (2013).

können, sieht sich der Kinderpsychotherapeut gerade am Anfang der Behandlung vor eine »unmögliche Aufgabe« gestellt:

Einerseits ist er angehalten, brauchbares Material zu eruieren, um zu einer fundierten Psychodynamik, differentiellen Diagnostik und tragfähigen Indikation zu finden. Andererseits kann er am Anfang in der Begegnung, im Narrativ, im Spielen und in den Gestaltungen seiner Patienten noch wenig Hinweise auf deren Unbewusstes finden. *Zugangsprobleme* sind daher – und vor allem für den Anfänger – erwartbare Normalität. Der Untersucher will etwas verstehen, das er nicht kennt, und will sein Verständnis auch an seine Patienten weitergeben. Damit das gelingt, muss er zunächst einmal aushalten können, dass er – obgleich Experte – »nichts weiß«. Trotz dieser Einsicht muss er die Hoffnung behalten, dass er im Zusammenspiel mit dem Patienten Hinweise erschließen können wird. Voraussetzung dafür ist, dass es ihm gelingt, das unbewusste *Wieder-in-Szene-Setzen* unbearbeiteter Beziehungsstörungen und -konflikte anzuregen und therapeutisch zu nutzen. Denn die »dynamischen Psychotherapien sind auf das Verstehen des dynamisch wirksamen Unbewussten gerichtet, das sich in der analytischen Situation entfaltet« (Wittenberger, 2016, S. 1). Die Gestaltung von Rahmen, Setting, Haltung und Prozess sind erstrangig auf dieses Ziel ausgerichtet, bis sich ausreichend Vertrauen, Verstehen und Hoffnung in der psychotherapeutischen Beziehung eingestellt haben, sodass seitens des Patienten Veränderung gewagt werden kann.

Die therapeutische Haltung bleibt dabei immer die gleiche. Über das Moment umfassender – »gleichschwebender« – Aufmerksamkeit und über die innere Arbeit des Psychotherapeuten ist sie darauf ausgerichtet, die unbewusste Bedeutung der Interaktionen ebenso in der psychotherapeutischen Beziehung wie auf der Ebene des Spiels zu verstehen, ihren Sinn und ihre Bedeutung zu reflektieren, und dem Patienten das Verstandene auf der Ebene zugänglich zu machen, die ihm individuell und entwickelungsspezifisch entspricht. Das bedeutet, dass die Technik notwendigerweise individuell variiert. Die Wahl der Interventionen erfolgt bestenfalls so, wie der Patient es braucht. Sein Entwicklungsstand, seine besonderen Bedürfnisse, resultierend aus seinen biografischen Erfahrungen, werden zur Richtschnur für den Umgang mit ihm.

Wie können nun Psychotherapeuten des Unbewussten ihrer Patienten »habhaft« werden, wenn die es nicht unvermittelt mitteilen können?

Tatsächlich finden sich in jeder Behandlungsstunde unbewusste Phänomene und begleiten den Behandlungsprozess von der allerersten Begegnung an. Das Unbewusste teilt sich verschlüsselt mit, *symbolisch.* Zunächst spielt es sich über seine »Abkömmlinge« eher im Hintergrund ab und beeinflusst das bewusste Erleben des Patienten. Die Botschaften des Unbewussten mikroepisodisch auszumachen, verlangt aber das Zustandekommen eines zutiefst intersubjektiven Miteinanders.

Erst wenn die Begegnung mit dem Kind zu einem Gemeinsamen wird, das von beiden gestaltet, erlebt, im Verlauf der Behandlung weiterentwickelt und vertieft wird, kann eine Beziehung von unbewusst zu unbewusst entstehen und ein aktiver Prozess gemeinsamer Veränderung zustande kommen. Psychodynamische Auffassung richtet den Fokus folglich auf die Beziehung, auf das, was sich abspielt zwischen Patient und Psychotherapeut und ihre wechselseitige Abstimmung. Entscheidend ist, ob und wie es gelingt, sich produktiv aufeinander einzuspielen.

Psychotherapie nach diesem Muster ist also kein Zauberwerk, aber auch keine Pille, die samt Wirkungsgarantie verabreicht werden kann. Sie deckt sich auch nicht mit logischem Verstehen. Kognitive Inhalte sind schneller und auch effektiver zu lernen. Jedoch entscheidet erst die Verbindung von emotionalen und kognitiven Prozessen, was erinnert werden kann und was sich langfristig bewährt.

Somit sind es vor allem die Veränderungen der emotionalen Prozesse, die in der Psychotherapie so viel Geduld und reale Zeit brauchen. Im Fokus steht das hermeneutische Ziel des psychotherapeutischen Dialogs, das darauf ausgerichtet ist, die unbewussten, verinnerlichten dynamischen Interaktionsvorgänge im Hier und Jetzt der Begegnung (wieder) aufscheinen zu lassen. Sie tauchen als einzelne Facetten der Dynamik des Psychischen auf, vertiefen sich über Rückvermittlung zum gemeinsamen psychodynamischen Verstehen und verdichten sich schließlich im besten Fall – einem Puzzle gleich – zu einem »roten Faden«.

Weil das alles so ist, weil wir für Selbstverständliches keine Worte haben, und weil man das, was einem nicht bewusst ist, nicht zeigen, nicht erzählen, nicht direkt beobachten kann, braucht es, neben Zuwendung und identifikatorischer Einfühlung auf Behandlerseite vor allem die Befähigung, »mit dem dritten Ohr zu hören« (Reik, 2017), oder »zwischen den Zeilen zu lesen«. Diese *»Intuition«*, die Bereitschaft und Fähigkeit des Behandlers, sich wie ein »Medium« auf das Kind und das Kindliche einzulassen und feinfühlig die Zeichen des Unbewussten zu lesen und wie ein »Container« aufzunehmen, beruht methodologisch auf einer besonderen tiefenpsychologischen Kompetenz. Damit ist eine spezifische professionelle, klinisch sorgsam vermittelte »Kunstfertigkeit« gemeint, zu verstehen, zu stabilisieren und entwicklungsfördernd zu intervenieren.

Das erklärt auch, warum der überwiegende Teil der Ausbildung zum psychodynamisch tätigen Kinder- und Jugendlichenpsychotherapeuten und seine berufliche Praxis darauf ausgerichtet sind, Aufmerksamkeit und Wahrnehmung zu schulen und den Psychotherapeuten für die Anliegen und Mitteilungen seiner kindlichen und jugendlichen Patienten empfänglich zu machen. Der Psychotherapeut wird zu seinem wichtigsten Instrument: »Die eigene Person stellt das eigentliche Medium des Verfahrens dar«, betont Wittenberger (2016, S. 19).

Hier befindet sich auch der Ausgangsort für unsere Überlegungen zum methodischen Vorgehen in der diagnostischen Phase psychodynamischen Arbeitens. Zentral ist das Bemühen, in Kooperation mit dem Patienten seine unhinterfragten Selbstverständlichkeiten, sein inneres Erleben, insbesondere aber das »verdrängte Seelische in ihm zum Bewusstsein zu bringen«, wobei der Patient von diesen elementaren Motiven nichts oder nur sehr Ungenügendes weiß (Freud, S., 1919, S. 184–186). Psychotherapeutisches Bemühen bedeutet daher mitzuhelfen, das Verborgene zu entfalten, um es »aufzudecken«, damit schließlich der Patient darüber verfügen kann. Historisch bediente man sich vor allem des in der »Redekur« assoziativ Mitgeteilten.[11] Der Psychotherapeut hörte zu, mit dem Fokus auf dem, *was* der Patient inhaltlich und symbolisch mitteilte. Die Interaktion von Patient und Psychotherapeut, die im Hintergrund ablief, blieb zunächst unbeachtet.

Erst das Konzept von *Übertragung* und *Gegenübertragung* läutete das Ende einer tiefenpsychologischen Ein-Personen-Psychotherapie ein. Übertragung wird hier als ein natürlicher Vorgang verstanden, der auf der Grundlage von Projektionen überall, und so auch in der Psychotherapie, stattfindet. Die Konzeptualisierung des Übertragungs- und Gegenübertragungsgeschehens als eine dialogische Erfahrung, die sich in der Wirkung eines interaktiven Feldes entfaltet, fügte der einseitigen, auf den Patienten beschränkten Sichtweise die *Sicht der Gegenseitigkeit* hinzu. Psychodynamische Behandlung beinhaltet danach immer das Ineinandergreifen von mindestens zwei personalen Systemen. Die Interaktionen in diesem intersubjektiven Feld finden sowohl *intrapsychisch* im Patienten wie im Psychotherapeuten als auch *interpersonell* zwischen beiden statt, und sie verändern beide. In der Arbeit mit Kindern fügt sich noch die kontextuelle Sichtweise hinzu und erweitert das Augenmerk um das familiale System. Damit wurde der Blick immer mehr auf die psychotherapeutische *Beziehung* und den *Dialog* mit seinen vielfältigen, auch nichtsprachlichen Aspekten gelenkt.

Denn immer wieder, vor allem im Falle der sogenannten »Frühstörungen«[12] standen die Behandler vor einem *Erhebungsdilemma*: Vielen, vor allem psychisch kranken Menschen, sind die Worte verloren gegangen.

---

[11] Patienten erzählen von Erlebnissen, sagen, woran sie sich erinnern, was ihnen gerade einfällt, welche Bilder sie damit verknüpfen. Sie erzählen Träume und berichten Erinnerungen.

[12] Während man klassischerweise von neurotischen Störungen ausging, die durch Erreichen der ödipalen Konstellation (zwischen dem dritten und fünften Lebensjahr) und durch Konflikte im Dreieck von Vater, Mutter und Kind definiert sind, geht man bei den sogenannten Frühstörungen von einer früheren Genese aus. In der Regel handelt es sich um schwerwiegendere Entwicklungsstörungen des Ich und des Selbst, die auch als Grundstörungen oder – im Folgenden – als strukturelle Störungen bezeichnet werden. Das können Borderline-Störungen, Dissozialität, narzisstische Störungen, schwere Depressionen oder Suchterkrankungen sein.

> »[Sie] bringen ihre Erfahrungen nicht sprachlich zum Ausdruck, als Erzählungen, sondern stellen sie im *Wie* ihres Zusammenseins mit anderen dar, im Vollzug von Interaktion. Die Patienten folgen gleichsam einer Grammatik des Handelns und nichtsprachlich vermittelter Interaktion.« (Streeck, 2004, S. 13)

Diese Einsicht hatte weitere Konsequenzen für die psychotherapeutisch-psychodiagnostische Arbeit. Die neue Art des Verstehens lenkte den Blick nun auf die gesamte *Szene*: der Psychotherapeut versteht sich nun nicht mehr primär als Experte für Krankheiten, die er bei dem Patienten erkennt und behandelt. Er ist auch nicht mehr nur Beobachter, sondern wird neben dem Patienten zum vollwertigen Mitspieler im interaktionellen Geschehen, das von beiden gemeinsam gestaltet wird, beschreibt Streeck (2004, S. 17) das Prinzip *relationaler Psychotherapie* (Mitchell, S., 2021). Danach ist der Behandler nicht mehr nur derjenige, der die unbewussten Botschaften seiner Patienten beobachtet, hört und versteht, sondern auch jemand, der darauf reagiert, und so die unbewusste Szene mitgestaltet. »Die sorgfältige Beobachtung und Auswertung der Gegenübertragung und die Aufmerksamkeit für non-verbale, ›gehandelte‹ Mitteilungen eröffneten einen spielerischen und weniger von klinischen Theorien organisierten Umgang mit dem analytischen Material.« (Laimböck, 2015, S. 9) Das *Hier und Jetzt* der psychotherapeutischen Begegnung rückte in den Fokus. Psychodynamisches Verstehen und Vorgehen verortete sich nun jenseits der Anwendung objektiven Wissens, aber auch jenseits der Zufälligkeit eines momentanen empathischen Zugangs (Laimböck, 2015, S. 11). Mit diesem erweiterten Blick öffnete sich eine neue Tür zu den unbewussten Gefilden. Mittlerweile weiß man, dass das Unbewusste *nur gemeinsam*, in mühsamer Kleinarbeit, indirekt, im Rahmen eines hermeneutischen Verstehensprozesses, einem Werkstattprinzip folgend, erschlossen werden kann. Man könnte von einem *detektivischen Prozess der Spurensuche* sprechen. Diese »Spuren« haben immer den Status von Hypothesen, die im weiteren Gang validiert oder falsifiziert, erweitert oder revidiert werden.

Folgt man dieser Entwicklung, dann ist der psychodynamisch arbeitende Kinder- und Jugendlichenpsychotherapeut heute nicht mehr nur Detektiv, Spurensucher oder Faktenjäger, der Informationen sammelt und nach ihrer Objektivität wie auch nach ihrer persönlichen (unbewussten) Bedeutung abtastet. Er ist auch nicht mehr bloß »Archäologe«, der tief gräbt, um Verborgenes freizulegen. Er braucht darüber hinaus kommunikative Kompetenz und »social skills«[13], um sich in Beziehung angemessen

[13] Gemeint sind soziale Fertigkeiten. Eine Anmerkung im Deutschen Ärzteblatt (*Deutsches Ärzteblatt, PP*, 5, Mai 2016, 226) verweist auf eine aktuelle Untersuchung von Psychotherapeuten, die von Timothy Anderson an der Ohio University (USA) durchgeführt wurde. Sie bestätigt vor allem für die Anfangsphase die Bedeutung interpersonaler Fähigkeiten für

»einzuspielen«. Er braucht Zugang zu seinem »inneren Kind«[14] und Spielfähigkeit; er braucht die innere Stimme der Intuition, die Nuancen erspürt und auch in der Lage ist, das Ungesagte, das Verheimlichte, das Unbewusste in einer spiralförmigen Bewegung hin zu immer subjektiveren Motiven zu erfassen. Der Psychotherapeut selbst wird unter diesem Blickwinkel zu seinem wichtigsten Instrument. Damit rücken die Psychotherapeutenpersönlichkeit, ihre Kompetenz und ihre Entwicklung ins Zentrum. Die Psychotherapeutenpersönlichkeit wird in einem langen Ausbildungsprozess über Lehranalyse, Selbsterfahrungsanteil und dichter supervisorischer Begleitung eingestellt und dann berufslebenslang weiterentwickelt.

1.3 Beziehung als Dreh- und Angelpunkt psychotherapeutischer Begegnung

Die interaktive Erweiterung der Konzepte rückte die *therapeutische Beziehung* paradigmatisch und behandlungstechnisch immer mehr in den Fokus. Auch in der diagnostisch-probatorischen Phase umfasst jede Behandlung eine zeitlich begrenzte Beziehung: »Sie beginnt mit einer Begegnung und endet mit einer Trennung wie andere Beziehungen im Leben auch, mit dem Unterschied zu den meisten anderen Beziehungen, dass die Tatsache der Trennung von vornherein feststeht, wenn auch nicht der Zeitpunkt.« (Wittenberger, 2016, S. 29) Beginn und Ende markieren auch jede Behandlungsstunde und schaffen – wie die Wände in einem Haus – als fest umrissene Begrenzungen den Begegnungsraum.

Mithin kann die Arbeit in und an der Beziehung von der Erstbegegnung an als ein Sine-qua-non psychodynamischen Vorgehens angesehen werden, und das in mehrfacher Hinsicht (Streeck, 2004, S. 21). Wie eine Matrix umhüllt die Beziehung das Behandlungsgeschehen und bildet das *Milieu*, innerhalb dessen sich die Begegnung abspielt. Indem Psychotherapeut und Patient miteinander umgehen, malen oder ihr Spiel spielen, wird das Gemeinsame im Miteinander fortlaufend bestätigt, erweitert,

die Entwicklung eines positiven Behandlungsprozesses. Unter interpersonalen Fähigkeiten fassten sie verbale und emotionale Ausdrucksfähigkeit, Überzeugungskraft, Bindungsfähigkeit, Wertschätzung und Empathie.

14 Das Konzept des »inneren Kindes« reflektiert, dass Erwachsensein sich auf der Basis der emotionalen, relationalen und kognitiven Erfahrungen in Kindheit und Jugend formiert; dass das Kind, das man einmal war, im Erwachsenen lebenslang fortlebt, in Gestalt von »Erinnerungskindheit« ebenso wie als innere Repräsentanz. Sie färbt das Gedächtnis ebenso ein wie die aktuelle Wahrnehmung, steuert Fühlen, Denken und Verhalten und gibt den Fundus vor, auf den wir in unserer Arbeit mit Kindern zurückgreifen können. Indem das Kind, das wir einmal waren, in uns weiterlebt, sind wir immer »Kinder unserer Zeit«.

erneuert, revidiert. Die Beziehung ist aber auch ein *Mittel der Behandlung* und damit ein Werkzeug psychotherapeutischer Einflussnahme. Darüber hinaus kann sie als *Medium der therapeutischen Kommunikation* betrachtet werden.

Folgerichtig ist das gesamte psychotherapeutische Arrangement auf Vertrauensbildung, auf die »Kunst der Begegnung« ausgerichtet, um den Prozess der Entfaltung und Offenlegung der seelischen Welt zu befördern. Eine offene und entspannte Situation ohne Leistungsanspruch lässt die Einflüsse der Außenwelt langsam zurücktreten. Voraussetzung ist die Etablierung eines *geschützten Raumes*, realisiert in der Haltung des Behandlers. Sie fordert aber auch ein klares, transparentes Setting und einen stabilen Rahmen, was die Gabe von Zeit einfordert (in der Regel 50 Minuten). Zum förderlichen psychotherapeutischen Angebot gehört aber auch die Sicherstellung von Ungestörtheit (kein Telefonanruf, kein ungebetener Gast kann unterbrechen) sowie die Gewährleistung kontextueller Verschwiegenheit.[15] Atmosphärisch braucht es ein wohlwollendes Beziehungsklima, die Gewähr unbedingter Annahme, Toleranz und Menschlichkeit als »katalytisches Agens«, flankiert von ungeteilter Aufmerksamkeit. All das bildet zusammen den schützenden und haltenden Rahmen, der konstitutiv für diese Behandlungsform ist (vgl. hierzu Althoff, 2007, S. 177–194; Lang-Langer, 2014). Er erleichtert den Zugang zum Gegenüber ebenso wie zu den unbewussten und zu den primärprozesshaften Vorgängen, indem er Prozesse wie Verschiebung, Verdichtung, assoziatives Verknüpfen und Symbolisieren aktiviert.

Psychotherapeutische Arbeit ist mithin *keine Alltagskommunikation*. Allererste Aufgabe des tiefenpsychologisch fundiert arbeitenden Psychotherapeuten ist es – und zwar von der diagnostisch-probatorischen Sondierungsphase an –, einen vertrauensvollen, tragfähigen und zuversichtlichen Kontakt zum Patienten herzustellen. Die Begegnung schließt die Wahrnehmung der Reaktionen, insbesondere der eigenen Gefühle des Psychotherapeuten ebenso wie die Reflektion seines Erlebens ein. Er ist aber auch nicht nur »Behandler«, sondern durch seine Haltung, mit seinem Erleben und durch sein (analoges) Vorgehen an der Strukturierung der interaktiven bewussten und unbewussten Prozesse und Szenen von Anfang an beteiligt. Er wohnt ihrer Entfaltung im gemeinsamen Dialog bei, der vor allem vom Kind her entwickelt wird, ihn aber interaktiv und kommunikativ einbezieht.

Die so konzipierte *psychotherapeutische Begegnung* ist für beide Parteien ein komplexes, kompliziertes, störanfälliges und zerbrechliches Unternehmen. Sie kann

[15] Hier ist die umfassende Schweigeverpflichtung des Behandlers angesprochen, die sich auch auf den Kontext bezieht: die Eltern erfahren von ihm nicht, was sich in der Psychotherapiestunde ihres Kindes abspielt; umgekehrt erfährt das Kind keine Einzelheiten aus der Begegnung mit den Eltern; die Eltern sind angehalten, ihr Kind nicht auszufragen usw.

sich so konstellieren, dass sie vom Patienten als hilfreich erlebt wird und den psychotherapeutischen Prozess befördert (Klöpper, 2014, S. 26). Sie kann aber auch Befremden, Widerstand und Abkehr auslösen und sich nachhaltig als Hindernis, Bremsklotz oder Stolperstein erweisen.

Psychodynamische Behandlung in dem hier vertretenen Sinn ist mithin kein primär zielgerichtetes Vorgehen. Sie folgt auch keinem linearen, vorgefertigten Plan. Es gibt nicht die *eine* verbindliche Theorie, welche den Untersucher dabei unterstützt, eine für alle Patienten gültige »objektive« Psychodynamik zu erstellen. Es gibt auch keine ableitbare Maxime, wie die Behandlungssituation am besten zu gestalten ist – was auch den Mangel an allgemeingültigen Manualen erklärt. Folgerichtig entfällt auch die Offerte eines Patentrezeptes für die Untersuchungssituation. Auch ein aufwühlendes Krankheitsgeschehen reicht in keinem Fall zur Begründung einer psychotherapeutischen Behandlung aus[16]. Das gilt auch für eine primär krankheitsbildspezifische Konzeption. Sie gäbe ein viel zu grobes Raster vor. Überhaupt birgt eine schematische Orientierung immer die Gefahr, Irritationen und Gefühlen der Entfremdung auf Beziehungsebene Vorschub zu leisten. Psychodynamisch braucht es einen viel feineren, individuelleren Filter. Gehen wir davon aus, dass es so viele Krankheitsbilder gibt, wie wir Patienten haben, hilft es eher zu hinterfragen, was das für ein Mensch ist, der diese Störung zu diesem Zeitpunkt seines Lebens, auf seinem besonderen biografischen Hintergrund, in seiner jeweiligen Lebenswelt entwickelt hat. Auf dieser Folie wird dann das Krankheitsgeschehen in den Entwicklungskontext eingebettet, sowohl als Ausdruck subjektiver Not als auch als Bewältigungsversuch verstanden und gemeinsam nach Lösungswegen gesucht.

Fassen wir zusammen: In jedem Einzelfall ist ein schlüssiger psychodynamischer Nachweis für eine psychogene Krankheitsentwicklung unter Einbezug familiendynamischer Abwägungen und situativer Gegebenheiten unverzichtbar. Die zugrundeliegende Psychodynamik wird im Rahmen der diagnostisch-probatorischen Phase erarbeitet und psychogenetisch nachgezeichnet. Erst ein solcher fundierter Nachweis rechtfertigt die Indikation für eine psychodynamische Psychotherapie!

Dem so skizzierten Ansatz korrespondiert eine »elastische« Technik. Gemeint ist eine *Vielfalt und besondere Flexibilität des Vorgehens,* das sich in einer offenen Haltung und zirkulärem hypothetischem Denken, in der Entfaltung der therapeutischen Beziehung von Anfang an und in einem intersubjektiven Miteinander konkretisiert. Vielfältigkeit und Flexibilität bedeuten aber nicht, dass psychodynamisches Handeln

[16] Das zeigt sich vor allem am Beispiel der Traumatisierung. Ein wie auch immer schreckliches Ereignis reicht nicht zur Begründung einer tiefenpsychologisch fundierten Behandlung. Es müssen die typischen Symptome einer posttraumatischen Belastungsstörung aufgezeigt und ihre psychodynamische Verarbeitung nachgezeichnet werden.

zufällig oder gar willkürlich ist. Betont wird das Prozesshafte ebenso wie ein psychosoziales und hermeneutisches *Werkstattprinzip.*

Es wird davon ausgegangen, dass sich Entwicklungsauffälligkeiten ebenso wie das Abgewehrte und die besonderen *intrapsychischen* Konfliktkonfigurationen als Übertragungsphänomene im subtilen und flüchtigen Zusammenspiel zwischen Psychotherapeut und Patient im Hier und Jetzt der psychotherapeutischen Begegnung wiederauflegen. Das geschieht zum Beispiel in Gestalt *interpersonaler* Irritationen und Störungen, die wahrnehmend eingekreist werden. Der Behandler versucht nun, die darunterliegenden, aus dem Bewusstsein verbannten Motive und Konflikte aufzuspüren, zu analysieren und in einen bewussten (Erlebnis-)Bereich zu überführen, sodass Reflektion, Bearbeitung und Integration angestoßen werden. Letztendlich geht es darum, einen kreativen triangulären Raum aufzuspannen, in dem Erleben und Denken (wieder) möglich werden, um durch Modifizierung des Beziehungserlebens und über Einsicht Besserung und Heilung zu erzielen. Dabei bilden die höchst unterschiedlichen individuellen lebensgeschichtlichen Erfahrungswelten auf Psychotherapeutenseite ebenso wie auf Patientenseite die Kulisse. Sie färben – teils bewusst, teils unbewusst – Interaktion und Kommunikation ein und spannen den Raum auf für mehr oder weniger Begegnung, Resonanz und Heilung.

Dieser Prolog schien uns notwendig, um unsere Haltung deutlich werden zu lassen: die Notwendigkeit einer sorgfältigen Abklärung, immer eingebettet in eine psychotherapeutische Beziehung, die einen triangulären Raum öffnet, der den Auftrieb neuer Bilder und Gedanken zulässt und so Kreativität befördert. Die Kunst psychotherapeutischen Arbeitens dieser Art besteht darin, »die innere Welt des Patienten zu verstehen und ihm das auf eine Art zurückzugeben, die hilfreich für den Patienten ist. Das hört sich einfach an, ist aber höchst kompliziert und erfordert, neben Selbstreflexion und theoretischem Wissen, jahrelanges Üben.« (Wittenberger, 2016, S. 23)

Das hier vorgelegte Buch kann und will diese unverzichtbare und aufwendige Herausbildung und sorgfältige »Pflege« der Psychotherapeutenpersönlichkeit als wichtigstes Instrument des Behandlungsprozesses weder kleinreden noch beschleunigen, und schon gar nicht ersetzen. Es möchte aber – aus der Praxis für die Praxis – im Sinne von Anregungen und Schaffung von Möglichkeiten, Mittel und Wege wiedergeben, die sich in mittlerweile hundert Jahren erprobungsoffener und praxisbasierter Kinderpsychotherapie kreativ entwickelt und klinisch bewährt haben und die sich vielleicht anbieten, hilfreich im oben bezeichneten Sinne eingesetzt zu werden.

Dabei haben wir vor allem auch an die besondere Situation von Ärzten und Psychotherapeuten in Aus- oder Weiterbildung für Kinder- und Jugendlichenbehandlungen gedacht. Ihre Situation ist am Anfang oft besonders belastend. Hier wollten wir erste Orientierungen, Anregungen und Hilfen ermöglichen, um Zugang zu schaffen, ohne die Komplexität psychodynamischen Arbeitens im beschriebenen Sinne aufzugeben. Vielleicht können die projektiven Verfahren und die ihnen innewohnenden Erfahrungen und Reflektionen ja auch die Tür öffnen für Vertiefungen und Entwicklungen auf Seite der (angehenden) Behandler.

Obschon das Anliegen des vorliegenden Textes *praxisorientiert* ist, soll die Notwendigkeit theoretischer Reflektion und wissenschaftlicher Einlassung betont hervorgehoben werden.[17] Denn die »Orientierung an den wissenschaftlich belegten Konzepten und Modellen bildet keinen Gegensatz zu einem einfühlenden Verstehen des Patienten als einer Persönlichkeit mit individueller biografischer Erfahrung, subjektiven Überzeugungen und einer individuell gestalteten Lebensrealität« (Rudolf, 2015, S. 299). Es geht nur nicht zeitgleich, und es gibt einen Unterschied zwischen der Technik und der synthetischen Denkarbeit. »Theorien müssen allgemeinen wissenschaftlichen Kriterien genügen und einer allgemeinen Psychologie des Menschen dienen. In dieser Verallgemeinerung verlieren Theorien aber ihren unmittelbaren Wert für die Behandlung«, beschreibt A. Laimböck (2015, S. 28) das Dilemma. Denn die psychodynamische Untersuchung besteht – wie oben beschrieben – in einer besonderen Form der Begegnung zwischen Menschen. Und so verschieden die Menschen äußerlich sind, so verschieden sind auch ihre Psychen, die ihr Lebensgefühl bestimmen, ihre Bilder, Szenen und Geschichten. Behandlung hat es immer mit einem *konkreten* lebendigen *Gegenüber* zu tun und damit einhergehend mit einer ungeheuren Vielfalt von Phänomen. Und ein psychodynamisch orientierter Behandler – so wurde ausgeführt – versucht die Phänomene, mit denen er umgeht, möglichst (umwelt-)offen empathisch aufzunehmen, sie identifikatorisch aus der besonderen Perspektive des Patienten nachzuerleben und durch verstehende Reflexion auch gedanklich einzuordnen (Auchter & Strauss, 1999, S. 15). Theorien hingegen sind dabei immer Reduktionen und ihrem Wesen nach überindividuell. Sie umschreiben Systeme wissenschaftlich begründeter Aussagen zur Erklärung bestimmter Tatsachen oder Erscheinungen sowie die ihnen zugrundeliegenden Gesetzmäßigkeiten. Das ist für die evidenzbasierte Bewertung diagnostischer und therapeutischer Maßnahmen durchaus von Nutzen. Wenn man sie aber konkret behandlungstechnisch fruchtbar machen will, müssen Theorien erst wieder »entwissenschaftlicht« und »individualisiert« werden: Die Abstraktion muss wieder in Bilder, Bewegungen

[17] Tatsächlich kann auch heute auf eine wissenschaftliche Begründung keinesfalls verzichtet werden. Die Voraussetzung für die Aufnahme eines psychotherapeutischen Verfahrens in das Versorgungssystem setzt eine Überprüfung seiner wissenschaftlichen Fundierung, vor allem aber einen Nachweis seiner Wirksamkeit im Blick auf die häufigsten Störungsbilder voraus. Und auch das praktisch-therapeutische Handeln vollzieht sich auf dem Fundament dieser wissenschaftlichen Grundlagen.

und Erzählungen heruntergebrochen und aufgelöst werden, wenn sie in der konkreten zwischenmenschlichen Begegnung eine kommunikative, kreative und hilfreiche Wirkung entfalten soll.

Auch wenn die psychodynamische Psychotherapie als *individualisierte Untersuchungsmethode* keine sachliche Objektivität abliefern kann, macht sie sich doch seit ihren Anfängen als Wissenschaft selbst zum Gegenstand wissenschaftlicher Analyse. Neben ihren eigenen Methoden setzt sie dabei fachübergreifende empirische Ansätze ein, beispielsweise aus dem Bereich *qualitativer Sozialforschung*. Mittlerweile liegt eine Fülle von empirisch-wissenschaftlichen Belegen für die Bedeutsamkeit psychodynamischer Konzepte und die Effizienz dieser Art von Behandlungsarbeit vor. Es geht also weniger um »Wissenschaftlichkeit: ja oder nein?« als um unterschiedliche Paradigmen, die eine andere (wissenschaftliche) Zugangsweise erfordern. Methodologisch gehorchen psychodynamische Verfahren anderen Prinzipien und können daher auch nicht an quantitativen wissenschaftlichen Gütekriterien[18] gemessen werden. Zum Beispiel hängt in der psychodynamischen Behandlung – mehr als im Falle positivistischer Forschung – die Qualität der Durchführung und Auswertung stark von der Erfahrung, von der Qualität der Beziehung und der Fachkompetenz des Untersuchers ab. Ausschlaggebend ist seine erfahrungsbasierte »Kunst«, die Begegnung mit Hilfe der therapeutischen Haltung und Kompetenz im Rahmen eines situativen und interaktiven Ansatzes zu entfalten, um das Dargebotene und empathisch Erlebte miteinander zu »lesen«, zu verstehen, auszuwerten und fortzuführen. Daher ist zu erwarten, dass ein »versierter« Untersucher und Behandler auch beim Einsatz projektiver Verfahren zu anderen Ergebnissen kommt als ein unerfahrener. Wie Eltern erst in ihrer Beziehung zum Kind zu Eltern werden, so entwickeln sich auch Psychotherapeuten mit jedem ihrer Patienten weiter (Wittenberger, 2016, S. 23; vgl. auch Casement, 1989).

Tatsächlich gibt es auch im psychodynamischen Konzept viele Anstrengungen, wissenschaftliche Evidenz zu befördern, ohne dem wissenschaftlichen Zeitgeist der Quantifizierung das Wort reden zu wollen. Die Forschungswerkstatt von Kächele und Thomä beispielsweise stellte einen Versuch dar, die komplexen und fluiden psychodynamischen Prozesse und Verläufe systematischer zu verstehen (vgl. Luif et al., 2006). Erwähnt werden soll darüber hinaus vor allem das intensive Bemühen der Arbeitsgemeinschaft der *Operationalisierten Diagnostik* (OPD), an der wir uns auch im Folgenden orientieren. Sie ist seit Anfang der 1990er Jahre bemüht, psychodynamische Aspekte so zu operationalisieren, dass Psychotherapeuten mit entsprechender Fortbildung sie mit mehr Übereinstimmung identifizieren und sich überindividuell therapeutisch austauschen und orientieren können (Arbeitskreis OPD-KJ-2, 2016).

[18] Gemeint sind hier Objektivität, Reliabilität und Validität.

Trotz all dieser Versuche soll aber die grundlegende dialektische Spannung zwischen der erforderlichen »Freiheit«, Unwägbarkeit und Kreativität in der Erlebens-, Denk-, Sprech- und Spielgemeinschaft im psychodynamischen Prozess auf der einen, und guter wissenschaftlicher Begründung und systematischer kontinuierlicher Überprüfung des eigenen Vorgehens als essenzielle Voraussetzung für Evaluation und Weiterentwicklung der eigenen Arbeit auf der anderen Seite hier nicht weggeredet werden. Es bleibt eine Frage der Abwägung. Denn das, was für die forschende Arbeit unverzichtbar ist – operationalisierte Diagnostik, Therapieplanung, störungsspezifische Behandlung, systematische Erfassung von Therapieergebnissen –, zwingt die Behandler in der Versorgungspraxis allzu oft in viel zu enge Korsetts und engt ihren Möglichkeitsspielraum klinisch vielleicht sogar dysfunktional ein.

2. Kinder sind anders

Kindsein ist eine Lebensphase, die sich in etwa über zehn Jahre erstreckt, mithin eine zeitlich begrenzte Erfahrung, aber auch die Grundlegung von Entwicklung. Kindsein heißt für Erwachsene, selbst Kind gewesen zu sein, und meint eine innere, psychische Realität, die jeder von uns in sich trägt. »Mindestens seit dem Beginn dieses Jahrhunderts wissen wir, dass diese Realität unser ganzes Leben bedeutend prägt, auch wenn sie unserem Gedächtnis nur begrenzt zur Verfügung steht.« (Rosetti-Gsell, 1998, S. 9)

Kinder können ihre mentale Welt, ihre Gefühle, Konflikte und Gedanken noch nicht in freien Assoziationen ausdrücken und in einer »talking cure« kanalisieren wie die Erwachsenen. Viele haben noch gar nicht die Fähigkeit zur Sprache, geschweige denn zur Selbstwahrnehmung und -reflektion entwickelt. Sie *können* nicht erzählen, was in ihnen vorgeht. Auch die konzentrative Ruhigstellung auf der Couch ist für neugierige, bewegungsfreudige und handlungsorientierte Kinder keine Option. Daher galten Kinder auch lange als »unergiebige Patienten« (Ferenczi, 2004 [1913], S. 164–171), und die Entwicklung einer ihnen angemessenen Behandlung blieb unter dem Eindruck adultomorpher Herangehensweisen ein Stiefkind sowohl klinischer als auch wissenschaftlicher Arbeit und Diskussion.

Auch Fragen hilft bei Kindern wenig (vgl. Bodenheimer, 2004 [1984]). Fragt man Kinder, wie es ihnen geht, sagen sie »gut« oder »normal«. Wie sie erleben, denken und verarbeiten, entfaltet sich eher im *Wie* des Zusammenseins mit anderen. Sie bringen ihr Erleben, ihre Erfahrungen, ihren Kummer oder Stress über ihren Körper (häufig als Beschwerden wie Kopf- und Bauchschmerzen), über Bewegung (»unruhige Kinder«), über diffuse Verhaltensprobleme oder in der Begegnungssituation direkt mimisch, gestisch, handelnd zum Ausdruck. Oder sie inszenieren sich symbolisch in Gestaltungen oder im Spiel. Wie auch immer sie ihren »Auftritt« gestalten, er provoziert Resonanz im Gegenüber, was das Ganze zu einem Miteinander, Austausch und Gefüge von Bemerkungen und Bedeutungen im Sinne *symbolischer Interaktion*[19] ergänzt. Unter dieser Perspektive ist es manchmal gar nicht so wichtig, *was* die Kinder inhaltlich erzählen. Wichtiger ist dann vielleicht, wie sie sich im Raum und dem Psychotherapeuten gegenüber verhalten, was sie in Szene setzen, zu welchem Spiel sie sich auf welche Weise hingezogen fühlen. Eine *systematische Auswertung der therapeutischen Begegnung*, der Interaktion und Kommunikation, kann helfen, diesen Aspekt zu nutzen (vgl. Streeck, 2009). Damit richtet sich unser Erkenntnisinteresse

---

19 In der soziologischen Theorie meint »symbolischer Interaktionismus« das Handeln auf der Grundlage von Reziprozitätserwartungen.

auf einen dritten Raum: den Begegnungs- und Spielraum als Übergangsraum im Möglichkeitsraum der Psychotherapie.

Diese Perspektive eröffnet das Augenmerk nicht nur auf das, was zwischen dem Psychotherapeuten und dem Kind oder Jugendlichen geschieht, sondern auch auf das, was zwischen dem Patienten und dem spontan von ihm gewählten Medium (Spielen, Malen, Gestalten) geschieht, sowie auf das, was zwischen dem Behandler und diesem Medium stattfindet. Aufschluss gibt auch, was darin zwischen Kind und Psychotherapeut entsteht. Dabei wird das jeweilige interaktionelle dynamische Feld sowohl vom Bewussten wie vom Unbewussten des Kindes aber auch des Behandlers gestaltet, und die Begegnung bringt bei beiden immer eine neue gemeinsame Erfahrung und Geschichte hervor.

Halten wir fest: Nicht nur schwere Traumata sind von der Symbolisierung ausgeschlossen; bei Kindern sind generell wichtige Bereiche des Erlebens vorsprachlich, im Szenischen, im Bewegungs- oder im Körpergedächtnis konserviert. Und weil Sprache nicht das Medium von Kindern ist, brauchen sie andere Zugänge: Bewegung, spontanes selbstbestimmtes Spielen, (Tag-)Träume, Bilder, Märchen und Geschichten sind neben dem Sprechen heute die wichtigsten Medien der Begegnung und Gemeinsamkeit im therapeutischen Raum mit Kindern. Dabei ist es unverzichtbar, die Hervorbringungen in der psychotherapeutischen Begegnung auf die kindliche oder jugendliche Lebenssituation, Entwicklungsstufe, Erlebniswelt und ihre subjektiven Ausdrucks- und Bewältigungsmöglichkeiten hin zu konkretisieren, ohne das Essentielle einer psychoanalytisch begründeten Behandlung aufzugeben. Nur mit einer solchen grundlegenden *Einlassung auf die »kindliche Denkungsart«* kann es gelingen, das individuelle kindliche Anliegen verstehend herauszuarbeiten und zu befördern.

Unter dem benannten Beziehungsaspekt ist es aber zunächst einmal notwendig, *das betroffene Kind zu gewinnen* und für die Beschäftigung mit seinen Problemen, mit denen es kindgemäß meist nichts zu tun haben will, zu erwärmen. Das bedeutet erst einmal, das Kind zu überzeugen, sich mit sich selbst in der Welt – immer im Verbund und mit dem Behandler als emotionaler Stütze – zu konfrontieren. Dieses Ansinnen mutet ihm zu, sich auch Schwierigem und Peinlichem zu stellen, es auszuhalten, es zu tolerieren, kennenzulernen und zu überprüfen. Erst wenn sich genügend Vertrauen, Sicherheit und Hoffnung einstellen, können neue Perspektiven und erste Umstellungen erprobt werden. Dabei liegt der psychotherapeutische Fokus vor allem auf dem *Wie des Zusammenseins*, also auf der Beziehung, im Koordinatenfeld von Übertragung, Gegenübertragung, Abwehr und Widerstand. Die Bearbeitung lehnt sich an dem Vorgehen an, Träume und anderes unbewusstes Material in der Psychotherapie fruchtbar zu machen (Hopf, 2016a).[20]

[20] Siehe hierzu Kapitel 9 in diesem Buch.

Man versucht also, sich in der psychodynamischen Arbeit mit Kindern und Jugendlichen gezielt zunutze zu machen, dass Kinder ihr Material nicht in Worten, sondern in Bildern, Handlungen, Inszenierungen ausbreiten, und dass sie das in den verschiedenen Altersstufen unterschiedlich tun. Gelingt es dem Psychotherapeuten, sich auf die kindliche, meist nonverbale Dimension einzulassen und die damit verbundene Symbol- und Handlungssprache zu verstehen, kann er sie »auf den Begriff« bringen und dem Kind sein Verstehen vorsichtig »zurückübersetzen«, womit auf das dialogische Moment psychodynamischer Arbeit und Auswertung verwiesen ist.

3. Projektive Verfahren

In dem beschriebenen Dilemma und auf der Suche nach Vorgehensweisen, die auf den kindlichen Patienten abgestimmt und wohl dosiert sind, machte man sich eine Erfahrung zunutze, die wir *Projektion*[21] nennen. Mit Projektion ist die menschliche Neigung angesprochen, etwas in oder hinter den Dingen zu entdecken, Dinge zu beleben, ihnen eine Bedeutung zu geben, sodass Spielräume der Wirklichkeit oder eine »Mikrowelt« (Moser & Zeppelin, 1996) entstehen können. Projektionen fußen in der allgemeinen menschlichen Bereitschaft, einen inneren Zustand, eigene Erfahrungen, Affekte, Wünsche und Impulse in die Außenwelt zu verlagern. Sie werden externalisiert und auf Andere übertragen. Dort erscheinen sie dann wie auf einer Leinwand und scheinen den Projizierenden in seinem Erleben zu bestätigen. Dieser Vorgang ist unbewusst, und der Projizierende selbst ist fest davon überzeugt, dass der Andere oder die Umwelt genauso sind, wie er sie projektiv eingefärbt hat und wahrnimmt. Die *»rosarote Brille«* ist ein Bild für eine wunschgeleitete Projektion, und auch im *Beispiel vom Sündenbock*[22] oder »Schwarzen Peter« wird Projektion – diesmal mit negativem Vorzeichen – beschreibbar. Viele Menschen neigen dazu, eigene Unzulänglichkeiten oder eigene aggressive Tendenzen, die sie (noch) nicht als solche bei sich akzeptieren können, auf andere Menschen oder Menschengruppen zu projizieren. Sie können dann, dieses Anteils entledigt, guten Glaubens behaupten, dass diese und nicht sie selbst von solcher Art seien. Im Gegensatz zu dem biblischen Ritual handelt es sich um einen unbewussten Vorgang. Er ermöglicht es dem Betreffenden, die unangenehme, inkompatible Selbstwahrnehmung und die mit der zwangsläufigen Ent-Täuschung zu erwartenden Gefühle und Affekte aus seinem bewussten Erleben fernzuhalten. Wenn man die anderen abwertet und »klein macht«, böse, minderwertig, unzulänglich oder gar schlecht erscheinen lässt, erwächst in einem die (narzisstische) Illusion, größer zu sein. Bei (Kindergarten-)Kindern ist das eine häufig anzutreffende entwicklungsangemessene Tröstungs- und Bewältigungsstrategie. Sie findet sich aber auch später noch: Man fühlt sich dann (vorübergehend) besser, überlegen, stärker, vollkommener. Hier scheint die

---

21 Einführung des Begriffs »Projektion« 1895 durch Sigmund Freud. L.K. Frank verwendet den Begriff 1939 erstmals für die Gruppe von Tests, die eine unwillkürliche Repräsentation der unsichtbaren Eigenwelt eines Menschen ermöglichen und Rückschlüsse auf seine Persönlichkeit erlauben.

22 Im biblischen Beispiel können sich die israelitischen Menschen durch Handauflegen ihrer Sünden entledigen, die sie auf den ausgewählten Ziegenbock (Opfer) übertragen, der dann mit dieser Last in die Wüste geschickt wird.

psychohygienische Funktion der Projektion im Dienste der Abwehr auf, die auch erklärt, warum sich solche Fehleinschätzungen oftmals so schwer revidieren lassen.

Wir könnten auch von einer *subjektiven Konstruktion der Wirklichkeit* sprechen. Sie kann dem Vermeiden von Angst dienen oder der Aufrechterhaltung eines bestimmten Selbstbildes oder Selbstgefühls. In der Arbeit mit Kindern finden sich häufig *defensive Projektionen* wie Verschiebung, Verschleierung oder Verleugnung. Meist handelt es sich um frühe Mechanismen der Abwehr[23]. Sie haben den Sinn, einen für das Selbst- oder das Umwelterleben inakzeptablen oder unerträglichen Inhalt durch Externalisierung loszuwerden. Nicht der Mensch selbst ist schuld am Malheur oder hat räuberische, manipulative oder gewalttätige Impulse, sondern der andere oder die Umwelt überhaupt. Wenn sich die Außenwelt dann durch das unbewusste mikroaffektive (beispielsweise feindselige) Verhalten (Krause, 2003, S. 316) des Betreffenden gedrängt fühlt, sich gemäß den induzierten Erwartungen zu verhalten, kann die Umwelt für die projizierende Person bedrohliche Züge annehmen. So kann Verfolgungswahn entstehen, der nach diesem Modell Ausdruck der eigenen aggressiven oder destruktiven Tendenzen wäre. Der Projizierende fühlt sich in seinen Erwartungen bestätigt, fühlt sich zum Beispiel verfolgt, und wir sprechen von einer *projektiven Identifikation*[24] (vgl. auch Mertens, 1993, S. 30–36 und S. 64–66). Dieser

[23] Siehe Kapitel 8 in diesem Buch.

[24] Der ursprüngliche Begriff der »projektiven Identifizierung« wurde von Melanie Klein intrapsychisch zunächst als defensive Fantasie verstanden. Thorner (1977) veranschaulicht anhand einer Fallskizze das von Melanie Klein entwickelte Konzept der projektiven Identifizierung, bei der der Patient mit Komponenten seiner Persönlichkeit in andere eindringt und sie von innen her kontrolliert. Meist wird mit der *»projektiven Identifikation«* ein Abwehrmodus beschrieben, der es erlaubt, intra- und interpersonelle Abwehr zu verbinden: Wenn intrapsychische Abwehr versagt, werden unerträgliche, vor allem destruktive Repräsentanzen externalisiert, in den anderen verlagert, der zum »Container« wird und möglicherweise stellvertretend Ich-Funktion übernimmt. Ogden (1988) beschreibt einen dreischrittigen Prozess der projektiven Identifikation: Projektion – interaktioneller Druck – Reinternalisierung. Mertens (1993) führt aus, dass es, wenn das projektiv eingefärbte Gegenüber auf diesem Wege z. B. bedrohliche Züge annimmt, nicht nur zur Störung der Interaktion kommt, sondern es können sich im Projizierenden – reaktiv – paranoische Ängste entwickeln: Das projizierende Individuum fühlt sich von seinem Gegenüber verfolgt, das die erschreckenden Merkmale, die ihm zugeschrieben wurden, über unbewusst manipulierenden interaktionellen Druck »angenommen« hat. Der Andere wird dem Bild, das man sich von ihm macht, real angepasst. Das geschieht durch Provokation, wenn aggressives Verhalten erwartet wird, durch Verführung, wenn Sympathie und entsprechendes Verhalten hervorgerufen werden sollen. Rosenfeld, Bion und Ogden betonen darüber hinaus die kommunikativen, interpersonalen Vorgänge (vgl. Zwiebel & Mahler-Bungers, 2007). Vor allem Wilfred Bion (1992 [1961]) hob mit seinem Container-/Contained-Modell deren konstruktive, der Kommunikation und Entwicklung dienende Funktion hervor, was behandlungstechnische Konsequenzen hatte.

Mechanismus wird auch oft in der Übertragungs-Gegenübertragungskonstellation zwischen Patient und Psychotherapeut wirksam. Die Fähigkeit des Psychotherapeuten, diese unbewussten Verhaltensinduktionen wahrnehmen, (aus-)halten und reflektieren zu können, ohne sie zu agieren, entscheidet hier oftmals über Erfolg und Misserfolg der Behandlung. Besonders unheilvoll können sich in diesem Zusammenhang reziproke innere Verflechtungen auswirken.

Psychodynamische Verfahren machen sich diese Spiegelung der unsichtbaren Eigenwelt eines Menschen im Miteinander der therapeutischen Begegnung zunutze, indem über Empathie und Verstehen oder durch Durcharbeiten der Gegenübertragung Rückschlüsse auf das seelische Erleben und die Persönlichkeit möglich werden. Ein Beispiel wäre ein Kinderpsychotherapeut, der plötzlich todmüde wird und hofft, die Patientin möge bald gehen, der aber merkt, dass es nicht primär seine Müdigkeit ist, sondern dass er auf diese Weise von der Patientin als Gegenüber »ausgeschaltet« wird. Er wird seine Gegenübertragung »halten« und sich seiner Müdigkeit zuwenden, um sie durchzuarbeiten. Dabei wird er sich fragen, welche Gestalt und Rolle er in der Perspektive der Patientin angenommen hatte, und warum er als solcher weggeschafft werden musste. Er wird der Patientin sein Verstehen dann zu einem geeigneten Zeitpunkt in angemessener Form zur Verfügung stellen.

Ein Überwiegen von Projektionsmechanismen oder eine Fixierung an sie kann für ein Festhalten an der »paranoiden Position«[25] sprechen. Solche Kinder und Jugendlichen sind abonniert auf äußere Gefahren. Weil sie ihre eigenen Wünsche und Qualitäten, Gedanken, Affekte und Impulse ebenso wie ihre Neigungen oder andere Anteile des eigenen Selbst nicht ihrer Innenwelt, sondern ihrer (feindlich erlebten) Umgebung zuschreiben, entwickeln sie entsprechende paranoide Ängste.[26] Eigentlich selbst der Angreifer, erleben sie sich als Opfer, was sie legitimiert, nach Rache zu streben. Fatal ist, wenn sie diese Einstellung auch dem anderen unterstellen, was den Teufelskreis schließt.

---

[25] »Bei der Beschreibung der *inneren* Welt des Kindes unterscheidet Melanie Klein zwischen einer *paranoid-schizoiden* und einer *depressiven* Position (Klein, 1955 [1946, 1948]). In der paranoid-schizoiden Position sind das gute und das böse, verfolgende Objekt scharf voneinander getrennt. Der Säugling muss diese Spaltung aufrechterhalten, denn seine größte Angst ist die, dass bei einem Zusammentreffen des guten und des bösen Objekts das böse Objekt das lebenserhaltende gute vernichten könnte und er selbst in einer Welt zurückbliebe, die nur mehr von Hexen bevölkert ist, die ihn verfolgen (ebd.). Das bedeutet aber auch, dass die Idealisierung des guten und der Hass auf das böse Objekt unverbunden nebeneinander bestehen bleiben.« (Rohde-Dachser, o. J.)

[26] Hier handelt es sich um Externalisierungen nach dem analen Modus, der in der Regel von einem Mangel an Differenzierung und Flexibilität, an Toleranz und Mitgefühl flankiert wird.

Im Folgenden soll es unter diagnostisch-probatorischer Fragestellung vor allem um die Nutzung projektiver Verfahren gehen. Fundament ist die oben beschriebene Projektionsneigung des Menschen. Anders als der einheitliche Begriff suggeriert, liegt den projektiven Verfahren keine einheitliche Theorie zugrunde. Sie setzen am Schnittpunkt von Erinnerungs- und Beziehungsprozessen an und fordern zu einer Gestaltung heraus, sei es in Form einer Zeichnung, einer Geschichte oder einer Szene mit dem Sceno-, oder unserem »Plämokasten« (Reiffen-Züger & Lehmhaus, 2023). Mit dem projektiven Angebot wird eine Wendung nach innen initiiert, verbunden mit einer Aktivierung von Kreativität und Vorstellungskraft. Die aktivierten schöpferischen Kräfte des Kindes verbinden dann über Symbolbildung Bewusstes mit Unbewusstem und eröffnen vor allem auch einen Zugang zum primärprozesshaften[27] und bildlichen Denken. Damit wird ein spielerischer, gleichsam poetischer Prozess in Gang gesetzt (Wienand, 2016, S. 27), der wie beschrieben Manifestationen der Psyche unterstützt.

Projektive Verfahren unterscheiden sich ihrem Wesen nach grundlegend, paradigmatisch und methodisch, von Leistungs- und Funktionstests. Daher ist auch der Begriff »Test« im Zusammenhang mit projektiven Verfahren nicht ganz angemessen. Der Begriff Test ist einer Psychotherapieauffassung entlehnt, die Evidenzbasierung als Hauptmerkmal ihres Profils herausstellt und damit den Anspruch einfordert, exakt, messbar, jederzeit überprüfbar zu sein. Projektive Testverfahren aber sind offene Angebote, die zur Projektion herausfordern. Sie nutzen die Möglichkeit, über individuelle Geschichten, Gestaltungen und Inszenierungen, also mit Hilfe symbolischen Materials Aussagen zu erhalten. Der Auftrieb des Unbewussten, das sich in diesen Kreationen materialisiert, soll auf mögliche bewusste und unbewusste, intrapsychische oder interpersonelle Erlebnisweisen und Konfliktsituationen hinweisen, die für die Entstehung und Aufrechterhaltung der Symptomatik mitverantwortlich sind (Psychodynamik). »Darüber hinaus ermöglichen sie ein Bild der Situation des Kindes im Geflecht der familiären und sonstigen sozialen Bezüge, einen Eindruck der subjektiven Selbsteinschätzung wie auch des individuellen Selbstwertgefühls.« (Lutz, 2007, S. 159)

---

[27] Der *Primärprozess* beschreibt eine Form der psychischen Dynamik, die typisch für die unbewussten psychischen Aktivitäten ist, und am Anfang des Lebens das Erleben des Säuglings bestimmt. Er bleibt aber auch später im Erleben des Träumers wirksam. Dieses primärprozesshafte Denken weist spezifische Merkmale auf: Es ignoriert Vernunft und die Orientierung in Raum und Zeit. Widersprüchliche Inhalte können ohne Weiteres nebeneinander bestehen, und Teile stehen für das Ganze und umgekehrt. Negationen, Zweifel, Sicherheit oder ein Zeitgefühl existieren nicht. Die psychischen Abläufe sind dem Lustprinzip unterworfen, und das Ich sucht Entlastung durch halluzinatorische Wunscherfüllung. Es bedient sich der Verschiebung und Verdichtung oder der Verkehrung ins Gegenteil. Dabei wird das Realitätsprinzip weitgehend ignoriert. Diese Kinder bewegen sich vorwiegend auf analoger Ebene und teilen sich handelnd und inszenierend mit.

Wesentliche Impulse für die Entwicklung projektiver Verfahren erwuchsen aus der konkreten klinischen Beobachtung und Behandlung von Kindern und Jugendlichen. Nach einer Blütezeit der Entstehung und internationalen Verbreitung, war die Arbeit mit den projektiven Verfahren in den 1960er bis 1970er Jahren selbstverständlich, und in der Versorgungspraxis ebenso wie an den Universitäten fest etabliert. Ihr partieller Niedergang, vor allem im deutschsprachigen Raum und im stationären und akademischen Bereich, vollzog sich dann unter dem Legitimationsdruck einseitiger evidenzbasierter wissenschaftlicher Gütekriterien und akademischer Übermacht schnell und fast unaufhaltbar.

Damit projektive Prozesse klinisch nutzbar werden, ist – neben der Aufgeschlossenheit für intrapsychische und projektive Prozesse – eine zurückhaltende und gleichzeitig interessierte Haltung des Behandlers notwendig. Verbunden damit ist die Maßgabe, die psychotherapeutische Begegnung offen und gleichzeitig geschützt und haltgebend zu gestalten. So soll ein Raum entstehen, in dem sich inneres Erleben, innere Bilder projektiv wie auf einer Bühne entfalten können.

Winnicott beschrieb die für diesen Prozess notwendige Bereitstellung eines potenziellen Raums als *Möglichkeitsraum*, in dem sich die Nachreifung des kindlichen Selbst vollziehen kann. Heute sprechen wir eher von einem intersubjektiven Feld, das von den beiden Akteuren (Kind und Behandler) getragen und geprägt wird (*Bipersonalität*). Beide sind in einem beständigen Prozess der wechselseitigen Einflussnahme verbunden (*Wechselseitigkeit*). Dieser Prozess wird von beiden beständig ausgehandelt und unablässig verändert, wenn auch auf unterschiedliche Weise (*Veränderlichkeit*). »So betrachtet ist die intrapsychische Entwicklung des Patienten eine Funktion der Bezogenheit, die nicht ohne den Einschluss des Analytikers erreicht werden kann.« (Kögler & Busch, 2014, S. 12f.)

Indem also der Psychotherapeut in Beziehung zum Kind tritt und das Kind zu ihm, erschaffen beide etwas Drittes, einen Möglichkeitsraum, in dem eigene Vorstellungen und Fantasien zum Ausdruck kommen können und die innere Welt mit der äußeren in Verbindung gebracht wird. »Es ist diese Gemeinsamkeit und diese Gegenseitigkeit, durch die ein neuer dialogischer Dynamismus entsteht.« (Khan, 1973) Das schöpferische Miteinander, in dem sich etwas gestalten und verändern kann, ist damit immer auch Spielraum für Entwicklung. Voraussetzung ist, dass Patientenkinder und ihre Bezugspersonen in der Begegnung und im Austausch mit dem Psychotherapeuten, im Spiel, beim Malen und Erzählen ihr implizit-prozedurales Beziehungswissen ebenso wie ihr gewohntes Bindungsmuster reinszenieren, und ihre inneren Bilder und psychischen Konflikte durch kreative Mittel ausdrücken. Man spricht von »Wiederholungszwang«, und meint, dass mittels *Übertragung* eine Begegnung oder eine Szene motiviert wird, in der sich das Verborgene wiederholend, aber maskiert in

Szene setzt, und mit der wir über Auswertung der *Gegenübertragungsprozesse* versuchen, diagnostisch-psychotherapeutisch zu arbeiten. Dabei umfasst unser Augenmerk die gesamte Szene der Begegnung mit dem Patienten, dessen Mimik, Gestik, Intonation, seine Assoziationen sowie auch die Stimmung und Atmosphäre im Gespräch. Alles zusammen prägt die Beziehung, die der Psychotherapeut vom ersten Moment an mit dem Patienten erlebt (Klöpper, 2014, S. 27). Wir sprechen von einem *»zentralen Beziehungsmuster«* und umschreiben damit einen intrapsychischen Komplex der Reaktionen auf einen anderen, wie er mehr oder weniger deutlich ausgeprägt in allen wichtigen Beziehungen der betreffenden Person auftaucht:

- sein motivationales Bedürfnis gegenüber anderen Menschen;
- seine Erwartungshaltung, wie der andere auf dieses motivationale Bedürfnis voraussichtlich reagieren wird und
- seine reaktive Einstellung auf die erwartete Reaktion des anderen.

Solche Muster, die sich aus der Verinnerlichung von Beziehungserfahrungen herleiten, sind in der Regel unbewusst und werden mit einer gewissen Stereotypie gelebt. Sie tauchen überall auf, so auch in der psychotherapeutischen Begegnung. Der Behandler muss in der Lage sein, sie als solche zu identifizieren und in ihren psychodynamischen Zusammenhängen zu verstehen [28] (vgl. Klöpper, 2014, S. 225f.; ausführlicher auch Laimböck, 2015).

Um das zu bewerkstelligen, muss der Psychotherapeut es zulassen können, selbst zu einem Teil der unbewussten Inszenierung, der (Beziehungs-)Gestaltungen und Attribuierungen des Patienten zu werden. Im Falle einer negativen Mutter-Übertragung wird eine Psychotherapeutin vielleicht zur bedrohlichen Hexe. Sie geht aber nicht wirklichkeitsfordernd agierend dagegen an, sondern lässt sich ein, lässt »sich verwickeln«. Vorübergehend übernimmt sie die ihr angetragene Rolle, um *sich selbst* darin seismografisch erleben und beobachten zu können. Sie registriert genau, was das (unbewusste) Ansinnen des Patienten (stellvertretend) in ihr affektiv-emotional auslöst. Diese Gegenübertragung gilt es zu halten und durchzuarbeiten, damit sie für die psychotherapeutische Reflexion fruchtbar gemacht werden kann. Auf diese Weise kommt ein psychodynamisch arbeitender Psychotherapeut mittels indirekter Schlussfolgerungen und metapsychologischer Hypothesenbildung zu seinen Ergebnissen.

Auch die Bilder, die Spiele, die Erzählungen, die Bedeutung der gewählten Figuren und ihr Zusammenspiel sollten immer vor dem Hintergrund des betreffenden Kindes in seiner speziellen Situation gesehen werden. Seine Erfahrungen, sein

[28] Wir sprechen von szenischem Verstehen.

Stil, sein technisches Vermögen, sein Umgang mit dem Gegebenen, seine Wahrnehmungsmöglichkeiten, sicher auch seine jeweilige Stimmung prägen seine Äußerungen individuell, subjektiv und situativ. Deshalb müssen sie immer wieder *vom Kind* mit Hilfe von Attribuierungen, Erinnerungen und Assoziationen angereichert und evaluiert werden. Auch dies kann nur mittels einer radikal individuellen und subjektiven Einstellung des Psychotherapeuten auf seinen Patienten gelingen.

Damit sind wir in einem Dilemma, denn die im intersubjektiven Dialog ausgetauschten Bilder, Szenen, Gestaltungen und Äußerungen sind nie direkt und eindeutig, sondern immer interpretationsbedürftig. Folglich brauchen wir ein *hermeneutisches Vorgehen* zu ihrer Entschlüsselung. Sie müssen gemeinsam erlebt, betrachtet und erklärend »gelesen« werden.[29]

Für unser Vorgehen im Einzelfall bedeutet das, *dass ein »Test« der projektiven Art alleine nie aussagekräftig ist.* Ein Spiel, ein Bild, eine Szene geben für sich allein keine gesicherte Auskunft. Eher geben sie eine »Fährte« vor, der vorsichtig und hypothetisch fragend nachgegangen und die immer wieder durch weiteres Material (assoziativ) ergänzt, vertieft, revidiert und vielleicht auch aufgegeben werden muss.

Für die psychodynamische Diagnostik wird daher empfohlen, die niedrige Auswertungsobjektivität auszugleichen, indem *immer und obligatorisch eine Kombination von Zeichen-, Erzähl-, Bindungs- und Spieltests* durchgeführt wird. Diese werden schließlich verglichen und zueinander in Beziehung gesetzt, um zu einer Gesamthypothese zu kommen. Diese kann immer nur als vorläufig und »in Annäherung« verstanden werden. Erst eine letztendliche vergleichende *Zusammenschau* der Ergebnisse von teilnehmender Beobachtung, der biografischen Angaben zur Lebens- und Krankengeschichte und der Resultate aus den verschiedenen Testverfahren ermöglicht es, vor dem Hintergrund einer systematischen Auswertung der Begegnungssituation zu einer vorsichtigen und vorläufigen Diagnose zu finden. Sie ist als hypothetische Grundlage für das weitere Vorgehen unverzichtbar, muss aber immer wieder im Verlauf des psychotherapeutischen Prozesses überprüft, verifiziert, falsifiziert und gegebenenfalls revidiert werden.

Wegen ihrer Abhängigkeit vom Untersucher und ihrer Einbettung in die Beziehung sollte die Durchführung der Tests – obwohl abrechnungstechnisch zulässig – *nicht an Hilfspersonal* delegiert werden. Wichtige Beobachtungen während der Durchführung würden verloren gehen, und Erkenntnisse aus den spezifischen Übertragungs-, Gegenübertragungs- und Widerstandsprozessen nicht genutzt werden können. Außerdem würde der Aufbau einer Vertrauensbeziehung und eines Behandlungsbündnisses für die weitere Behandlung behindert.

[29] Hermeneutik bezeichnet ein wissenschaftliches Verfahren der Auslegung und Erklärung von Texten, Kunstwerken u. ä.

Fassen wir zusammen: In jahrzehntelanger Suche nach einer kindadäquaten Technik wurden gestalterische, spielerische und erzählende Vorgehensweisen in der diagnostischen und psychodynamischen Behandlungsarbeit mit Kindern entwickelt. Sie ermöglichen es, die Lebenswirklichkeit des betreffenden Kindes ebenso wie seine innere Welt intuitiv zu erfassen und annäherungsweise zu begreifen, die weder offen vor uns liegen, noch vom Kind erläutert werden können.

4. Symbol und Symbolverständnis

Weil die projektiven Verfahren mehrfach determiniert sind[30] und sich eindeutiger Zuordnung verweigern, also interpretationsbedürftig sind, ist ein Verstehen von Symbolik, symbolischen Ausdrucksmöglichkeiten und deren Entwicklung und Verständnis in der psychodynamischen Behandlung unverzichtbar. Das gilt vor allem, wenn wir Sachen, Menschen und Zusammenhänge über ihr äußeres Erscheinungsbild und ihre reale Existenz hinaus erfassen wollen.

Ernst Cassirer (1960 [1944]) hat als einer der ersten den Menschen nicht bloß als erkennendes, sondern auch als symbolfähiges Wesen beschrieben. Die Symbolfunktion galt ihm und anderen als »*Grundsprache*« der Menschheit, als *universelle* menschliche Geistesäußerung und gemeinschafts- und kulturstiftend schlechthin. Dort, wo Sprache versagt, oder wo sie sich in ihrer logischen Genauigkeit als ungenau und untauglich erweist, treten *Sinn-Bilder* an ihre Stelle, die den gemeinten Sinn besser vermitteln können. Sie können helfen, Bedeutungszusammenhänge zu verhüllen oder zu erhellen, stellen mithin nicht nur die Voraussetzung für den Prozess der Mentalisierung und Reflektion bereit, sondern machen auf dem Weg vom Konkreten (z. B. Daumenlutschen) über die Symbolik zur inneren Repräsentation auch die Entwicklung eines mentalen inneren Raums notwendig: Indem der Mensch körperliche und affektiv-emotionale Regungen nicht mehr nur spürt (z. B. Wut), sondern als Phänomene wahrnimmt, gibt er ihnen unweigerlich eine Bedeutung, wobei Erinnerungen, subjektive Bedeutungen, Bedürfnisse und Motive in diese Attribuierungen einfließen, und sich schließlich zu psychischen Repräsentanzen verdichten.

Erich Fromm verweist auf diesen Zusammenhang, wenn er den *Körper als Symbol der Seele* und Bilder eines psychosomatischen Ausdrucks (der übrigens auch bei körperlichen Gegenübertragungsreaktionen von Belang ist) beschreibt:

> »[…] dass die Welt der Dinge ein Symbol für die Welt der Seele sein kann, ist nicht weiter verwunderlich. Wir alle wissen, dass unsere Seele sich in unserem Körper ausdrückt. Das Blut steigt uns zu Kopf, wenn wir wütend sind, und es entweicht aus dem Kopf, wenn wir Angst haben; unser Herz schlägt schneller, wenn wir uns ärgern, und unser ganzer Körper hat einen anderen Tonus, wenn wir glücklich sind, als wenn wir traurig sind. Unsere Stimmung kommt in unserem Gesichtsausdruck, und unsere Einstellung und unsere Gefühle kommen in unseren Bewegungen und Gesten so genau zum Ausdruck, dass andere sie deutlicher aus unserem Benehmen als aus unseren Worten ablesen.« (Fromm, 1951, S. 21)

[30] Gemeint ist, dass sie einen Bedeutungsüberschuss aufweisen.

Die Stimme zum Beispiel gilt in diesem Sinne als eine außerordentliche Kennmarke der Verfasstheit der Seele. Noch bis ins 18. Jahrhundert war das Bild vom Körper überdies magisch eingefärbt. Da konnte »das Herz brechen« oder jemand hatte »einen Knoten im Hals«. Der Körper war ganz selbstverständlich in ein Geflecht von Sprache, Kultur und Alltagspraktiken verwoben. Mit der Aufklärung ging diese Selbstverständlichkeit verloren. Dennoch sind Körper und Seele untrennbar verbunden, und der Körper kann als Träger ebenso wie als Zeichen des Seelischen herangezogen werden. Ich behandelte zum Beispiel einen kleinen fünfjährigen Patienten, der immer, wenn es ihm nicht gut ging, auf sein linkes Knie verwies und »aua« sagte. Die Geste war zwischen uns zu einem Code geworden an der Schnittstelle zwischen innerer Befindlichkeit und dem Ringen um äußere Mitteilungsmöglichkeit.

Das *Symbol* wird oft etwas trivial definiert als eine Geste, ein Zeichen oder ein Bild, das stellvertretend für etwas anderes steht. Dinge, Bilder, Abstraktionen, Gesten und Worte können auf diese Weise Symbole sein. Das Symbol muss aber vom Anzeichen unterschieden werden. Das *Anzeichen* ist ein Indiz für etwas: »Wo Rauch ist, da ist auch Feuer«, sagt ein Sprichwort. Die Funktion des Anzeichens erschöpft sich im kausalen Hinweis. Das Symbol dagegen weist jenseits kausaler Zusammenhänge auf Sinn. Ein *Zeichen* wiederum ist eher ein Abbild, das in direktem Verhältnis zu dem Bezeichneten steht: beispielsweise Flaggen, die für ein Land stehen; das Kreuz, das für den christlichen Glauben steht. Wienand (2016) erwähnt in diesem Zusammenhang auch die weltweit verbreiteten Piktogramme und Emoticons, die aufgrund ihrer Eindeutigkeit Orientierung und Verständigung ermöglichen, wo die Sprache nicht reicht. Solche *konventionellen Symbole* erwachsen *allgemeinen Übereinkünften*, einen Gegenstand (zum Beispiel einen Stuhl) mit diesem besonderen Namen zu bezeichnen. Damit beziehen sich konventionelle Symbole immer auf eine umschriebene Gruppe von Menschen, die diese Übereinkunft teilen. Indem sie ihren Kindern im Zuge ihrer Sozialisation zum Beispiel immer wieder dieses Wort im Zusammenhang mit dem Gegenstand vermitteln, oder die Heranwachsenden das Zeichen immer wieder in diesem Kontext sehen, entsteht eine bleibende, schließlich selbstverständliche Assoziation, die sie zu »Eingeweihten« macht.

Unter Symbolen verstehen wir hier also nicht eine bloße Stellvertretung, sondern ein Vehikel für eine Vorstellung von Gegenständen, damit aus Gefühltem Gedanken werden. Erst Bilder und symbolische Vorstellungen erlauben uns, auch »eine Haltung gegenüber Gegenständen in absentia einzunehmen« (Langer, 1987, S. 39). Erst dann wird es möglich, mit dem Symbol anders umzugehen als mit dem ursprünglichen Objekt. Wenn ich beispielsweise »Zombie« sage, taucht eine innere Vorstellung zu dem Begriff auf, aber er ruft nicht dasselbe Verhalten hervor, wie es die konkrete Präsenz des Monsters tun würde. Niemand beginnt bei der Nennung der Bezeichnung oder einem entsprechenden Bild zu zittern oder wird in die Flucht geschlagen. Der Vorteil des Symbols liegt folglich darin, dass man mit ihm anders umgehen, es anders behandeln, es zum Beispiel losgelöst von unmittelbaren Erfahrungen in immer wieder neuen Zusammenhängen verwenden und so mit ihm spielen kann. Und tatsächlich ist Spielen das früheste Mittel der Symbolisierung.

Ganz anders als beim Zeichen verhält es sich beim *zufälligen Symbol* und beim *universellen Symbol.* Sie drücken *innere Erfahrungen* so aus, als ob es sich um Sinneswahrnehmungen handelt. Hier stehen Sehen, Hören, Riechen und Berühren stellvertretend für etwas anderes. Dieses Andere kann eine innere Erfahrung, ein Gefühl, ein Gedanke sein. Symbole dieser Art markieren mithin eine *Schnittstelle zwischen Innen und Außen*: »Die Symbolsprache ist eine Sprache, in der die Außenwelt ein Symbol der Innenwelt, ein Symbol unserer Seele und unseres Geistes ist«, formuliert Erich Fromm diesen Zusammenhang (Fromm, 1951, S. 20). Solcherlei Symbole oder symbolische Darstellungen können dann auch Ausdruck unbewusster oder abgewehrter Impulse sein und spielen bei der Gestaltung von Träumen, kreativen Schöpfungen, im spontanen selbstbestimmten Spiel ebenso wie bei Symptombildungen eine wichtige Rolle.

Das *zufällige Symbol* kann als das Gegenteil des konventionellen Symbols angesehen werden. Es ist seiner Natur nach *persönlich*, weshalb man zufällige Symbole auch eher nicht in Märchen und Mythen antrifft. Ein Haus, eine Stadt, eine Straße, ein Kleid, ein Name können sich mit einem tatsächlichen intensiven persönlichen Erlebnis verknüpfen, was sie dann zum Symbol solchen Erlebens prädestiniert. Die Stadt steht dann stellvertretend für die einst in ihr erlebte Stimmung. Oder ein Handspiegel aus vergangener Zeit symbolisiert die Verbundenheit mit der längst verstorbenen Oma im liebevollen Kämmen. Es ist dann schrecklich, wenn er zerbricht, obwohl ihm objektiv materiell kein Wert zukommt. Für einen anderen Menschen ist der Spiegel möglicherweise ohne jede Bedeutung und völlig wertlos. Der kann die emotionale Verknüpfung vielleicht gar nicht nachvollziehen. Außerden müsste er erst eingeweiht werden, um an dieser symbolischen Verbindung überhaupt teilhaben zu können. Das bedeutet, dass man einem persönlichen Symbol einen entsprechenden Hinweis oder eine Erklärung beifügen muss, um es kommunizierbar zu machen.

In Mythen und Märchen treffen wir eher auf *universelle Symbole.* Bei dieser Symbolgruppe besteht eine innere Beziehung zwischen dem Symbol und dem, was es repräsentiert. »Das Erlebnis einer verlassenen, fremden, armseligen Gegend besitzt tatsächlich eine deutliche Verwandtschaft mit einer trostlosen angstvollen Stimmung«, meint Fromm (1951, S. 20). Oder Paris, das als Ort für eine leicht frivole Liebessehnsucht steht. Aber sie werden diesen Symbolwert nur für Stadtbewohner haben. Menschen, die in einer Kultur ohne große Städte leben, werden das Symbol nicht teilen und sich auf andere Symbole verständigen, wenn sie Ähnliches ausdrücken wollen.

Das *Symbol des Feuers* hingegen ist, ebenso wie das des Wassers, vermutlich in der Erfahrung eines jeden Menschen verwurzelt. Aber trotz ihres archaischen Wesens sind auch sie keineswegs eindeutig:

> »Wenn wir uns des Feuers als eines Symbols bedienen, dann beschreiben wir innere Erlebnisse, die durch die gleichen Elemente gekennzeichnet sind, die wir beim Anblick des Feuers sinnlich wahrnehmen: Wir haben ein Gefühl von Kraft, Leichtigkeit, Bewegung, Anmut und Fröhlichkeit – wobei in unserem Gefühl einmal das eine, einmal das andere Element dominiert.« (Fromm, 1951, S. 20)

Häufig stellen Latenzkinder mit Regulationsstörungen das Eruptive und in der Folge Bedrohliche ihrer Affekte und Impulse in Gestalt eines feuerspuckenden Vulkans oder eines Feuerdrachens dar. Anders als das Feuer, das für Abenteuerliches (Lagerfeuer in der Wildnis), Aufregendes, leicht Entflammbares, aber auch Destruktives stehen kann (vergleiche auch das Märchen: »Das kleine Mädchen mit den Schwefelhölzern«, Andersen, 1873, S. 421–424), repräsentiert das *Wasser* eher eine Mischung ständiger Bewegung und gleichzeitig Beständigkeit (vgl. *Siddharta* von Hesse, 1974).

Wie Dialekte variieren universelle Symbole in ihrer Form historisch, ethnisch, kulturell, behalten aber im Kern die gleiche Bedeutung. Gleichwohl kann ein und dasselbe Symbol verschiedene Bedeutungen haben, je nachdem, welche Erlebnisse sich damit assoziieren: Feuer im Kamin z. B. kann Wohlbehagen ausstrahlen und wärmen. Sehen wir dagegen einen Wald brennen, sind wir mit dem destruktiven Aspekt des Feuers konfrontiert, mit Bedrohung und mit der Notwendigkeit, es zu zügeln, oder zu flüchten und uns in Sicherheit zu bringen. Ein nach einem Blitzeinschlag brennendes Haus zum Beispiel kann uns an das Ausgeliefertsein des Menschen der Natur und dem Schicksal gegenüber erinnern. Eine heftige traumatisierende Erfahrung kann sich in einem Baum verkörpern, der von einem Blitzeinschlag getroffen wurde. Das Gleiche gilt für das Wasser: Es ist der Ursprung des Lebens und kann uns leiten und trösten. Als Tsunamiwelle kann es Chaos und Grauen freisetzen oder einer entsprechenden Gefühlslage das Bild geben.

Das Symbol ist also vielfältig und vielschichtig. Als Ausdruck für einen tiefergehenden Sinngehalt umfasst es immer den doppelten Aspekt eines positiven und eines negativen Pols. Es kann Repräsentant einer äußeren ebenso wie einer inneren Welt sein. So kann das Gefühl der Sicherheit angesichts schützender Berge im Symbol des Tales zu einem Gefühl des Eingekerkert-Seins mutieren, das aber auch durch einen engen Gefängnishof dargestellt werden kann. Ein Weg kann lustvolles

Drauflosgehen und sicheres Getragenwerden in endloser Weite und Freiheit repräsentieren, sich aber auch zu einer Sackgasse verengen, am Abgrund balancieren oder sich im Niemandsland verlieren.

Die beschriebene Eigenart von Symbolen hat Konsequenzen für die psychodynamische Arbeit. Ein Verständnis der Symbole setzt voraus, dass der Behandler »eingeweiht« ist: »Die spezielle Bedeutung eines Symbols kann jeweils nur aus dem gesamten Kontext heraus verstanden werden, in dem es auftaucht, und unter Berücksichtigung der vorherrschenden Erfahrungen des Menschen, der sich dieses Symbols bedient.« (Fromm, 1951, S. 23) Es geht also zunächst darum, sich diesem Kontext in der psychotherapeutischen Begegnung miteinander anzunähern. Vieles bleibt dabei zwangsläufig unaufgedeckt oder wird missverstanden, weil wir eben im Alltäglichen und in Bezug auf den Anderen nicht zu den Eingeweihten oder – ich denke an Migranten und Flüchtlinge – nicht zur betreffenden Symbolgemeinde gehören. Dabei sollten Psychotherapeuten durchaus etwas eingeweihter sein als der Durchschnitt, zumindest aber um diese komplexen Zusammenhänge wissen, um sich entsprechend vorsichtig und respektvoll annähern zu können. Denn der Symbolreichtum der alltäglichen Sprache, der Gestik, des spontanen Spiels, der Kreationen ist beträchtlich und ergiebig. Er kann durchaus den Traumbildern der Nacht zur Seite gestellt werden – immer aber auch eingedenk der erwartbaren Ambivalenz. Denn viele »Erleidungen der Seele« – um mit Aristoteles zu sprechen –, möchte man zwar aufdecken und ausdrücken, aber zugleich auch bedeckt halten.

Die Vieldeutigkeit- und Widersprüchlichkeit der Symbole und die Offenheit für individuelle Momente oder soziokulturelle Spezifität waren nicht immer Konsens. Zu Beginn der psychoanalytischen Auseinandersetzung mit dem Symbolbegriff stand das Symbol als eine relativ unverrückbare und auch überindividuelle Bedeutungseinheit, deren Herkunft primär aus dem Sexuellen hergeleitet wurde. Erst allmählich wurde das Symbol aus seiner Verankerung im Primärvorgang und im Verdrängten herausgelöst, bis es bei Jung (1999 [1964]) über die Triebdynamik hinaus *alle* menschlichen Verhaltensweisen, Gefühle und Einstellungen beinhaltete, sodass man heute bei der Auseinandersetzung mit einem konkreten Symbol immer auch die Wirkungen der Abwehr ebenso wie die Wahrnehmungs-, Vorstellungs-, Abstraktions-, Erkenntnis-, Ausdrucks-, Darstellungs- und Integrationsleistungen berücksichtigen muss, die sich mit ihm verbinden.

Nach dem immer weitergehenden Bedeutungsausbau von Symbolen deutet sich im klinischen Sektor aktuell eine eher pragmatische Tendenz an, die nach immer eindeutigerer Zuordnung von Symbol und Symbolisiertem strebt. Es reduziert für den Untersucher sowohl Verantwortung als auch Komplexität und hat insofern einen gewissen Charme, als es die oft mühsame innere und intersubjektive Interpretations-

und Beziehungsarbeit überflüssig erscheinen, und sich dank einfacherer Überschaubarkeit leichter in Forschungsdesigns einfügen lässt. Wenn sich aber ein Symbolinterpret nur noch am »Lexikon der Symbolik« orientiert, nur noch »übersetzt«, ohne zu verstehen, scheint zwar die Illusion von Gewissheit auf, aber das Symbol degeneriert zum Zeichen und verliert seinen subjektiven und mehrdeutigen Sinn. Die hier vertretene Symbolauffassung geht davon aus, dass es sich beim Symbol immer um ein Gebilde höchst komplexer Struktur handelt.

Schon für Sigmund Freud hatten Symbole auch einen *primär persönlichen Charakter*. Folgt man ihm, dann entwickelt jedes Individuum sein eigenes Symbolsystem bzw. sein eigenes Symbolverständnis, was für eine sorgfältige Herausarbeitung der jeweiligen individuellen assoziativen, emotionalen Bedeutungen spricht. Auch wir vertreten den Standpunkt, dass der Sinn des Symbols sich über das erschließt, was die Dinge für den Patienten bedeuten. Konkret heißt das, dass ein Psychotherapeut – auch in der diagnostisch-probatorischen Phase der Behandlung – immer nur Interpretations*hypothesen* und Deutungs*vorschläge* machen kann. Ihre Einschätzung und Evaluation, ob sie zutreffend sind oder nicht, kann letztlich nur der Patient selbst entscheiden. Sich überdies einzugestehen, dass ein Symbol im Behandlungs- und Entwicklungsprozess seinen Wert auch einbüßen und seine Bedeutung verändern kann belegt noch einmal, dass es keine Eindeutigkeit geben kann.

5. Symbolisieren, Mentalisieren, Repräsentieren – ein roter Faden von Entwicklung

Sowohl Kinderpsychotherapeuten als auch Entwicklungspsychologen gehen heute davon aus, dass Symbolisierungsaktivitäten der Überarbeitung und Verarbeitung von Wünschen, Ängsten und Konflikten dienen, die sich als psychischer Niederschlag der kindlichen Erfahrungen mit den bedeutungsvollen Bezugspersonen und ihrer weiteren Umwelt ergeben. Die individuelle Erfahrung wird als subjektives Erleben in der inneren Welt abgebildet und gespeichert. So entwickeln sich psychische Systeme, die miteinander kommunizieren und sich während der kindlichen Entwicklung – und mit der Zeit – kontinuierlich verändern. Die Lebensdauer eines Symbols hängt von seiner Wirkung oder von dem Sinn ab, den es zu erfüllen hat.

Allerdings ist nicht nur die inhaltliche Auseinandersetzung mit Symbolen für die psychotherapeutische Arbeit von Bedeutung. Es hat sich darüber hinaus als hilfreich erwiesen, auch den *Prozess der Symbolbildung* zu beleuchten, wenn es um die Einordnung von Narrativen, Handlungen und Gestaltungen im Kindesalter geht. Die Entwicklung der Symbolisierungsfähigkeit ist Teil der allgemeinen Entwicklung von Kindern. Als Teil der Ich-, insbesondere der kognitiven Entwicklung ist sie dispositions-, reifungs- und erfahrungsabhängig. Sie ist eine Späterfindung der Evolution, weshalb es auch nicht verwunderlich ist, dass sie erst relativ spät in der kindlichen Entwicklung auftritt.

Piaget (1990 [1945]) gilt als Pionier in dieser Sache. Sein Grundgedanke beinhaltet die Annahme einer entwicklungsmäßigen und funktionellen Kontinuität zwischen dem – vorstellungslosen – sensomotorischen Handeln und der repräsentativen geistigen Tätigkeit, die auf Vorstellungen beruht. Er unterscheidet im Wesentlichen drei Stufen der kognitiven Entwicklung:

- die *sensomotorische* Intelligenz, die sich vor dem zweiten Lebensjahr entwickelt;
- das *repräsentative* oder anschauliche Denken, das mit dem Erwerb der Symbolfunktion beginnt, aber bis zu seinem Ende vorbegrifflich bleibt (zwei bis sechs Jahre);
- das *begriffliche* bzw. operationale Denken (sechs bis elf Jahre).

Zwischen dem sensomotorischen Schema einerseits und dem logischen Begriff andererseits wäre demnach das symbolische Bild anzusiedeln. Als beobachtbare Etappen der Symbolentwicklung beschreibt Piaget (1990 [1945]) kognitive Objektpermanenz, Nachahmung und symbolisches Spiel.

Der Terminus *»Objektpermanenz«* bezieht sich auf die kognitive Gewissheit, dass physikalische Gegenstände unabhängig von der eigenen Wahrnehmung und Handlung existieren. Mit dem *Vorstellungsbild* als erster Form des Symbols verfügt das Kind dann über ein Mittel, sich abwesende Realitäten mental präsent zu machen, was nach Piaget nicht vor dem 18. bis 24. Lebensmonat möglich ist. Das Kind hat nun zwar ein rekognitives (wiedererkennendes), aber noch kein evokatives Gedächtnis. Das heißt, es kann den Vater wiedererkennen, der am Abend heimkommt, aber es kann die auf ihn bezogenen Erinnerungsspuren noch nicht in seiner Abwesenheit tagsüber aktivieren. Erst wenn durch rein geistige Vorstellungstätigkeit allein ein Gegenstand auch in seiner Abwesenheit vor das innere Auge geholt werden kann, sprechen wir von der *Fähigkeit zur symbolischen Repräsentation*. Über die symbolischen Repräsentationen wird dann zunehmend Denken im Sinne von Probehandeln möglich, das sich zwischen Impuls und Aktion schieben kann.

Im Alter von ungefähr neun Monaten kann ein Kind bereits die Zielgerichtetheit menschlicher Handlungen, aber noch nicht die dahinterliegenden Ursachen und Motive erkennen. Bis dahin zählt nur das, was beobachtet werden kann. Wenn ein kleines Mädchen aber mit 18 Monaten seine Puppe füttert, setzt das bereits eine innere Vorstellung dieser Handlung voraus, die es erlebt und beobachtet sowie auf die Puppe übertragen hat. Das erste Symbol ist nach Piaget so ein Vorstellungs*bild*. Es ist noch der Nachahmung verhaftet, aber kein Abbild schlechthin. Es steht stellvertretend für ein sensomotorisches Handlungsschema, das es wiederholend reflektiert und dabei spielerisch Zug für Zug geringfügig verändert. So wird es – folgt man Piaget – zu einer aktiv entworfenen Kopie, die Platz schafft für individuelle Veränderung.

Ein Beispiel: Ein knapp einjähriger Junge wird von der Tante im Beisein der Mutter gefüttert. Während die Mutter kurz den Raum verlässt, nimmt er selbst sein Stück Brötchen zur Hand, führt es aber nicht zu seinem Mund, sondern »füttert« damit und »markiert« so den von der Mutter verlassenen Stuhl.

Ein kleines Kind ist auf dem Fundament permanenter Objektkonstanz (letzter Abschnitt der sensomotorischen Entwicklung) also in der Lage, sich eine symbolische Vorstellung von Nicht-Vorhandenem zu machen, das es sich jetzt bildhaft vor Augen führen und auf das es über Erinnern, Nachdenken und Verstehen wieder zurückgreifen kann. Dabei erscheint ihm die Welt, eingebettet in den Primärvorgang, noch magisch-animistisch eingefärbt. Das bedeutet, dass die emotional getönten Vorstellungsbilder *analog*, auf der Grundlage von Ähnlichkeitsbeziehungen, und nicht nach logischen Gesetzen konstruiert werden.

Erst ab dem zweiten Lebensjahr entwickelt sich der Sekundärprozess parallel zur Symbolfunktion, und das logische, zweckrationale Denken gewinnt in den Folgejahren immer mehr die Oberhand. Entlang der Dynamik vom Unbewussten zum Bewusstsein, also in dem Maße, wie sich das Bewusstsein aus dem Unbewussten entfaltet, entwickelt sich auch die Sprache und das Sprechen. Das Erobern der Worte und Wortzusammenhänge spurt den Weg vom Gefühl zum Wort. Die Sprache bahnt die Denkfunktion und ist gleichzeitig Kriterium für die Bewusstseinsfunktion. Von »Ein-Gefühl-Sein« kann das Kind nun »Ein-Gefühl-Haben«. Aus »gefühlt« wird »gedacht«, was es nun möglich macht, das Gefühl zu »bewegen«. Indem das Kind lernt und übt, andere nachzuahmen, symbolische Als-ob-Spiele zu spielen und Dinge und Sachverhalte durch Bilder auszudrücken und durch Worte zu benennen, entwickelt es sich zunehmend *vom Handlungsdialog zum Denkakt* und bildet dabei sukzessive sein Selbst- und Weltbild aus. Sprache ist dabei zunehmend ein Kontaktmittel, wobei das kindliche Denken noch egozentrisch und eine Übernahme der Perspektive anderer noch nicht möglich ist.

Aber das Kind hat nun zwei entscheidende Modi des Denkens und Fühlens entwickelt: den »Als-ob-Modus« und den Modus der »psychischen Äquivalenz«. Im Als-ob-Modus spielt das Kind die Realität nach und ist sich dabei bewusst, dass sein Spiel nicht der Realität entspricht. Beim Äquivalenzmodus hingegen liegt noch keine Unterscheidung von psychischer und äußerer Realität vor. Das Kind erlebt seine Gedanken, als wären sie ein Abbild der Realität: Ein achtjähriger Junge ist im Spiel mit mir auf Expedition in Urwald und Savanne. Wir pirschen vorsichtig, vermuten viele wilde Tiere, die wir aufsuchen wollen. Plötzlich erstarrt der Junge in realer Panik, die sich mir sofort mitteilt: Er hatte plötzlich die Als-ob-Ebene verloren und wähnte die Tiere »in echt« hinter der verschlossenen Tür. Nun fürchtete er, sie würden über uns herfallen.

Bis zum Alter von vier Jahren schwanken Kinder zwischen diesen Modi hin und her. Erst ihre Integration schafft neue kognitive Möglichkeiten. Die Kinder erleben fortan, dass ihre Gedanken die Realität nur repräsentieren und dass sie mit ihren Gedanken spielen können, dass ihr Denken und Wünschen aber nicht die reale Welt verändert: Realitätsprinzip und Realitätskontrolle sind etabliert.

Die Fähigkeit *»so zu tun, als ob«*, die für Piaget ein wesentliches Charakteristikum und ein Marker für die Etablierung der Symbolfunktion ist, erlaubt es erst, auf etwas Abwesendes anzuspielen. Im Alter von ungefähr anderthalb Jahren scheint es einen entsprechenden Komplexitätssprung in der Entwicklung zu geben. Er wird durch die frühe Fähigkeit zur Triangulierung und den Beginn der Symbolisierungsfähigkeit markiert. Löchel unterstreicht die Bedeutung des *Konzeptes der Abwesenheit bzw. der Verneinung* als Kern der Symbolisierung. Es fundiert letztendlich in der Bereitschaft und der Fähigkeit, Distanzierung, Verlust und Verzicht anzunehmen und auszuhalten. Dies wiederum bedarf der Symbolisierung, wenn sich das Kind allmählich von seiner primären Bezugsperson unterscheiden, lösen und individuieren soll: »Der Clou der Symbolisierung besteht darin, dass das Gemeinte weg sein muss, damit das Subjekt aus der Abwesenheit eine ›Als-ob-Anwesenheit‹ machen kann, die ihm zu größerem Denk-, Handlungs- und Ausdrucksspielraum verhilft.« (Löchel, 1996, S. 268), denn über das Denken kann es sich etwas vorstellen und Trost und Hoffnung finden. Die Fähigkeit zur Symbolisierung und Mentalisierung macht das Kind mithin sukzessive unabhängig von der realen Erfahrung und der konkreten Anwesenheit seiner bedeutungsvollen Bezugspersonen.

Zunächst aber muss die mütterliche Bindungsperson, um zum Objekt kindlicher Sehnsucht zu werden, erst einmal abwesend erlebt, ertragen und vorgestellt werden. Der von ihr ebenso wie vom Kind akzeptierte Verzicht ermöglicht es dann, dass anstatt des konkreten bedeutsamen Gegenübers ein Symbol errichtet werden kann, das das Objekt bezeichnet, ohne mit ihm identisch zu sein. Mahler und Bergmann (1988) beschreibt den Übergang als »*Wiederannäherung*«: Die Bindungsperson kann verlassen werden, wird aber immer wieder als »Sicherheitsverankerung« zum »Auftanken« aufgesucht: Ein siebenjähriger Junge gab diesem dialektischen Prozess eine sehr eindrücklich Gestalt im Sandkasten. Er baute ein großes Schiff, setzte darauf mehrere kleine Boote. Sie wurden immer wieder zu Wasser gelassen, damit er im Meer kreuzen, die Welt über und unter Wasser erkunden konnte. Nach einer solchen Expedition kehrten er und seine Gefährten immer wieder zum »Mutterschiff« zurück, um »aufzutanken« und mit neuer Wegzehrung wieder in See zu stechen.

Übergangsobjekte sind weitere Marker in diesem Prozess: Im Alter zwischen vier und zwölf Monaten kann man beobachten, wie Kinder eine besondere Beziehung zu einem »Etwas« aufbauen, das sie in ihrer sinnlich nahen Umgebung auswählen. Es kann sich um den Zipfel einer Decke handeln, wie bei Linus von den Peanuts, um ein Halstuch, »aufgeladen« mit dem Geruch der Mutter, um einen bestimmten Schnuller oder ein Stofftier. Nach Winnicott (1987 [1951], S. 10–36) wird ein auf so innige Weise besetztes Objekt dann vom Kind gefunden bzw. erfunden, sobald entwicklungsbedingt in seinem Erleben der psychische Binnenraum auf der einen und die äußere Realität auf der anderen Seite auseinander zu treten beginnen. Er spricht daher auch von einem »*Übergangsobjekt*«, das Ausdruck einer Wandlung in der psychischen Bildung des Kindes ist. Es markiert ein Entwicklungsstadium, das zwischen dem Autoerotismus des Daumenlutschens und der Liebe zu einem Kuscheltier liegt, und das die Schwelle der Differenzierung zwischen Mutter und Kind anzeigt. Sein Auftreten bezeugt, dass die Wahrnehmung der Getrenntheit begonnen hat. Das Kind kreiert sich ein Objekt, das ihm zur Umbildung verhilft. Um Trennungs- und Verlassenheitsängste abzuwehren, stattet es das Vorgefundene mit einer ganz persönlichen Bedeutung aus und lässt sich zunehmend von dem »Etwas« an Stelle der mütterlichen Person beruhigen und trösten.

Die Entstehung des Übergangsobjekts weist ähnliche Züge auf wie das Symbol: »Mittels des Übergangsobjektes kann die Erfahrung des Alleingelassenseins und der Trennung in eine aktive Erfahrung der eigenen Kreativität umgewandelt werden.« (Löchel, 1996, S. 256) Ein Vorschuljunge schafft die Trennung von den Eltern, als er erstmals und dann immer wieder, bis es sich »erledigt« hatte, ein Kuscheltier, seinen kleinen Delphin mitbringt. Die ersten Sitzungen sind wir damit beschäftigt, diesen Delphin willkommen zu heißen, ihm einen Namen zu suchen, aus einem kleinen Pappkarton ein Haus für ihn zu bauen, es auszuschmücken, und für dieses Haus einen »sicheren Ort« in meinem Praxisraum zu finden.

Übergangsobjekte sind damit *»Brückenobjekte«*, noch kein Symbol, aber erster Statthalter des »intermediären« Erfahrungsbereichs und Platzhalter künftiger Symbolisierung. Sie erleichtern der frühen Bindungsperson, sich langsam aus dem Kontaktbegehren ihres Kindes herauszuschleichen, und ermöglichen dem Kind, die reale Trennung allmählich hinzunehmen. »Das Übergangsobjekt steht für den Moment, in dem sich das Kind die Freiheit nimmt, sich von seiner Fixierung zu lösen, um sich dadurch gleichsam auch wieder neuen Raum zu verschaffen. Eine solche Bildung situiert zwischen Bekanntem und Fremdem.« (Müller, 2005, S. 119) Beherrscht dagegen Angst die Szene und überschwemmt die Psyche des Kindes, bleibt Symbolisierung gehemmt.

Stellen wir uns eine Entwicklungslinie vom Übergangsobjekt zum voll entwickelten Symbolgebrauch vor, dann können die von Spitz (1996 [1965]) beschriebenen »Organisatoren« der Entwicklung von Objektbeziehungen herangezogen werden: das Dreimonatslächeln, die Achtmonatsangst und die um den 15. Lebensmonat beobachtbare Geste der Verneinung (Kopfschütteln, das Wort »nein«). Die zunehmend raum- und kontrollfordernde Entwicklung des Kindes begünstigt nun verbietende, verhindernde Interventionen seitens der bedeutungsvollen Bezugspersonen, die das Kind jetzt immer häufiger und nachdrücklicher mit ihrem Anders-Sein, mit ihren Erwartungen und Anforderungen konfrontieren. Es reagiert vor allem ent-täuscht. Spitz zufolge lernt das Kind, die Verbote der bedeutungsvollen Anderen zu verstehen und sich daran zu halten, indem es sich mit ihnen identifiziert und ihre verneinende Haltung – sich selbst gegenüber – identifikatorisch übernimmt. Indem es zum Beispiel ihr verneinendes Kopfschütteln nachahmt, übernimmt es zunächst die Geste.

Es verallgemeinert sie aber über Wiederholungen, bis es situationsabhängig, *alles,* was ihm begegnet und was es erlebt, verneinen kann. Und indem es *eine verneinende Haltung* einnehmen kann, verändert sich sein Verhältnis zur Welt grundlegend (Löchel, 1996, S. 258): eine aggressiv besetzte Erinnerungsspur des Verbots gerät nun immer häufiger in Konflikt mit der libidinösen Bindung an die primären Bezugspersonen.[31]

Etwa mit dem zweiten Lebensjahr kommen dann Märchen, Geschichten und Gutenachtlieder auf den Plan, die helfen, den direkten Körperkontakt weiter entbehrlich zu machen. Sie regen die Kinder an, in ihrer Innenwelt fantastische Ersetzungen für die gute Fürsorge zu schaffen. *Solche Fantasiebilder* werden von den Erzählungen der Erwachsenen angeregt, aber zusätzlich vom inneren Fantasieleben der Kinder maßgeblich ausgestaltet. Man könnte sagen, dass sie helfen, eine Präsenz der Betreuungs- und Schutzfiguren zu fingieren. Je mehr deren Schutz und Tröstung dann auch imaginär etabliert sind, umso unabhängiger werden die Kinder selbst von der realen Präsenz ihrer Schutzpersonen. Nun können sie ihr Nein und ihre Fähigkeit zum Alleinsein zunehmend ausbauen, indem sie auf ihrer inneren Bühne die imaginierten Wesen lebendig halten und bei Bedarf aktivieren. Das gilt vor allem für die »magische Phase« (Fraiberg, 1998) und konkretisiert sich beispielsweise im Konzept des »Imaginierten Gefährten« (Seiffgke-Krenke, 2009)[32]. Das wird auch gebraucht, bedenkt man, wie sehr Kinder in dieser Entwicklungsphase unter dem Druck ihrer verneinenden Haltung und der damit einhergehenden, heftig affektiv eingefärbten Ambivalenz stehen, die sie vor allem über projektive Abwehr in Schach halten. Je jünger ein Kind ist und damit dem Unbewussten noch näher steht, desto traum- und märchenhafter werden seine Hervorbringungen im Bild oder Spiel erwartungsgemäß ausfallen. Wenn ein Kind mit 24 bis 30 Monaten in der dritten Person seinen Vornamen und schließlich die Ichform benutzt, kann das als Hinweis gesehen werden, dass es über eine innere Vorstellung seiner Person verfügt.

Ab dem Vorschulalter ermöglichen Fantasien den Kindern vor allem gedankliche »Fernerkundungsflüge«: sich vorstellen können, was jenseits der Grenzen der Wirklichkeit möglich wäre. Denn wer einfallsreich, also *kreativ* ist, muss sich über Grenzen hinwegsetzen, manches neu denken, scheinbar Sicheres sinnvoll verändern können – und das ist manchmal eine riskante Angelegenheit. Mit drei bis fünf Jahren macht das Kind dann die ersten Versuche, innere Bilder als Zeichnungen wiederzugeben und wendet sich darüber dem Anderen zu, der sein Bild wahrnehmen soll. Von passiv zu aktiv wird das Kind über die Symbolisierung Zentrum seiner

[31] Eine Kompromisslösung in diesem Konflikt bietet z. B. der Abwehrmechanismus der »Identifizierung mit dem Aggressor«, siehe auch Kapitel 8 in diesem Buch.

[32] Das kindliche magische Denken betreffend sei auch auf die aktuelle Veröffentlichung von Hans Zulliger verwiesen: *Das magische Denken des Kindes* (2022).

Selbstwirksamkeit – vorausgesetzt, dass in diesem höchst störbaren Prozess von Ablösung und Individuation ein Wir bleibt, wenn ein Ich entsteht!

Der Glaube an die Fantasiewelt wird im Zuge der Entwicklung dann zunehmend von einem rationaleren kindlichen Realismus abgelöst. Der prägt vor allem ab der Einschulung die Selbstrepräsentation. Wobei der vernünftige Eindruck häufig täuscht: denn die frühen Ängste und Fiktionen werden zwar von »vernünftigen« Erklärungen überlagert, bleiben aber im Unbewussten erhalten. Die innere Welt bleibt bevölkert von *unbewussten Fantasien* über sich selbst in Interaktion mit bedeutungsvollen Anderen, und diese Interaktionen sind eingefärbt durch Affekte, die unser reales Erleben und Handeln beständig beeinflussen. Ein Kind mit einer Angstsymptomatik kann die unbewusste Fantasie ausgebaut haben, der Welt, die es (projektiv) rücksichtslos-aggressiv erlebt, hilflos ausgeliefert zu sein, als seien ihm die Hände gebunden und es könne nichts tun. Bei jeder Begegnung wird diese Fantasie aktiviert, und die anderen werden (ohne Zutun) als Angreifer erlebt, sodass das Kind – immer in der Verteidigung – höllisch aufpassen muss, nicht überrollt zu werden. Es kann sich nun resignativ zurückziehen oder vorbeugend angreifen. Unbewusste Fantasien sind mithin der Stoff, aus dem Übertragungen bestehen, und sie bestimmen die Symptombildung.

Individuations- und Ablösungsschritte müssen also in Abhängigkeit von der Umwelt gesehen und als konfliktreicher, emotionaler Prozess beschrieben werden, im Spannungsfeld von Bindungsnotwendigkeit auf der einen und Autonomiestreben, gekoppelt mit Angst vor dem Verlust von Sicherheit, Geborgenheit und Zugehörigkeit auf der anderen Seite. Ein Kind findet folglich nicht zu sich selbst als monadisches Ich, sondern – wie Abelin (1986 [1971]) so schön sagt – als ein »Ich will Mama!« Auch Mahler und Piaget haben darauf hingewiesen, dass mit dem biologischen Geborenwerden noch kein psychisches Gewordensein gegeben ist. Ihr Grundgedanke war, dass die ursprüngliche Hilflosigkeit des Neugeborenen bestenfalls über ausreichend gute Bemutterung zu einer spezifischen Form der Bindung führt, aus der sich das Kind aber wieder herausentwickeln muss, um zu sich selbst finden zu können. Das Kinderbuch *Oh wie schön ist Panama* (Janosch, 2004 [1978]) verbildlicht diese Voraussetzung von Nein und Distanzierung, um das Land der eigenen Träume zu finden.

Aber auch die Ablösung genügt noch nicht. Um eine Differenz zu verinnerlichen, braucht es eine *Kontrastrepräsentanz*, zum Beispiel den Rekurs auf die Vorstellung: »wie der Papa«. »Es muss hier ein Ich geben, das nach ihr (*der Mutter D. L.*) verlangt, so wie er (*der Papa D. L.*) dort«, meint Abelin (1986 [1971], S. 50). Jochen Storck hat als einer der ersten auf die *Bedeutung des Vaters* für die Öffnung der dyadischen primären Beziehung und damit auf seine Rolle für die *Triangulierung der Beziehungsmuster* hingewiesen (Storck, 1974, S. 273). Im besten Fall lebt der Vater dem Kind eine Beziehung zur Mutter vor, die Unterscheidung und Trennung von ihr auf einem guten libidinösen Fundament repräsentiert und mit der das Kind sich identifizieren kann. »Das Kind beginnt, sich selbst am Platz des Vaters, also des Dritten, also an einem anderen Ort‹ – vorzustellen, und dieses ›Als ob‹ wird zum Bestandteil seiner Selbstrepräsentanz.« (Löchel, 1996, S. 283) Der Vater fungiert mithin als dritte Person. Als »Garant der Ablösung« ist er aber beides, »Störenfried und Befreier« (Storck, 1986). Im Sinne einer Hoffnungsrepräsentanz lebt er dem Kind einen eigenen Platz in der Welt vor, den er auch dem Kind – im besten Falle, und dann ganz im Sinne der Identität – zugesteht.

Die so idealiter beschriebene Rolle des Vaters deckt sich mit der Funktion der Symbolisierung in dem Sinne, dass sie sich ebenfalls in einer ebenso trennenden wie überbrückenden Weise zwischen das Kind und seine Welt schiebt. Wichtig ist im Blick zu behalten, dass wir, wenn wir von der Koordinierung und schließlich Verinnerlichung dieser neu entwickelten *triadischen Struktur* sprechen, immer eine *intrapsychische* Struktur meinen, die keinesfalls gleichzusetzen ist mit der sozialen Dreierbeziehung. Auf der Ich-Ebene fordert dieser Prozess den Ausbau von Ambiguitätstoleranz und schafft die Möglichkeit, dass *gleichzeitig* eine Beziehung zu zwei oder mehr unterschiedlichen Personen *vorstellbar* wird.

Für unseren Zusammenhang bleibt festzuhalten: »Symbolisierung ist Triangulierung, und Triangulierung ist Symbolisierung.« (Löchel, 1996, S. 280) Denn mit dem eingeleiteten Zurücktreten der dyadischen Beziehung zur primären Bezugsperson rückt die Öffnung von Beziehungsmöglichkeiten zu Anderen immer mehr ins Blickfeld. Diese neuen (familienübergreifenden) Perspektiven müssen ebenfalls koordiniert werden und öffnen das Feld für unterschiedlichste Krisen und begleitende Affekte. Am Ende steht *das Symbol gleichsam als drittes Element* im Sinne einer Triangulierung zwischen Bezugspersonen und Kind. Es steht dann sowohl für die Trennung wie auch für die Überbrückung der Getrenntheit (Löchel, 1996). Ein schönes Beispiel für diesen Zusammenhang finden wir in dem Text »Jenseits des Lustprinzips«, in dem Sigmund Freud (1920) das wiederholte Wegwerfen und Heranziehen der Spule im Garnrollenspiel seines sechs Monate alten Enkels Ernst als symbolisches »Fort-Da-Spiel« interpretiert – freilich ohne den Begriff Symbolisierung zu verwenden. Ihm zufolge versuchte der Kleine auf diese Weise sein traumatisches Trennungserleben von der Mutter und damit *Abwesenheit* zu gestalten und zu bewältigen.

Sowohl die Beziehung zwischen Psychotherapeut und Kind als auch die Eltern-Kind-Beziehung können unter triadischem Blickwinkel konzeptualisiert werden. Das Nichtgelingen der Triangulierung kann sich beispielsweise in einer Schwarzweißsicht konkretisieren. Damit gemeint ist eine Spaltung der Welt in gut oder böse, Du oder Ich, verbunden mit entsprechenden dyadischen, meist polarisierten Beziehungsmustern, deren Persistenz einer Borderline-Entwicklungsstörung Vorschub leisten kann. Vor dem Hintergrund einer solchen Ausschließlichkeitsbeziehung wird jede Beziehung zu einem Dritten als Loyalitätskonflikt und jedes Anderssein als vernichtender Verrat erlebt.

Tatsächlich sind Ablösungsschritte undenkbar ohne Ambivalenz, ohne Erleben von Alleinsein, von Mangel und von Angewiesensein auf Andere. Sie setzen zwangsläufig Trennungsangst, Trennungsschmerz und Trauer, wie auch Aggressionen und Abwehrbewegungen frei. Es zählt zu einer der wichtigsten Aufgaben des sich entwickelnden Ichs, diese schweren Affekte und Gefühle, die den Gegenpol zum Wohlergehen bilden, wahrzunehmen, über ausreichend gute Erfahrung zu integrieren und alles in einer Selbstrepräsentanz zusammenzuführen.

Mahler nennt vier Entwicklungserrungenschaften, die dem Kind helfen können, seinen dramatischen Weg der Loslösung und Individuation durchzustehen, und die gleichfalls als *Marker für die Entwicklung der Symbolisierungsfunktion* eingeschätzt werden können (Löchel, 1996, S. 280):

1. Das *Nein* bildet sich im Rahmen der Trotzphase und im Dienst der Selbstbehauptung als neue Fähigkeit heraus und fordert zunehmend Trennungskompetenz;
2. durch das *symbolische Spiel* erwirbt das Kind neue Ausdrucks- und Bewältigungsmöglichkeiten für seine Ängste, Wünsche, Aggressionen und Konflikte;
3. das Erreichen der *emotionalen Objektkonstanz* ermöglicht das Alleinsein;[33]
4. das Sprechen-Lernen schafft neue Möglichkeiten der Nähe-Distanz-Regulierung, denn der *Austausch von Worten* hat »Brückenfunktion« und ermöglicht es, die gemeinsame Welt zu teilen und trotzdem getrennte Wesen zu sein, auf Distanz zu gehen (Hörweite) und getrennte Wege zu wagen. Ein Beispiel wäre der Gebrauch von Schimpfwörtern. Dadurch erübrigt es sich, den Anderen konkret liquidieren zu müssen.

Auch der Prozess der Symbolbildung fundiert in der Entwicklung und Differenzierung der Ich-Selbst-Funktionen. Dabei ist das Unbewusste die wichtigste Reizquelle für die Symbolbildung. Weitere Reizquellen sind die Außenwelt und die Körpervorgänge, rezente Eindrücke und die im Gedächtnis gespeicherten Beziehungserfahrungen. In Anlehnung an Rudolf (2004) und an den Arbeitskreis OPD-KJ-2 (2016), die den Strukturbegriff in die Theorie der psychodynamischen Psychotherapie eingeführt haben, soll *das Ich als Sitz der psychischen Funktionen* beschrieben werden.

[33] Das Kind weiß jetzt, dass, auch wenn es die Mutter nicht sieht, sie doch vorhanden ist. Damit taucht Sehnsucht auf nach ihr. Mithilfe der Symbolfunktion kann sie geistig präsent gemacht werden. So kann das Kind die Zuversicht entwickeln, dass sie auch wiederkommt, was zu einer beträchtlichen Verminderung von Trennungs- und Verlustangst beiträgt.

Unter Ich wird eine Instanz des psychischen Apparates (heute würde man eher von Selbst sprechen) verstanden, die – topisch gesehen – von den lustgeleiteten Ansprüchen des Es, den Anforderungen des Über-Ichs als wertender Instanz wie auch von den Forderungen der Realität, zwischen denen es im Dienste des Selbst als umfassender Instanz vermitteln muss (synthetische Funktion),[34] abhängig ist.

Für unsere psychotherapeutische Arbeit ist es tatsächlich ausgesprochen hilfreich, in der klinischen Situation zu beobachten und einzuschätzen, wie elaboriert die *Ich-Funktionen* im Einzelfall sind: die Fähigkeit zur differenzierten Wahrnehmung vom Selbst und von den Anderen; die Fähigkeit zur Bildung von differenzierten Selbst- und Objektrepräsentanzen; die Fähigkeit zur Regulation innerer und äußerer Abläufe; die Fähigkeit zur Mentalisierung und Fantasietätigkeit; das Denkvermögen; die Bindungsfähigkeit; die Kommunikationsfähigkeit; die Abwehrformation sowie die Fähigkeit zur Autonomie. Diese Ich-Funktionen formen die psychische Realität der erlebenden Person, die von der äußeren, für andere Menschen wahrnehmbaren Realität, völlig verschieden sein kann.

Der Prozess der Symbolisierung selbst wird als mentalisierender Vorgang im Rahmen des Ich beschrieben. Mit dem Terminus *Mentalisierung* wird der Akzent auf den psychischen Prozess gelenkt, der zur Entwicklung von Denkprozessen und zur Gedankenbildung führt (vgl. hierzu auch Kapitel 14.3). Mentalisierung ist eine Schlüsselkompetenz und schafft die Möglichkeit, das eigene Verhalten oder das anderer Menschen durch Zuschreiben mentaler Zustände (Bedürfnisse, Wünsche, Gefühle, Annahmen, Überzeugungen, Ziele, Absichten, Gründe) zu interpretieren und der psychischen Verarbeitung und später der Reflektion und Kommunikation zugänglich zu machen (zur Affektspiegelung und Mentalisierung vgl. Fonagy et al., 2004). Um sich ein Konzept mentaler Zustände und ihrer Veränderbarkeit vergegenwärtigen zu können, müssen zunächst überhaupt welche wahrgenommen werden, dann kann man sich eine *Entwicklungslinie* vorstellen: *diffuses Selbst- und Welterleben → Symbolisierung → Mentalisierung → Reflektion → Repräsentation.*

Mentalisierung und Symbolfunktionen kann man keinem Kind eintrichtern. Das Kind kann sie nur durch konkrete Erfahrung selbst erwerben, und das gelingt nicht ohne Bindung und langfristig einfühlende Unterstützung seiner Umwelt. Das

[34] Mit dem Begriff »Ich« wird eine Substruktur der Persönlichkeit bezeichnet, der die Aufgabe zufällt, mit Hilfe verschiedener Funktionen (Empfinden, Fühlen, Wahrnehmen, Erinnern, motorische Aktionen, Denken) sowohl Selbstbestimmung wahrzunehmen und Selbstabgrenzung aufrechtzuerhalten, als auch zwischen den Affekt- und Triebimpulsen (Es-System) sowie den dagegengerichteten, beurteilenden bzw. verurteilenden Einstellungen (Über-Ich-System) und den Erwartungen und Anforderungen der vorhandenen Realität (Realitätsprinzip) zu vermitteln (synthetische Funktion).

impliziert neben Präsenz »die Gabe von Zeit« (King & Giersch, 2009). Darüber hinaus benötigt ein Kind einen kontinuierlichen intersubjektiven Austausch, ehe es in der Lage ist, von seinen mentalen Funktionen Gebrauch zu machen. Letztendlich wird das kindliche Vorstellungsvermögen aber erst dann angeregt und erweitert, wenn es sich *aktiv und eigenständig* mit Symbolsystemen auseinandersetzen kann, die ja die Grundlagen von Kreativität und Produktivität darstellen. Ein Gelingen der Entwicklung ist daher entscheidend davon abhängig, ob dem Kind im interaktiven Miteinander genügend intersubjektive Austauscherfahrungen von Spiegelung, Symbolisierung und Spiegelung der Symbolisierung angeboten werden. Ebenso darf der kognitive Dialog zum Erwerb der Mentalisierungsfähigkeit nicht fehlen, die die menschliche Fähigkeit begründet, interpersonales Verhalten auf der Grundlage von psychischen Zuständen zu verstehen und auch das Selbst als mentalen Urheber von Verhalten anerkennen zu können.

Die ersten Anzeichen von Mentalisierung werden im Alter von neun Monaten beobachtet Dornes (2004). Mit etwa fünf Jahren ist ein Verständnis des Seelenlebens erwartbar, das – wenn auch weniger differenziert und komplex – dem von Erwachsenen ähnelt. Dieser Prozess vollzieht sich zunächst im Rahmen früher Affektspiegelungsprozesse, später in zunehmend symbolischem Spiel mit der Realität und ist in hohem Maß von der affektiv-interaktiven Qualität der Primärbeziehungen abhängig. Gelingt das, findet das Kind also zu einer erweiterten Sichtweise von sich selbst. Es kann nun fühlen statt nur zu handeln, und seine Sichtweise von der Welt verändert sich, wodurch der Ausbau seiner sozialen Fähigkeiten voranschreitet, denn Mentalisierung ermöglicht eine Erweiterung der Intersubjektivität. Nicht nur das eigene Verhalten wird interpretier- und verstehbar, durch Zuschreibung von Gedanken und Gefühlen kann das Kind auch die Handlungen der Anderen als bedeutungsvoll verstehen, sie voraussehen und sich darauf einstellen. Angesprochen ist eine sogenannte »theory of mind«: Das Kind wird zunehmend befähigt, die Perspektive des Anderen einzunehmen, was als Grundlage von Einfühlung, einem wichtigen Regulator sozialen Verhaltens eingeschätzt werden kann. Es ist mithin unverzichtbar, wenn wir Entwicklung prüfend betrachten wollen, den Symbolfunktionen und der Mentalisierungsentwicklung genügend Aufmerksamkeit zu schenken (vgl. Kapitel 14.3).

Die Entwicklungslinie ist aber nicht nur mit der Resonanz der primären Umgebung verbunden, sondern auch mit der Dialektik zweier weiterer Aspekte. Einerseits setzt Symbolisierungsentwicklung den Ausfall von *Befriedigungserleben* voraus, anderseits muss das frustrane Erleben eingelagert sein in die Erfahrung grundsätzlicher *hinreichender Befriedigungserfahrungen*. Erst auf der Grundlage dieser Interaktion, dem Vorhandensein differenzierter, innerlich präsenter und verfügbarer Pflegepersonen, mit denen es einen kontinuierlichen hochdynamischen intersubjektiven Austausch erleben kann, ist das Kind in der Lage, Vorstellungen über sich und seinen Zustand, sowie Bilder für seine Sehnsüchte entwickeln zu können, die sich über generalisierende Prozesse in Repräsentanzen verdichten.

Auf diesem Fundament »optimaler Frustration« kann das Kind dann seinem Weg der autonomen Selbsterfahrung und Individuation folgen: Denken wird ihm nun möglich, es kann sich etwas vorstellen und darüber Trost und Hoffnung finden. Die Fähigkeit zur Symbolisierung und Mentalisierung macht das Kind sukzessive unabhängig von der realen Erfahrung und der konkreten Anwesenheit seiner bedeutungsvollen Bezugspersonen. Mit drei bis fünf Jahren macht es meist die ersten Versuche, innere Bilder als Zeichnungen wiederzugeben, und wendet sich darüber dem Anderen zu, der sein Bild wahrnehmen soll.

Eine zufriedenstellende Differenzierung der Symbolfunktionen beansprucht die ersten 15 Lebensjahre. Ein Kind beginnt aber nicht erst dann zu wünschen, Angst zu empfinden und Ängstigendes abzuwehren, wenn es repräsentative Symbole gebrauchen kann. Es gibt auch schon einen *präsymbolischen Spielraum*, dem aber die Möglichkeit des »Als-Ob«, des Hypothetischen, noch fehlt.[35] Der Mensch hat in diesem Zustand kein Konzept für Abwesenheit. Er kann sich nicht nach der abwesenden Mutter sehnen, sondern erlebt stattdessen die gegebene Katastrophe, denn das Kind hat noch keine Möglichkeit, von seinen (empirischen) Eindrücken Abstand zu nehmen, sein Erleben zu relativieren, einzuordnen, gedanklich damit zu spielen. Präsymbolisch ist es direkt mit der unabweisbaren Präsenz seines inneren und äußeren Erlebens konfrontiert. Hunger beispielsweise kann noch nicht als Fehlen von Nahrung vorgestellt werden, sondern beherrscht als nagendes Hungergefühl bedrohlich das ganze Kind. Das ist in seiner Hilflosigkeit nicht nur ausgeliefert, sondern auch zwischen angenehmen (Wärme und Sättigung) und extrem unangenehmen Empfindungen hin- und hergeworfen. Vor diesem Hintergrund hilft eine Mutter, die seine (reaktiven) eruptiven Äußerungen verstehend und spiegelnd aufnimmt, Abhilfe schafft oder über Tröstungen (haltende Funktionen) Abmilderung ermöglicht. Bollas (1997 [1987]) spricht von der mütterlichen Person als einem »Verwandlungsobjekt«.[36] Als »Hilfs-Ich«

---

35 Hanna Segal (1957) unterscheidet angelehnt an diesen Entwicklungsprozess zwei Formen des Symbolgebrauchs: eine rudimentäre Form der Symbolisierung, der die Empfindung eines Unterschieds zwischen dem Symbol und dem, wofür es stehen soll, fehlt. Sie bezeichnet es als *»symbolische Gleichsetzung«*. Die Beziehung zum Objekt hat hier die Gestalt einer projektiven Identifizierung.

36 *Der Schatten des Objektes* – so der Buchtitel von Christopher Bollas (1997 [1987]) – liegt über dem als unabhängig und individuell erlebten Ich. Die Mutter wird als Repräsentantin einer fördernden Umwelt zu einem Teil der Ich-Struktur des Kindes. Wenn der spätere Erwachsene von seinem ICH redet und den subjektiven Eindruck eines höchst individuellen Erlebens hat, ist ihm nicht bewusst, dass alle Bemühungen der Mutter, sein frühes Leben

mildert sie ab, was das Baby überfordern könnte, und in der wiederkehrenden Erfahrung dieser Hilfs- und Unterstützungsmaßnahmen erlebt das Kind, »dass unerträglich scheinende Zustände überlebt werden können, da sie von erträglichen Zuständen abgelöst werden« (Wittenberger, 2016, S. 31). Schließlich eignet es sich – vornehmlich in Identifikation mit dieser Haltung und diesen Maßnahmen, über Verinnerlichung der erlebten Szenen mit ihr und den anderen – die Fähigkeit an, sich selbst zu beruhigen: Halten ermöglicht Aushalten. Erst die *»symbolische Repräsentation«*[37] und der *aktive Symbolgebrauch* ermöglichen die Verarbeitung von Wünschen, Ängsten und Konflikten, die sich als psychischer Niederschlag der kindlichen Erfahrungen mit den primären Bezugspersonen ergeben (Löchel, 2000, S. 698). Sie leiten die sich allmählich einstellende Fähigkeit ein, schwere und belastende Gefühle ebenso wie Trennung und Verlust oder Widersprüche auszuhalten und nicht in Panik zu verfallen. Bestenfalls hat sich dann um den 24. Lebensmonat herum aus der sensomotorisch agierten Ambitendenz die Fähigkeit entwickelt, eine ambivalente Gefühlseinstellung aushalten zu können (wir sprechen auch von Ambiguitätstoleranz). Erst jetzt sind Restaurations- und Reparationsfantasien wie auch Wunschdenken zu erwarten, denn »der Wunsch als intrapsychisches Gebilde ist konstitutiv mit der Symbolfunktion verknüpft« (Dornes, 2015 [1993], S. 193f.). Vor diesem Hintergrund wird noch einmal nachvollziehbar, welche wichtige Funktion das von Freud beschriebene Fort-Da-Spiel oder Versteckspiele überhaupt haben, die der Herstellung einer symbolischen Form von Abwesenheit, ebenso wie ihrer Bewältigung dienen.

Während die *präsymbolischen Repräsentanzen* dann vorzugsweise sensorische, viszerale, motorische und affektive Erinnerungsspuren aufweisen, finden sich in den *symbolischen Repräsentanzen* vor allem visuelle und verbale Informationen. Gelingt es nicht oder nur unzureichend, Affekte und andere mentale Zustände (Erschrecken, Freude, Schmerz) in der Psyche zu repräsentieren, kann das u. U. dazu führen, dass

befriedigend zu organisieren, in diesem höchst persönlichen und individuellen Erleben enthalten sind (Kögler, 2004).

37 Als *Repräsentanz* werden die seelischen Spuren und Niederschläge der Wahrnehmungen vom Selbst und den bedeutungsvollen Anderen, einschließlich deren Interaktionen bezeichnet. Heute weiß man, dass in der Regel ganze Szenen verinnerlicht werden, die Bilder vom Selbst, vom Objekt, von den situativen Umständen und den zugehörigen Affekten umfassen. In Repräsentanzen sind mithin Inhalte gespeichert, die das Selbst als Abbild von sich und den bedeutungsvollen Anderen gespeichert hat. Man unterscheidet entsprechend Selbst- und Objektrepräsentanzen. Die Erfahrungen werden sozusagen generalisierend »hochgerechnet« und zu Durchschnittserwartungen: Das Kind wird in späteren vergleichbaren Handlungssituationen unbewusst eine Wiederholung der ursprünglich damit verbundenen Empfindungen und Affekte erwarten (= Grundeinheit des Kern-Selbst). Aus der Vielzahl der Erfahrungen entwickeln sich »Inseln der Konsistenz«, die zusammenwachsen und in das Gedächtnissystem eingehen.

mentale Zustände als nicht kontrollierbar erfahren werden und »narrativer Vermeidung« anheimfallen. Wenn Befindlichkeiten auf diese Weise zwar intensiv erlebt werden, aber nicht kommunizierbar sind, kann intersubjektiv auch kein Austausch stattfinden, so dass sie in den Beziehungen keine Relevanz bekommen können. Symbolisierungsfähigkeit dagegen verknüpft sich in ihrer Entwicklung zunehmend mit bewussten und unbewussten, vielgestaltigen *Fantasiesystemen*. Bürgin beschreibt Fantasien »als szenische Kondensate angeborener intrapsychischer Abläufe und Destillate bewusster und unbewusster Lernerfahrungen, Traumatisierungen, Konflikte, Abwehr-, Anpassungs- und Bewältigungsstrategien, Kompensationshaltungen und (projektiver und introjektiver) Identifikationen« (Bürgin, 2000, S. 565). Meist geht es – auf dem Fundament angemessener Realitätswahrnehmung – um die Umgestaltung der Wirklichkeit mittels Fantasie, sei es im Dienste der Wunscherfüllung, der Regression, der Progression, der Abwehr, der Anpassung oder der psychischen Reparation und Integration. Fantasien können dabei so real und bedeutsam sein wie äußereRealität. Ihre Funktionen sind mannigfaltig: Es können libidinös besetzte (Wunsch-)Fantasien im Vordergrund stehen, aggressive bis destruktive Fantasien (Zerstörung, Tod, Rache), ödipale Fantasien (ausgeschlossener Dritter, Rivalität, Erlösung), narzisstische Fantasien (Rettung, Grandiosität, Omnipotenz, Verschmelzung) oder familienbezogene Fantasien (Familienroman). Fantasien, die dem Wachbewusstsein unannehmbar erscheinen, werden verdrängt und dem Primärvorgang unterworfen. Sie sind dann zwar vergessen, bestimmen über das Unbewusste aber weiter das Denken, Fühlen und Handeln.

Auch die Entwicklung von Fantasien nimmt ihren Anfang in einem ungestillten Bedürfnis und verläuft über halluzinierte Bilder zu elaborierten Szenen, die in der Entwicklung immer wieder verfeinert und überarbeitet werden. »Das Fehlende birgt ein Motiv zum Auffüllen mittels Fantasie in sich«, beschreibt Bürgin (2000, S. 567) den *Sog der Lücke*: Das Kind gestaltet sich zum Beispiel eine aufschiebende Wunschfantasie, oder es macht sich »seinen eigenen Reim« auf die Dinge und greift dabei auf das Repertoire seiner bisherigen Erfahrungs- und Erklärungsmuster zurück, wie zum Beispiel bei der Kirschkernvariante als Schwangerschaftsfantasie. Oder es entwickelt auf dem Fundament narzisstischer Defizite und Minderwertigkeitsvorstellungen kompensatorische Größenfantasien (Batman). Die Fantasie kann aber auch ein Versuch sein, somatische Abläufe in eine psychische Form zu bringen (»Kackafabrik«).

Ein kindgerechtes Beispiel bietet das Bilderbuch *Wo die wilden Kerle wohnen* von Maurice Sendak (2013 [1963]). Max, der Junge aus Sendaks Buch, folgte nicht und wurde ohne Abendessen ins Bett geschickt. Daraufhin träumt er sich zur Wiedergutmachung dieser Schmach in die Welt der wilden Kerle: scharfzähnige, großäugige Monster, die er zähmt, indem er sie nur anstarrt, »ohne ein einziges Mal zu zwinkern«.

Alle tanzen und raufen wild herum, und Max wird zum König der wilden Kerle, bis er in sein Kinderzimmer zurückkehrt, angelockt durch das Nachtessen – »es war noch warm«.

Die *Fantasieketten,* die sich aus all dem entwickeln, bilden schließlich *infantile Theorien*, die im Zuge der Zeit durch immer angemessenere und differenziertere ersetzt werden. Aus dieser Perspektive ist für Bürgin auch »eine wissenschaftliche Theorie [...] eine abstrahierte, weitgehend neutralisierte, über den individuellen Bereich weit hinausreichende, aszenisch gewordene, entlibidinisierte, bewusste Fantasie« (Bürgin, 2000, S. 566). Mithin ist Fantasie »nicht nur eine Flucht aus der Wirklichkeit, sondern eine ständige und unvermeidbare Begleiterin realer Erfahrungen, mit denen sie in dauernder Wechselwirkung steht« (Winnicott, 1976 [1958], S. 70). Schlechte Umwelterfahrungen zum Beispiel erhöhen die Neigung zu Omnipotenzerleben oder Wutanfällen; gute schwächen sie eher ab.

Dass die Fantasien, die spielerische Umformung von Wahrgenommenem, die Neuschöpfung eigener Welten, das vielschichtige Probehandeln und die Ersatzbefriedigung in der Gestaltung der inneren Welt eine herausragende Rolle spielen, gehört heute zu den Selbstverständlichkeiten psychodynamischer Auffassung (Holderegger, 2007, S. 131). Um dieses Fenster in die seelische Innenwelt aber tatsächlich auch nutzen zu können, muss sich das psychodynamische Vorgehen von der Erstbegegnung an zur Fantasie hin öffnen. Nicht nur die *Bedeutung der Fantasie im Seelenleben* überhaupt gilt es zu erschließen, sondern auch ihre Rolle bei der freien Assoziation, im Kathathymen Bilderleben, im Spiel oder in der freien Gestaltung. Immer wieder ist zu fragen, wie man das »Zwischenreich der Phantasie« (Freud, S., 1916/1917, Kapitel 23, S. 366) beiläufig eröffnen, wie man das Kind unterstützen und es ihm ermöglichen kann, »Spielräume der Wirklichkeit« zu schaffen, die es ihm gestatten, die Welt und die Dinge auf immer wieder unterschiedliche Weise zu erleben und zu betrachten, sodass ihm letztendlich geholfen wird, den Umgang mit der Realität in alternativer Weise zu wagen und zu gestalten. Der dafür nötige innere Fantasieraum entwickelt sich sowohl im Alltag als auch in der Behandlung in Analogie zum äußeren intermediären Raum oder Möglichkeitsraum, der dem Kind gewährt wird.

Gelingt es dem Behandler, sich auf die Fantasieebene einzuspielen, dann liefern Fantasien diagnostische Anhaltspunkte für die Beurteilung der Struktur, Dynamik und vorwiegenden Problematik eines Patienten oder seines Umfeldes. Denn als Kompromissbildungen zwischen Wunsch-, Forderungs- und Wahrnehmungswelt sind Fantasien Variationen oder Refigurationen real erlebter und schließlich psychisch repräsentierter Erfahrungen. Das bildhafte Denken, das Fantasieerleben ebenso wie das symbolische Agieren scheinen deswegen besonders geeignet, auch unbewusste Fühl- und Erlebnisweisen zum Ausdruck zu bringen und ungelöste innere Konfliktfelder abzubilden.

Schon für Piaget waren Fantasiesysteme und die *Symbolfunktion grundlegender als die Sprache*. Und auch der psychodynamische Ansatz, der mit Hilfe symbolorientierter Intuition Zugang zu den Tiefenschichten eines Kindes oder Jugendlichen zu finden hofft, nutzt die entwicklungspsychologische Gegebenheit, dass Symboldenken und symbolisches Erleben immer *vor* der Sprache stattfinden, und zwar individuell und kollektiv, wobei bei der Entstehung der Symbole bewusste, vorbewusste und unbewusste Prozesse beteiligt sind. Der Gebrauch von Sprache setzt die Fähigkeit des Symbolgebrauchs voraus. Das Symbol ist eher irrational, Sprache hingegen ist bereits rationale Abstraktion und weitgehend vom Bewusstsein gesteuert. Auch klinisch scheint es von grundlegender Bedeutung zu sein, einzuschätzen, ob Patienten symbolisieren können oder nicht. Diese Einschätzung scheint wichtiger als die Unterscheidung nach Lebensalter: »Sprechen kann unterschiedliche Qualitäten haben, ebenso wie Spielen. Hohles Wortgeklingel unterscheidet sich inhaltlich kaum von ziellosem Hin- und Herlaufen – beides deutet auf Mängel in der Symbolisierungsfähigkeit hin.« (Wittenberger, 2016, S. 16)

6. Szene und szenisches Verstehen[38]

Szene ist ursprünglich kein psychologisches Konzept, sondern ein literarisches, dem Theater nahes (Wolf, 2000, S. 706), das natürlich der spieloffenen Arbeit mit Kindern entgegenkommt.

Es war ein Autor des 19. Jahrhunderts, Otto Ludwig (1813–1865), der auf den Unterschied zwischen einer referierenden Erzählung und einer szenischen Erzählung hinwies. Bei der »szenischen« Erzählung wird nicht »über« etwas gesprochen. Die Geschichte wird vielmehr so offeriert, dass sie den Leser ins Miterleben geradezu hineinzieht: nicht nur dem Ohr wird etwas mitgeteilt (ähnlich wie beim Referat oder einem Aufsatz bzw. einem Roman). Gleichzeitig »sehen« wir mit inneren Sinnen die »Szene«, von der der andere spricht, und wir sehen sie genau dann, wenn der Erzähler aus dem Modus des Berichtenden in den Modus des Szenischen übergeht. Dabei ist es insbesondere das *affektive Moment*, das Worten persönliche Bedeutung verleiht.

Nach den Ausführungen zur Symbolisierungsfunktion wissen wir, dass wir uns etwas Gehörtes vorstellen können, das aktuell gar nicht da ist, und dass wir in der Lage sind, mit Bildern zu manipulieren. Auch die Szene verweist stets auf ein anderes Geschehen, auf Symbolisches, auf nicht unmittelbar Reales. Freud versteht unter Szene »eine Interaktionssituation, deren Status zwischen realem Geschehen, Erlebnis, Erinnerung, Fantasie, Dichtung, Theater und Traum schwankt« (Wolf, 2000, S. 705). Er betont die Nachträglichkeit der Bedeutungszumessung ebenso wie das Wirken dynamisch unbewusster Strukturen und Prozesse, vor allem – analog zur Traumarbeit – affektiv-kognitiver Bearbeitungsprozesse wie Verschiebung und Verdichtung. Im *szenischen Verstehen* haben die Verstehensschritte deshalb auch immer den Status von Hypothesen, die durch Ausschluss von Alternativen und den Aufbau eines inneren Bedeutungszusammenhangs im Verlauf differenziert, validiert oder falsifiziert werden können.

Die Gestaltung der Szene ist zunächst ein Rollenspiel. Psychotherapeutisch wird das Rollenspiel im Rahmen des Psychodramas (Moreno) genutzt. Der symbolische Interaktionismus (Goffman, 2003 [1959]) hat soziales Handeln als »Theater« konzipiert und als Selbstrepräsentation sowie Selbstinszenierung (Performance) analysiert. Szene und szenisches Verstehen konnten daher auch erst von einer hermeneutisch-kommunikationstheoretisch inspirierten Richtung der Tiefenpsychologie konzeptionell ausgearbeitet werden. Diese Wandlung läutete das Ende der Ein-Personen-

---

[38] Einen Überblick über das von Argelander und Lorenzer eingeführte Konzept gibt Reinke (2013); sehr lesenswert ist auch Laimböck (2015).

Psychoanalyse in Deutschland ein und betonte die Intersubjektivität in der Psychoanalyse. Ausgangspunkt war die Einsicht, dass wir als Personen nicht viel anderes sind als die Summe – und vielleicht noch ein wenig mehr – unserer Geschichte(n) (Muck in: Drews, 2000, S. 15). Auch war offensichtlich geworden, dass sich Beziehungserfahrungen seelisch in szenischer Form niederschlagen. Nicht Einzelaspekte werden verinnerlicht, sondern ganze Szenen mit den Bildern und Affekten vom Selbst, von den Objekten und ihrer Interaktion, eingelassen in den Kontext bzw. die Situation. Dabei ist das Verinnerlichte nicht deckungsgleich mit dem, wie sich alles real zugetragen hat. Das, was sich ursprünglich ereignete, ist immer schon subjektiv eingefärbt und zwischenzeitlich mehrfach innerpsychisch überarbeitet worden, sodass es »entfremdet« und »verkleidet« zu dem geworden ist, was sich szenisch im interpersonalen Raum entfaltet.

Das von Hermann Argelander (1970) und Alfred Lorenzer (2006 [1994]) eingeführte Konzept des *szenischen Verstehens* versucht nun, unter Nutzung der »szenischen Funktion des Ich«, konsequent alltagstaugliche Verstehensprozesse für die Psychotherapie aufzugreifen und auszuwerten. Sie gehen davon aus, dass das Handeln unserer Patienten grundsätzlich einen Sinn hat, und im Rahmen der aktuellen Szene einem (unbewussten) Plan folgt und einem Ziel dient. – Das gilt auch, wenn ein Verhalten (realiter) als »verrückt« eingeschätzt wird. – Grundannahme ist, dass Patienten frühere Beziehungserlebnisse und Interaktionsformen in Form einer spezifischen Gestaltung auf die psychotherapeutische Begegnungssituation übertragen, um in diesem habitualisierten Muster auch die neue Situation anzugehen und zu bewältigen. Dies können intrapsychische kreativ problemlösende, möglicherweise aber auch hoch pathogene Kommunikations- und Handlungsmuster sein. Manchmal kann sich damit möglicherweise auch die Hoffnung verbinden, in der Neuauflage im Hier und Jetzt der Begegnung gegebenenfalls eine angemessenere Konfliktlösung zu finden als die bisherige.

Für Argelander ist szenisches Verstehen tiefenhermeneutisches Verstehen und der eigentliche, weil auf Unbewusstes gerichtete Verstehensmodus, der neben der manifesten Kommunikation wie ein (unbewusster) »Geisterdialog« ablaufe. Die Szene verweist damit gleichzeitig auf ein anderes Geschehen, das wohl einmal real war, aber nun kaum mehr erkennbar ist. Szenische Mitteilungen lassen sich mithin als »Handlungsdialog« verstehen, als Inszenierungen seelischer Gegebenheiten, die sich nichtsprachlich mitteilen. Entsprechend richtet Szenisches Verstehen sein Augenmerk auch auf die verborgenen Botschaften. Es braucht daher ein »Umschalten«, eine ausdrückliche *Einstellung* des Behandlers auf dieses Verborgene. Mit diesem Fremden am Anderen tritt der Behandler in einen unbewussten Dialog. Dabei ist seine Wahrnehmung auf die lebensgeschichtlichen, internalisierten Beziehungsszenen und ihre

Wiederauflage im Übertragungs- und Gegenübertragungsgeschehen im Hier und Jetzt der therapeutischen Begegnung gerichtet. Szenisches Verstehen misst dem versteckten Aspekt der Kommunikation den gleichen Stellenwert zu wie allen sprachlichen und nichtsprachlichen, beispielsweise mimisch-gestischen Mitteilungen.

»Die sorgfältige Beobachtung und Auswertung der Gegenübertragung und die Aufmerksamkeit für non-verbale, ›gehandelte‹ Mitteilungen eröffnete einen spielerischen und weniger von klinischen Theorien organisierten Umgang mit dem analytischen Material.« (Laimböck, 2015, S. 9) Die Bereitschaft des Behandlers zur *angetragenen Rollenübernahme* ist nun zu einer wesentlichen Voraussetzung für die Behandlungsarbeit geworden. Dabei kann sich das *Mitspielen des Behandlers* in der unbewussten Szene des Patienten in der Gegenübertragung zum *Handlungsdialog* hin ausweiten (Klüwer et al., 2001). Der Psychotherapeut lässt sich spielerisch und affektiv in die Szene verwickeln, sodass sich zum Beispiel projektiv-identifikatorisch Gefühle der Ohnmacht und Hilflosigkeit in ihm breitmachen. Als Teilnehmer an der unbewussten Szene des Patienten hat er die Chance, in seiner Gegenübertragung emotionale Teilaspekte der betreffenden Beziehungserfahrung des Patienten erfassen zu können. Das setzt die Fähigkeit zur therapeutischen Ich-Spaltung voraus: zu sich selbst in Distanz zu gehen und sich beobachtend und analysierend selbst zu begegnen. Szenisches Verstehen konkretisiert sich in diesem Sinne als eine Fähigkeit des Psychotherapeuten, die ihn in die Lage versetzt, die Inszenierung seines Patienten über die Auswertung seiner Gegenübertragung zu identifizieren und zu versuchen, sie in ihren psychodynamischen Zusammenhängen zu verstehen.

Da aber Behandler die Szene ebenfalls – vorbewusst und unbewusst – nach ihren Interessen mitgestalten,

> »bedarf es der professionellen Festlegung, dass ihre Anliegen nur als Teil der von den Patienten und Patientinnen gestalteten Szene und im Hinblick auf das Verstehen ihrer Motive und Ziele untersucht werden. Die Patienten und Patientinnen werden ins Zentrum gerückt und so verstanden, als definierten und entwickelten sie die Szene.« (Laimböck, 2015, S. 152)

Der Behandler stellt mithin eher den Rahmen für die Szene bereit – die Bühne, die Zeit, den Raum und lässt sich im Sinne der szenischen Darstellung »gebrauchen«, d.h. er ist angehalten, die Entfaltung des szenischen Prozesses aus der Perspektive und Motivlage seines Patienten zu unterstützen und verstehend in Gang zu halten.

Ziel des psychodynamischen Dialogs ist dann, über das Identifizieren einer Szene und das Erkennen der in ihr versteckten Wünsche und Abwehrvorgänge die unbewussten, verinnerlichten dynamischen Interaktionsvorgänge wieder evident werden zu lassen, bis sich eine eigene *Verstehensgestalt* herausbildet, die dann zur geeigneten Zeit aufgedeckt werden kann. Das vollzieht sich oft vorsichtig tastend in einer stetigen spiralförmigen Bewegung hin zu den subjektivsten Beweggründen, und lässt den Behandler nicht in beschaulicher Distanz zur Szene, sondern er muss die Bühne betreten. Während vormals das Augenmerk vor allem der Narration galt, wird im szenischen Verstehen nun der gesamte prozedurale Ablauf (die Szene) sowie das emotional-affektive Erleben und das handlungsmäßige Verhalten aller Beteiligten zum Verständnis der unbewussten Beziehungsdynamik herangezogen und ausgewertet, wobei vor allem Übertragung und Gegenübertragung zum Schlüssel des Verstehens werden. (Drews, 2000) Infolge dessen können folgende Verstehensebenen unterschieden werden:

- (logisches) Verstehen des Gesprochenen: »Worüber wird gesprochen?«
- (psychologisches) Verstehen des Sprechens: »Wie wird miteinander gesprochen?«
- (szenisches) Verstehen der Situation: »Wie wird worüber gesprochen?«
- (tiefenhermeneutisches) Verstehen: »Warum wird wie worüber gesprochen?« (Motive und Abwehrvorgänge).

Vignette

Während einer längeren Kinderbehandlung bringt eine Mutter ihren Sechsjährigen völlig eingenässt zur Stunde und schiebt ihn mit den Worten: »Da sehen Sie mal! – Ich habe aber keine Ersatzhosen mit!« in den Flur.
In der Gegenübertragung reagiert die Psychotherapeutin irritiert, besorgt weil ihrerseits nicht vorbereitet, ratlos, ebenso wie mit spontan abwehrendem Ekel und der Frage, ob die Therapiestunde unter diesen Umständen überhaupt möglich ist. Bei der szenischen Auswertung ihrer Reaktion fragt sie sich, welche (un-)bewussten Motive die Mutter geleitet haben könnten und schaut im Behandlungsverlauf, ob sich ähnliche Konstellationen wiederholen.

7. Spiel und Zusammenspiel

7.1 Spiel und Spielen

»Die liebste und intensivste Beschäftigung des Kindes ist das Spiel«, stellte Sigmund Freud schon 1908 fest. Kinder leben und lernen, indem sie spielen. Spiele bringen nicht nur Freunde und Familien generationsübergreifend zusammen, Spielen schafft auch Freude darüber, *Zentrum eigener Aktivität* zu sein: dass man ist, dass man etwas bewegt, dass man etwas bewirkt, dass man etwas kann.

Wenn wir in einem Park oder Zoo spazieren gehen, erkennen wir sofort, dass Spielen keineswegs auf den Menschen beschränkt ist. Die Verhaltensforschung belegt, dass Formen des Spiels auch in der Tierwelt beobachtet werden können, und geht davon aus, dass Spielen eine evolutionsbiologisch vorgegebene Handlung ist, um artspezifisches Verhalten einzuüben. Wenn eine Katze zum Beispiel mit einem Wollknäuel spielt, so steht ihr Verhalten für »Fangen« und das Wollknäuel für »Beute« (Oerter, 2003, S. 137). Spielt das Katzenbaby nicht, taugt es nicht für seine Welt. Auch Kindern hilft das Spiel, kompetent zu werden und sie können dann irgendwann gut unterscheiden, ob es sich zum Beispiel bei ihrem Raufen um »Spaßkämpfchen« handelt, die eher die Hierarchie unter Gleichaltrigen aktualisieren, oder um ernsthafte Aggression. Folgt man dem Konzept des *»homo ludens«*[39], dann scheint sich die gesamte menschliche Erfahrungswelt und letztlich alles Kulturelle aus dem Spiel heraus zu entwickeln. Man geht davon aus, dass es sich beim Spiel vermutlich um eine *anthropologische Grundgegebenheit* aller Lebensstufen, Zeitalter und Völker handelt.

Angetrieben von ihrem Neugierverhalten kann unter den Händen von Kindern alles zum Spiel und zum Spielzeug werden: erst der eigene Körper, wie z.B. das Spiel mit den Händen. Auch die Eltern werden zu »Spielsachen«. Das Kind greift die Nase der Mutter, dann die eigene Nase, dann das Ohr der Mutter … Über dieses »Checking-back« lernt es, zwischen Ich und Du zu differenzieren. Aber auch das An- und Ausziehen, Schmutz, Essen, ein Lichtstrahl, ein Stock, Einkaufen und vieles mehr kann Spielen begründen. Die Kleinen spielen während der ersten zwei Lebensjahre bis zu sechs Stunden täglich. Später, zeigen die Studien, sind es vier Stunden. Immer vorausgesetzt, dass wir Erwachsenen sie lassen und ihr Tun oft auch nonver-

---

[39] Der *Homo ludens* (dt. der spielende Mensch) ist ein Erklärungsmodell, wonach der Mensch seine Sinnfindung und seine Fähigkeiten vor allem über das Spielen entwickelt. Er entdeckt im Spiel seine individuellen Eigenschaften und wird über die dabei gemachten Erfahrungen zu der in ihm angelegten Persönlichkeit. Spielen wird in diesem Sinne sowohl Handlungsfreiheit als auch ein emanzipatorisches Potenzial attestiert.

bal mit verstehender Resonanz und – soweit notwendig – praktischer Unterstützung im Sinne eines »Hilfs-Ichs« begleiten.

Aus Erwachsenensicht fällt es aber gar nicht so leicht, das Kinderspiel als eine ernst zu nehmende Sache, als lebensnotwendig, persönlichkeitsbildend und akkulturierend für jedes Kind anzusehen und zuzulassen. Der Erwachsene weiß, »dass man von ihm erwartet, nicht mehr zu spielen oder zu fantasieren, sondern in der wirklichen Welt zu handeln«, schreibt Sigmund Freud (1908, S. 216). Erwachsene haben daher in der Regel das freie Spiel als »kindisch« abgelegt, betrachten es eher als unnötigen Zeitvertreib. Schließlich haben sie »Gescheiteres« zu tun, gibt es Dringlicheres, das wartet (Rosa, 2013).[40] Das Spiel erscheint dann als Antipode zum Ernst des Lebens, zur Zweckrationalität und Zielstrebigkeit. Ihm fehlen sowohl die Nützlichkeit der Arbeit als auch die Würde der geistigen Anstrengung. Aus einem solchen Blickwinkel erscheint das Spielerische schnell minderwertig und muss in Angleichung an den Zeitgeist möglichst früh in Vernünftiges transformiert werden. Aber »der Gegensatz zu Spiel ist nicht Ernst, sondern – Wirklichkeit«, betont Freud (1908, S. 214).

In der Pädagogik hat man sich intensiv damit beschäftigt, die spielerische Neigung von Kindern möglichst früh und optimal zu nutzen. Während im Altertum dem Spiel vor allem eine kathartische, »seelenreinigende« Wirkung zugeschrieben wurde, und Abfuhr von überschüssiger Energie und Affekten, Entspannung, Erholung und Ausgleich zu Zauberworten einer solchen psychohygienischen Funktion wurden, bereitete Karl Groos am Ende des 19. Jahrhunderts einer ausgesprochenen *Anwendungsorientierung* den Weg. Es war die Antwort auf eine vorausgegangene romantisch verklärte Sicht auf das Spielen, auch im Sinne einer Freiheitstheorie, die vor allem von Friedrich Schiller repräsentiert wird (Schiller in: Berghahn, 2000).[41] Groos (1899) dagegen hob unter dem Einfluss von zunehmender Kindorientierung und Pädagogisierung hervor, dass das Spiel vor allem die motorischen, sensorischen, intellektuellen sowie emotionalen Fähigkeiten des Kindes übe. Es stärke seinen Willen und bereite es auf das Leben vor. Folge war ein immer früherer Einsatz des Spiels im Sinne von *früher Förderung* – ein Ansatz, der auch der empirischen Spielforschung ab Ende des 19. Jahrhunderts Auftrieb verlieh. Zunehmend versuchte man, Wesen und Funktion des Spiels, das zunächst als triebgesteuert betrachtet wurde, genauer zu erfassen, um es gezielt im Sinne von Entwicklungsförderung und zur Befähigung von Alltagsbewältigung einsetzen zu können.

---

40 Rosa beschreibt, wie sehr uns die gesellschaftlich aufgezwungene Beschleunigung dem Gebot der Dringlichkeit unterwirft. Damit werden Zeit und Raum beschnitten, die das Spielen konstituieren.

41 Bei Schiller bedeutet Spielen ein Handeln frei von Notwendigkeit und Pflicht, das ein Genießen der Befreiung von Alltagszwängen einschließt.

Mittlerweile wurde dieser Ansatz, die Kinder über »geleitetes«[42] und »pädagogisch wertvolles Spiel« fit für Gegenwart und Zukunft zu machen, optimiert. Ein Anliegen ist sicher, den Kindern möglichst zeitig Startvorteile im globalisierten Konkurrenzkampf zu verschaffen, denn in unserer hochgradig effizienzorientierten Gegenwart fällt es uns Erwachsenen einfach schwer, die Kinder frei zu lassen und ihnen einen Vorschuss zu geben, der im Zutrauen auf ihre Fähigkeiten gründet, es selber hinzubekommen, sie also nicht zu »be-spielen«, sondern sie spontan und frei spielen zu lassen. Stattdessen wird von Erwachsenenseite in guter Absicht viel zu viel arrangiert und organisiert – bis hin zu »Rundumpaketen« für optimale Entwicklung, um ja nichts zu versäumen. Der Spiel- und Gehirnforscher Andre Frank Zimpel (2014, S. 2) spricht gar von »Förderitis« als einem »Virus auf dem Vormarsch«. Er geht davon aus, dass Förderprogramme maßlos überschätzt werden und Eltern ihre eigene Vorbildrolle hingegen eher unterschätzen.

Alles, freies ebenso wie geleitetes, gezieltes, zweckorientiertes Spiel ist notwendig, ergibt Sinn, sollte aber nicht vermischt werden, weil unterschiedliche Möglichkeiten transportiert werden. So kann ein gezielter und geleiteter Einsatz des Kinderspiels durchaus indiziert und hilfreich,[43] und punktuell auch ein Aspekt psychodynamischer, beispielsweise progressionsorientierter Arbeit sein. Wichtig ist, sich klar zu machen, dass sich psychodynamische Behandlung niemals in gezielter Förderung oder angeleitetem Spiel erschöpft, weil es etwas völlig anderes ist als das freie kreative Spielen, um das es im psychodynamischen Spielprozess geht, und das so oft Argwohn weckt.

Denn glückliche Spielkindheit *oder* erfolgreiche Zukunft erscheinen mittlerweile medial ganz selbstverständlich als Antagonisten. Auf diesem Erwartungshintergrund wird verständlich, warum viele Eltern enttäuscht sind, wenn wir in der Kinderpsychotherapie »*nur* spielen«. »Aber spielen kann ich mit meinem Kind doch auch zuhause!« meinte ein engagierter Vater und schaffte sich eine Werkbank an, die der Junge bei mir bevorzugt bespielt hatte. Ich unterstützte diesen Schritt natürlich, begrüßte, dass Vater und Sohn (endlich) etwas Gemeinsames gefunden hatten, versuchte aber auch zu übermitteln, dass Spielen zu Hause und Spielen in der Psychotherapie, obwohl von außen gesehen so ähnlich, doch sehr unterschiedlich sind.

Tatsächlich unterscheiden sich die Spiele, die Kinder in der Psychotherapie spielen, zunächst einmal wenig von denen, die sie in ihrem Alltagsleben beschäftigen

---

[42] Einen sehr guten Überblick über den Einsatz des geleiteten Spiels in der Verhaltenstherapie gibt Höfer (2014).

[43] Kinder lernen im Spiel ritualisierte Abläufe, Regeln, angemessenen Umgang mit Anderen ebenso wie mit Misserfolgen. Sie lernen Eigenes zurückzustellen zugunsten von Gemeinsamem, Kooperation, Strategien für den Alltag und vieles mehr. Siehe auch Gold et al. (2012, S. 157–166) oder Groddeck (2004 [1923], S. 11–18).

(Anzieu et al., 2006, S. 16f.). Aber Spielen im hier vertretenen Sinne ist immer mehr als ein standardisiertes Vorgehen. Im kreativen Spiel steht nicht alles von vornherein fest, es wird also kein vorgegebener Plan oder ein »Drehbuch« abgespult. »Der Lerneffekt des Spiels beruht auf der Freude am Handeln als Selbstzweck« beschreibt Zimpel (2014, S. 25) diese dem Spiel innewohnende *»intrinsische Motivation«*. »Erst beim selbstvergessenen und unbekümmerten Spiel lernen Kinder ihre eigenen Möglichkeiten kennen: den eigenen Körper, Vergangenheit und Zukunft, Absichten, Regeln und vieles mehr.« (Zimpel, 2014, S. 27) Spielend lernen sie, sich in der Welt zurechtzufinden – und nebenbei werden sie schlau und kompetent.

Dem kommt entgegen, dass von Natur aus jedes Kind neugierig ist. *Neugier* ist die wichtigste Triebfeder seines Handelns, aus der sich das Fragen und Denken ergibt. Aber nur ein Kind, das sich körperlich und psychisch sicher und wohl fühlt, kann sich seinen Möglichkeiten entsprechend entfalten – vorausgesetzt, dass ihm der Raum dafür zugestanden wird. Neugier braucht überdies »Nahrung«, Anregung und Ermutigung, ohne das Kind mit Neuem zu überhäufen und mit Erklärungen abzufüttern, mithin zu überfordern. »Alles, was wir Kinder lehren, können sie nicht mehr selbst entdecken«, schreibt Piaget (1948) und fügt hinzu, dass sich das Denken vorwiegend *aus der eigenen Erfahrung* entwickelt. Das Kind stellt sich vor, wie etwas sein könnte, probiert es im Spiel aus, macht über Anfassen, Sehen, Denken und Fühlen seine Erfahrungen, zieht seine Folgerungen, gleicht sie mit seinen bisherigen Erfahrungen ab und integriert und realisiert sie im erneuten Handeln. So entwickelt sich das Denken am spielerischen Tun. Das gilt vor allem auch für das Spiel in der virtuellen Welt. Das Kind sollte mit der realen Welt Erfahrungen gemacht haben, bevor über Computerspiele eine virtuelle Welt Bedeutung bekommt.

Eine freie und spontane Spielwahl stellt aber nicht nur sicher, dass die Kinder die Spielsituation ihren besonderen Wünschen, Bedürfnissen und Fähigkeiten, sondern auch ihrem jeweiligen Entwicklungsstand entsprechend arrangieren können, sodass sie weder über- noch unterfordert sind, und sich als kompetenter Akteur erleben können. Andererseits kann es Freiheit im Sinne von Selbstbestimmung nur so weit geben, wie das Kind auch kompetent ist. Ansonsten braucht es einfühlsame Anregung, Hilfe oder Grenzsetzung von außen. Haben Kinder selbst ihren Weg und ein Ergebnis gefunden, werden sie das als Erfolg verbuchen, auch wenn es schwierig war. Sie werden voller Stolz weitermachen, ihr Ambitionsniveau bestenfalls angleichen und ihre Erfahrungen selbständig immer weiter differenzieren. Ein selbst gewähltes Spiel ist mithin immer ambitioniert. Sein Sinn liegt nicht im Endprodukt, sondern im Spielprozess selbst. Umwege, Fehlschläge und Enttäuschungen gehören ebenso dazu wie Erfolg. All dies ist konstitutiv für die Entwicklung, ebenso wie Eigenkontrolle und Selbstbestimmung (vgl. Largo 1999, 2007).

Neugier und Eigenaktivität sind also die treibenden Kräfte des kindlichen Spiels, die bald auch vom Kind eingefordert werden, wenn es darauf besteht, alles »selber machen« zu wollen. Auch Mogel verweist auf den *Selbstzweck des Spiels*,[44] wenn er betont: »Das kindliche Spiel lebt aus sich selbst heraus und ist nur von da aus zu begreifen.« (Mogel, 1991, S. XI) Karl Bühler beschrieb das Spiel ähnlich, als *nonutilitaristische Tätigkeit*.[45] Mit der *Funktionslust* unterstrich er Freude und Lust als zentrale Motive des kindlichen Spiels (Bühler, K., 1967 [1930]), ausgelöst durch die vitale Spontaneität und den angeborenen Drang der Kinder, sich und ihre Umwelt zu entdecken, handhaben und begreifen zu wollen.

Tatsächlich assoziieren wir, wenn wir an das Spiel und an das Spielen denken, in der Regel Heiterkeit, Leichtigkeit, aber auch Hingabe, Sich-hinein-ziehen-lassen, Aufgehen in der Tätigkeit des Spiels und gegebenenfalls Eintauchen in die (Spiel-)Gemeinschaft. Oder wir denken an feierlichen Ernst, Kreativität, das Ausleben von Wünschen und Emotionen. Im Spiel kann man in andere Welten eintauchen und alles ausprobieren, was man sich im normalen Leben vielleicht gar nicht (zu-)traut, oder was über die »Normalität« hinausgeht. Spielen ermöglicht somit das Erreichen persönlicher Wünsche, Vorstellungen und Ziele über die Wege der Fantasie. Oft wird es begleitet vom Hauch des Abenteuers, vom Reiz des Unbekannten, manchmal auch des Verbotenen – das aber auch immer nur für eine begrenzte Zeit und einen begrenzten Raum. »Gleichgültig, welches Spiel Kinder spielen und wie sich dabei Illusionen, Fantasien, Träume und Wunschvorstellungen mischen – das Kind erlebt sein Spiel als wichtig, wertvoll und vollkommen real«, betont Mogel (1991, S. 18). Das kann bis zu einem Sich-Vertiefen, Versinken und völligen Im-Spiel-Aufgehen oder gar einem Sich-im-Spiel-Verlieren gehen. Die Zeit und die reale Welt treten dann in den Hintergrund. Diesen selbstvergessenen und gleichzeitig hochkonzentrierten Zustand nennt man *»flow«*[46] und meint eine Art Tagtraumzustand. Zunächst wird die Perspektive derart eingeschränkt, dass Bewusstsein und Handlung verschmelzen. Alles schwingt dann in einem eher langsamen Rhythmus. »Man fühlt sich optimal beansprucht. Der Handlungsablauf geht glatt und flüssig von statten. Die Konzentration erfolgt von selbst. Das Zeiterleben ist weitgehend ausgeschaltet. Man selbst erlebt sich nicht mehr abgehoben von der Tätigkeit, sondern geht in ihr auf« beschreibt Oerter (2003, S. 136) diesen Zustand produktiver Harmonie. Aus Spiel wird dabei manchmal »heiliger Ernst«. Es kann aber auch passieren, dass, wenn sich Rituale und Regeln richtig »eingespielt« haben, Kinder sie fortwährend wiederholen

44 Gemeint ist hier die Handlung um der Handlung willen.

45 Der Begriff besagt, dass Nicht-Nützlichkeit Motiv und Sinn des Spielens ist.

46 Der Psychologe Mihaly Csikszentmiályi (2000) prägte den Begriff für den Zustand des intrinsisch motivierten Handelns.

und schließlich nichts mehr ändern wollen. Wenn man aber fortwährend den gleichen Pfad entlang trampelt, kommt man auch immer wieder an der gleichen Stelle raus. Solcherart Redundanz gibt Sicherheit, lässt das kreative Spielen aber stagnieren, das in der Folge Zwangscharakter annehmen oder im »Sensation-Seeking« (Risiko-Sport, Glücksspiele) enden kann. Spätestens dann hat das Spiel jeglichen Freiheitsgrad eingebüßt. Problematisch wird das Spiel, wenn es als Ausweg aus Problemen und Konflikten herhalten soll, z. B. wenn das Glücksspiel finanzielle Schwierigkeiten lösen soll (zum Glücksspiel vgl. Meyer & Bachmann, 1993), denn Spielen taugt nicht zur stellvertretenden Lebensbewältigung, vor allem nicht, wenn der Erfolg im Spiel den Misserfolg im Leben kompensieren soll.

»Die Sprache des Kindes ist nicht das Wort, sondern die Tat«, verwies Zulliger (2007 [1952]) auf das *aktive Prinzip* des Spiels und die allgemeine kindliche Handlungsneigung. Anna Freud (1968, S. 37f.) betonte in diesem Zusammenhang, dass Worte, Vorstellungen ebenso wie Fantasien »frei« sind, Handlungen aber anderen Gesetzen unterworfen werden. Die dem Kind eigene *Handlungsneigung* verstärke daher eher die aggressiven vor den libidinösen Fantasien, weshalb es vorschnell wäre, diese kindliche Neigung zum Agieren und ihre häufig aggressive Einfärbung sofort als Hinweis auf eine aggressive Problematik oder als »negative Übertragung« zu interpretieren, wenn sie Eingang in die spielerische Begegnung finde. Bei Kindern und Jugendlichen wird überhaupt viel externalisiert. Das Kind »streitet« mit einer Person seiner Umwelt – auch mit der Psychotherapeutin – und entlastet und verleugnet so – durchaus im Sinne der *Angst- und Unlustvermeidung* – seine innere Spannung oder seinen Zwiespalt. Oder es inszeniert im Spiel über Häme seine Schadenfreude, die vom eigenen Scheitern und dem damit einhergehenden Gefühl der Scham und Minderwertigkeit ablenken soll.

Winnicott (2015 [1971]) beschrieb, wie Kinder sich im Spiel eine subjektive Welt erschaffen, die ihnen dabei hilft, sich der objektiven Realität überhaupt nähern zu können, diese auszuhalten, anzunehmen und zu verinnerlichen. Heute werden die Abreaktion, die Erholung, die Einübung wichtiger Funktionen und Leistungen sowie die Kreativitätsentwicklung als bedeutendste Funktionen des Spiels für die Entwicklung von Kindern betont (Arbeitskreis OPD-KJ-2, 2016, S. 45). Das alles macht das Spiel für uns so wichtig, sei es als Königsweg zum Erwerb struktureller Fähigkeiten oder als Fenster ins kindliche Unbewusste (Arbeitskreis OPD-KJ-2, 2016, S. 325f.).

Zusammenfassend lässt sich festhalten, dass es unterschiedlichste Perspektiven gibt, aus denen das kindliche Spiel betrachtet werden kann. So ist das Spielen, wenn es denn zugelassen wird, eine aus der Neugier geborene, freiwillige, spontane, aktive und lustvolle Auseinandersetzung der Kinder mit sich und ihrer Umwelt. Ob zur Entwicklung von Kreativität oder zum Erwerb von Können und Wissen, das Spiel bietet dem Kind die Möglichkeit zu einer Art *Erkundungsfahrt in die Wirklichkeit.* Piaget betonte vor allem den Aspekt der kognitiven Entwicklung durch das Spiel. Er sah im kindlichen Spiel einen Weg zur Erkenntnis der Wirklichkeit.

Kinder schöpfen aber auch große Kraft aus den spezifischen *Möglichkeiten der Imagination und Symbolisierung*. Um dazu Zugang zu finden, interessieren uns besonders die nicht vorgegebenen, nicht geleiteten, sondern selbst gefundenen oder selbstgewählten Spiele der Kinder. Über das Unbewusste wird die kreative Funktion der Psyche in diesem Übergangsbereich aktiviert. »Die spontane Phantasie ermöglicht es dem gesunden Kind, seine triebhaften und affektiven Bedürfnisse im Spiel direkt auszudrücken und sich spielend damit auseinanderzusetzen.« (Rosetti-Gsell, 1998, S. 16) Ihr Inneres wird sichtbar, sie zeigen sich und lernen sich selbst durch ihr Spiel kennen. Das macht sie verletzlich. Spielen ist offenbar nicht nur eine freudige, sondern auch eine leicht störbare Tätigkeit, und spielende Kinder sind sensible Akteure.

Dabei wird auch im freien Spiel nicht alles neu erfunden. »Auf der Basis eines angeborenen EntwicklungsPotenzials werden Gesten nachgeahmt, Spielzeuge aufgegriffen und Elemente aus Bilderbüchern oder Fernsehprogrammen entlehnt.« (Rosetti-Gsell, 1998, S. 14) Wir schauen dann vor allem auf die persönliche Wahl und die Bedeutung, die sich mit dieser subjektiv verfremdeten Gestaltung, Inszenierung und Dramatisierung im Spiel verknüpft, wenn das Kind über Figuren, Formgebungen, Farben, Gesten, Szenen und Konstruktionen seinen Vorstellungen und Fantasien Gestalt gibt. Indem im Beisein des Psychotherapeuten sein bewusstes Ich nun mit diesen bildhafte, szenischen Spielinhalten konfrontiert wird, wird eine Gegenüberstellung möglich und es kann eine Auseinandersetzung beginnen zwischen innerer und äußerer Realität.

Eine Heranwachsende positionierte die Mutter zum Beispiel spontan als Drachen auf dem Familienbrett. Bei der Nachbetrachtung des Familienbildes musste sie (wieder spontan) lachen: »So schlimm ist die in echt gar nicht!«, und wir konnten uns noch einmal spielerisch abwägend dem Familienbid zuwenden.

Indem das Spiel Kreativität, Energie und Kraft freisetzt, hat es auch das Potenzial, verfestigte Strukturen zu durchbrechen und *Innovation* hervorzubringen. Spielen ermöglicht es, die Elemente einer Situation ganz neu wahrzunehmen und so zu verändern, dass Neues und Unbekanntes entsteht, dass Lösungen gefunden werden können, auch für scheinbar nicht mehr oder noch nicht lösbare Probleme. Wenn man sich vergegenwärtigt, dass für Kinder die Begegnung mit Neuem nicht die Ausnahme, sondern die Regel ist; wenn man berücksichtigt, dass Kindheit bedeutet, in einer Welt zu leben, in der Gewohnheit und Routine noch kaum existieren, und in der die vielen Dinge und Situationen erst wenig Sinn und kaum Bedeutung haben; wenn man sich klarmacht, dass alles erst erkundet werden muss, damit das Unbekannte zu

Bekanntem wird; wenn man sich überdies vor Augen führt, dass alles Unbekannte prinzipiell bedrohlich ist, dann kann man die Faszination, aber auch die Angst der Kinder nachvollziehen und verstehen, wie sehr sie das Spielen brauchen, die Wiederholung und das Ritual, um sich Gewissheit und Vertrautheit zu verschaffen, indem sie sich kundig machen.

»Was bei Kindern unvergleichlich wirksamer ist als beim Erwachsenen, ist der Drang nach Vollziehung der Entwicklungsvorgänge« bestätigt denn auch Anna Freud (1968, S. 35). Sie plädiert dafür, sich mit dieser »Heilungstendenz«, dem Wunsch eines jeden Kindes groß werden zu wollen, zu verbünden. Und wenn dieser Wunsch resignativ, regressiv oder depressiv verschüttet ist, geht es psychotherapeutisch darum, das Wünschen und Spielen zuallererst wieder möglich werden zu lassen.

In seinem Spiel bezieht sich das Kind zunächst auf die Realität. Spiel, könnte man sagen, ist die *Umgestaltung der Realität mittels Fantasie*: »Jedes spielende Kind benimmt sich wie ein Dichter, indem es sich eine eigene Welt erschafft oder, richtiger gesagt, die Dinge seiner Welt in eine neue, ihm gefällige Ordnung versetzt.« (Freud, 1908) Das Kind entleiht sich aus der objektiven, konkreten Welt Elemente und gibt ihnen eine subjektive »psychische« Bedeutung. Dabei sind einem in der Fantasie keine Grenzen gesetzt, noch weniger als im Spiel. Es ist das Reich der Fantasie, das sich zum Reich der Kultur (Tanz, Theater, Musik, Malerei, Literatur) hin öffnet und das zwischen der subjektiven und der objektiven Realität angesiedelt ist.

Grundsätzlich gilt, dass, solange ein Kind seinen Fantasien in seiner Vorstellungswelt und im Spiel Raum gibt, es uns zeigt, dass es *Herr der Lage* ist. Wir wissen, dass Kinder vor allem in ihrer *»magischen Phase«* (Fraiberg, 1998; Zullinger, 2022) den größten Teil ihrer wachen Zeit in einer Welt voller imaginärer Wesen, verschiedenster Universen und angenommener Identitäten verbringen. Sie denken stärker bildhaft und symbolisch, spielen mit Illusionen und beseelen die Welt auf ihre Weise. Es ist nicht nur eine prälogische, sondern oft auch eine gespenstische Welt. Gleichwohl gibt es nur einen einzigen Ort, an dem ein Kind einem gefährlichen Fantasiegebilde unter selbst gewählten Bedingungen begegnen und es besiegen kann, und das ist seine Einbildung und *Fantasie*. Alles Übrige ist eher eine Sache persönlichen Beliebens: ob das Kind das wilde Tier lähmt, verbannt, verscheucht, ob es das Biest einfach zähmt, es zivilisiert oder ob es das Bedrohliche mit Waffen jagt und erlegt. Das Kind kann auch selbst zu einem Monster werden und als solches grandios das Ungeheuer besiegen. Egal wie, ein Kind, das seine Nachtgespenster oder die Ungeheuer in seiner Fantasie und im Spiel besiegen kann, auf welche Art auch immer, lernt seine Angst zu überwinden. Dabei pendeln die meisten Kinder mit traumwandlerischer Sicherheit zwischen Realität und Fiktion und zeigen auf diese Weise, dass sie über die menschliche *Kernkompetenz des Als-Ob* verfügen.

7.2 Spiel als Entwicklung

Jedes Kind hat, wenn nichts beeinträchtigt ist, ein *genuines Interesse* am (selbstbestimmten) Spiel und spielt aus einem inneren Bedürfnis heraus. Der britische Pädagoge Sir Ken Robinson zeigte in seiner Langzeitstudie, dass Kinder in den ersten sechs Lebensjahren besonders kreativ spielen können: Die Welt und ihre Objekte werden animiert, mit symbolischen Attributen und Vorstellungen belegt und magisch und metaphorisch definiert und umgestaltet. Spielend schafft sich das Kind so seine eigene Welt oder *»eine eingebildete Situation«* (Elkonin, 1980), in der es sich mit seiner Umgebung seinen Möglichkeiten entsprechend auseinandersetzt, Träume inszeniert, Bedürfnisse befriedigt, Wünschen Gestalt gibt und Ängste und Probleme meistert, die es in der realen Welt nicht oder noch gar nicht bewältigen kann.

Das Spiel des Kindes entwickelt sich dabei auf einer *interaktionellen Grundlage* aus dem aktiven Dialog des Kindes mit seinem Körper, eingebettet in die Beziehungen und den verbalen und nichtverbalen Dialog mit den primären Bezugspersonen. Hierbei handelt es sich um einen Prozess gleichzeitiger und permanenter gegenseitiger Einwirkung. Feinfühlige Abstimmung, gute Bindung und elterliches Zutrauen in das Kind, seine Kompetenzen und seine emotionale Welt scheinen wichtige Bedingungen für eine gute Ausrüstung und Motivation, sich und das Leben spielend zu erforschen und in die eigene Hand zu nehmen.

Spielen kann sich also nur entwickeln, wenn die bedeutungsvolle Umwelt ein ausreichendes Betätigungsfeld, soviel Schutz wie nötig und angemessene Resonanz für die zunächst noch rudimentäre Kapazität zur Verfügung stellt. Das heißt auch, dass Kinder ihre kreative Kraft nur entfalten können, wenn sie durch bedeutungsvolle Erwachsene ernst genommen werden.

Die Bereitschaft und Fähigkeit zu spielen scheint angeboren, kann sich aber erst entfalten, wenn eine bestimmte Stufe der Entwicklung erreicht ist. Die Abfolge der spielerischen Fähigkeiten ist daher bei allen Kindern gleich, weil sie durch den gesetzmäßigen Ablauf der körperlich-geistigen Entwicklung eines Kindes bestimmt ist. Die Art und Weise aber, wie ein Spiel zur Darstellung gebracht und womit gespielt wird, variiert kulturell, alters-, reife- und entwicklungsspezifisch, geschlechtsspezifisch, symptomspezifisch, biografisch und individuell (Largo, 2007, S. 273).

Der Bostoner Kinderpsychiater und Psychoanalytiker James Herzog (1994) spricht von der Ich-Funktion des Spielens. *Neugierig* wenden sich Kinder dem Unbekannten zu, und Verhaltensweisen, die sich das Kind zunächst spielerisch aneignet, werden in der fortschreitenden Entwicklung zu zielgerichteten Fähigkeiten im Dienste des Ich. Dabei entdeckt das Kind im Verlauf seiner Entwicklung immer neue Spielmöglichkeiten, wobei sich die Entwicklung des Spielens in einer logischen Abfolge *vom Einfachen zum Vielfältigen* vollzieht.

Zunächst ertasten kleine Kinder alles mit ihrem Mund, üben und differenzieren darüber ihre Sinne, erfahren, was essbar ist, was ihnen guttut, was schmeckt und was nicht.

> »Durch die Verbindung von Geschmacks-, Tast-, Geruchs-, Seh- und Höreindrücken bilden sich schließlich Vorstellungen von den Dingen, die nach innen genommen die äußere Welt im Denken repräsentieren. [...] Im schnellen Wechsel von Aufnehmen (Begreifen, Denken) und Ausprobieren (Handeln) entwickeln sich die Möglichkeiten und Regeln des Umgehens mit der Welt.« (spiel gut-Arbeitsausschuss, 2012, S. 8f.)

Piaget (1990 [1945]) hat als erster auf den Zusammenhang hingewiesen, dass ohne Spielen kein Denken möglich wird, dass ohne Spielen weder Fantasie noch Handlungsentwürfe entstehen. Denn erst aus dem Denken entwickeln wir unsere Möglichkeiten zu handeln. Zuerst wird das Greifen, später werden Krabbeln und Laufen spielerisch eingeübt. Stehen sie dem Kind dann sicher zur Verfügung, wird es seine Bewegungsmöglichkeiten zielgerichtet dazu einsetzen, um an einen bestimmten Ort zu gelangen (Largo, 2007, S. 271). Gleichzeitig wird das Alleinestehen eingeschrieben als Sinnbild der Autonomie.

Anna Freud hat eng angelehnt an die kindlichen Entwicklungsphasen eine *Entwicklungslinie* beschrieben: *»Von der Autoerotik zum Spielzeug und vom Spiel zur Arbeit«*. Zunächst bedürfnis- und triebgesteuert am Körper orientiert, folgt durch Hinzuziehen von Spielzeugen – wie vorne beschrieben – eine *Ebene der Übergangsobjekte*, die in einem weiteren Schritt ambivalent eingefärbt werden. Sie beschreibt die ganz konkrete Verarbeitung von Erlebnissen im Spiel, unterstreicht seine Symbolbedeutung und betont schließlich *»Freude am Erfolg«* als leitendes Spielmotiv. Nach der Lustsuche in der Spielhandlung und dem Spiel als halluzinatorischer Wunscherfüllung arbeitet sie die *sublimierende Funktion* des Spiels heraus:[47] Über Be-

[47] *Sublimierung* oder *Sublimieren* (von lateinisch *sublimis, hoch in der Luft befindlich, in die Höhe*) bedeutet ganz allgemein, dass etwas in einem Differenzierungsprozess in einen verfeinerten Zustand transformiert wird. In der psychoanalytischen Theorie geht es vor allem um die Umsetzung starker unerwünschter Affekte und Impulse in sozial anerkannte, verträgliche Handlungsweisen. Vor allem sexuelle Energie, aggressive Impulse oder narzisstische Tendenzen, denen unter dem Druck der spezifischen Zivilisation nur eine begrenzte Menge an Ausdruck zugestanden wird, werden eingeschränkt, sodass andere akzeptiertere oder sozial nützlichere Freisetzungsmöglichkeiten erforderlich werden, insbesondere wenn eine Person psychisch ausgeglichen bleiben soll. Nach psychoanalytischer Deutung ist die Entstehung der gesamten menschlichen Kultur das Ergebnis von Sublimierung. So kann

herrschung, Hemmung, Umformung von Aggression und Destruktion, zielorientiertes Handeln und Aufschub von Bedürfnisbefriedigung beschreibt sie den Zusammenhang von Triebverzicht und Ersatzbefriedigung. Schließlich kann um die Einschulung herum eine Arbeitshaltung das Spiel ablösen. Beide Aspekte – Arbeit und Spiel – stehen nach ihrer Vorstellung fortan gleichzeitig, aber unvereinbar nebeneinander.

Fragt man nach den wichtigsten *Spielphasen*, finden sich entwicklungspsychologisch Funktionsspiele, Objektspiele und Partnerspiele.

Piaget (1990 [1945]) orientierte sich in seiner Unterscheidung an der *Spielstruktur* und unterschied drei Strukturtypen, die das Spiel charakterisieren: die Übung, das Symbol und die Regel. In den *Übungsspielen*[48] werden im Wesentlichen sensorische, motorische Fertigkeiten, kognitive Leistungen, Gefühle und Willenskraft durch beständige Wiederholungen eingeübt. Nach dem Motto »Ausprobieren, was passiert!« erschließen sich die Kinder die Welt in einem ununterbrochenen Erkunden von Ursache und Wirkung. Ihr Tun hat zunächst noch keine praktische Zielsetzung, was aber nicht bedeutet, dass ihr Spiel sinnlos oder zweckfrei wäre. Es ist ganz auf die Erlangung und die Fundierung von persönlichen, sozialen und Sacherfahrungen ausgelegt. Stehen sie dem Kind sicher als Kompetenzen zur Verfügung, wird es sie zielgerichtet einsetzen.

Funktionsspiele in ihrer allgemeinsten Form beziehen sich auf den eigenen Körper und den Körper der betreuenden Person. So betastet das Kind zunächst seinen Körper, bewegt die Arme und spielt noch ungezielt mit seinen Fingern. Dieses *Bewegungsspiel* ist die *Urform* des Spiels. Die im Wachzustand unablässigen zunächst reflexhaften Bewegungsaktivitäten des Säuglings sind zufällig und noch nicht koordiniert. Sie sind eingebettet in die grundlegende *Spannung* zwischen dem Bewusstsein eigener *Hilflosigkeit* und Abhängigkeit auf der einen und dem Bedürfnis nach *Beherrschung* des eigenen Körpers und der Umwelt auf der anderen Seite. Schon in diesem frühesten Spiel kann das Kind über sich, seine Fähigkeiten und seine Umwelt lernen und in einem Wechselspiel von Lust und Unlust, Erfolg und Misserfolg seinen Erfahrungshorizont erweitern.

Etwa vom fünften Monat an erfolgt das *Spiel mit Objekten*. Es besteht zunächst in einem Greifen, Schütteln, Fallenlassen, um zu erkunden, welche Materialien welche Eigenschaften haben. Die Spielsachen haben in dieser Altersphase weder Material-

zum Beispiel die sexuelle Neugier in intellektuelle Neugier sublimiert werden oder orale Impulse in Wissensdurst. Für die Entwicklung der Sublimierungsfähigkeit ist der Erwerb der Fähigkeit zur Symbolbildung eine entscheidende Voraussetzung, siehe auch Quindeau (2008).

[48] »Guck-guck-da-da«-Spiel, Nachahmungsspiele, Geben-nehmen-Spiele, Zeigen-verstecken-Spiele.

charakter noch Darstellungsgehalt, aber sie sind da. Auf nichts ist in den ersten beiden Lebensjahren so viel Verlass, wie auf die unbelebten Dinge. Entsprechend gestaltet sich das Weltbild, bis schließlich auch Menschen und Tiere darin Platz und ihre Rolle finden.

Je spezieller die Funktionsspiele werden, desto mehr kann das Kind komplexe kognitive und motorische Fähigkeiten ausbilden, und schließlich kann es auch immer gezielter handeln. Das kreative Umgehen mit praktischen Dingen, Bauen im Sand, Modellieren mit Ton oder Knete, der Umgang mit Werkzeugen und Rohmaterial mündet in der Vorschulphase in die intendierte Herstellung eines darstellenden Werkes, der höchsten Form des *Konstruktionsspiels.* Diese Konstruktionsspiele erfordern bereits planendes Vorausschauen, ziel- und materialadäquate Gestaltung und regulative Fähigkeiten. Auch setzen sie einen ausreichenden Spannungsbogen voraus.

So eingeleitet, wird das Spielgeschehen sukzessive immer planmäßiger. Aus dem aktiven selbst- und körperbezogenen Experimentieren einerseits und dem umweltbezogenen andererseits entwickelt sich über die Hand-Mund-Integration und über den sensomotorisch koordinierten Gegenstandsbezug etwa um das fünfte bis sechste Lebensjahr ein Stadium, das als *exploratives* oder *Informationsspiel* beschrieben wird. Mit der Herausbildung der Symbolfunktion, die das zuvor Unmögliche, nämlich Wunsch *und* Wirklichkeit zur eigenen Realität zu machen, möglich werden lässt, und mit der *Fähigkeit zur Mentalisierung* steht dem Kind jetzt ein ganzes Set von psychischen Funktionen zur Verfügung, die ihm erlauben, »mit der Realität spielen« zu können, ohne dabei aus der aktuellen Wirklichkeit herauszufallen (Fonagy et al., 2004, S. 258ff.). Wichtig ist vor allem die Als-ob-Funktion. Das Kind erkundet nun Gegenstände, will wissen, was man mit ihnen machen kann, und zerlegt sie auch probeweise, d. h. es beschäftigt sich zunehmend mit dem Innenraum als dritter Dimension.[49]

Ein kleiner Patient von mir im Übergang vom Kindergarten zur Schule hatte alle silbernen runden Filmkassetten mit den Familienfilmen aufgemacht. Die damit einhergehende Zerstörung des nicht wieder beschaffbaren Filmmaterials war für die Eltern ein furchtbarer Schrecken und ein kaum wieder gut zu machender Verlust. Der Junge war zutiefst betroffen, verstand aber die Aufregung um sich herum gar nicht. Für ihn sah alles ganz anders aus: Er hatte nur nachschauen wollen, wie die großen Bilder zuhause auf der Leinwand auf einmal in so einem kleinen runden Blechkasten Platz finden konnten.

Auch wenn die frühen Spiele in erster Linie als Bewegungsspiele zu identifizieren sind, haben sie meist gleichwohl einen *sozialen Aspekt.* Schon von Zwei- und Dreijährigen werden im Spiel zunehmend Vorstellungen eingefügt und Fantasien be-

[49] Es ist also empfehlenswert, für die psychotherapeutische Arbeit auch eine kleine Kiste mit Gegenständen vorzuhalten, die auseinandergenommen werden können.

wegt. Das Kind baut eine eigene, neben dem Alltag bestehende Welt auf und aus, in der es nach seinem Gutdünken walten kann. Im Zuge dieser Entwicklung wird der *projektive Charakter* des Spiels immer offensichtlicher. Mit ca. dreieinhalb Jahren haben die meisten Kinder die Fähigkeit erworben, soziale Rollen unter Einsatz von Metakommunikation zu spielen. Voraussetzung ist, dass dem Kind kontextuell die intersubjektive Austauscherfahrung von Symbolisierung und Spiegelung im interaktiven Spiel über viele Jahre kontinuierlich angeboten wird.

In der Spielentwicklung geht folglich das Bewegungsspiel über in das *Fantasiespiel*, das sich etwa mit Beginn des zweiten Lebensjahres parallel zum Funktionsspiel entwickelt und sich bis ins Schulalter erstreckt. Dieses *Symbol- und Rollenspiel* dürfte die Spielform sein, die wir im Alltag am ehesten mit Spielen assoziieren. Die Bedeutung der Symbolspiele liegt in der Erprobung der Vorstellungsfähigkeit als inneres Handeln und damit als Vorübung des Denkens. Diese Spiele interessieren uns besonders, weil sie sich wie Träume, Kunstwerke, Symptomhandlungen als *Manifestationen des Unbewussten* interpretieren und lesen lassen.

In solchen *Illusions- oder Fiktionsspielen,* wie Bühler (1928) sie nennt, ahmt das Kind erlebte Situationen nach, die modellierend vorgegeben oder vom Kind in Alltagssituationen spontan erlebt oder beobachtet werden und setzt sie in einfache Spielhandlungen um. Dabei benutzen die Kinder die ihnen verfügbaren Gegenstände als Symbole, indem sie Spielmaterial mit Hilfe der Fantasie umgestalten. Der Bauklotz wird zum Auto und das Hin- und Herschieben bedeutet Autofahren. Die Wirklichkeit, die sie im Alltag erleben, wird zunehmend aktiv nachgestaltet. Je älter das Kind wird, umso produktiver kann es solche fiktiven Situationen entwickeln und in seinem Symbolspiel darstellen: Nun fahren gute Autos böse Autos aus der Spur; Doktorspiele, Puppen füttern oder zu Bett bringen, Verkaufsspiele, Putzen und viele andere spielerisch-symbolische Tätigkeiten gehören hierzu.

Nachahmen mit Spielmaterial geht dabei dem direkten *Rollenspiel* der Drei- und Vierjährigen voraus, das als höchste Form des Illusionsspiels angesehen werden kann. Ein Beispiel wäre das Mutter-Kind-Spiel, in dem das Kind die Mutter spielt und die Puppe das Kind darstellt. Das Kind kopiert die Mutter und *ist* gleichzeitig die Mutter. Vor allem die zunehmende Entwicklung von Objektkonstanz und Symbolfunktion lässt solche Rollenspiele möglich werden.

Die Rollenspiele öffnen sich schließlich sozial zu *Partnerspielen.* Nun wird mit *realen Partnern* in echten Zweier- oder Mehrfachrollen gespielt. Zunehmend wird das Vermögen eingefordert, sich in andere einzufühlen, die Gedanken anderer zu interpretieren und ein Gespür für die Vorhaben des Gegenübers zu entwickeln (Mentalisierung). Im guten Fall gelingt es dem Kind immer besser, andere Kinder in sein Spiel mit einzubeziehen.

Zum Beispiel ein Arzt-Patient-Spiel: Ich wurde in den Kindergarten bestellt, um mir zwei angehende Schulkinder anzuschauen. Die Erzieherinnen waren hochbesorgt wegen der beiden Jungen, zwei Freunde. Sie hatten am Tag vorher einen anderen Jungen – den schwächsten der Gruppe – herausgefischt und versucht, ihm etwas in den Rachen zu schieben. Nun sahen alle sie als hochgefährdet mit düsterer Prognose an. Die zwei sehr fitten Jungen konnten mir relativ schnell ihre Version erzählen: Der Babybruder des einen hatte am Vortag die Zigarettenschachtel der Mutter erwischt und Zigaretten gegessen. Als die Mutter das merkte, musste sie ganz schnell in die Notaufnahme, konnte die beiden Großen, die sie an dem Tag beaufsichtigte, nur noch mitschleppen. Dort achtete offensichtlich keiner auf die Jungen, während dem Kleinen der Magen ausgepumpt wurde. Die aber hatten alle Aufregung mitbekommen und überhaupt nichts verstehen und verarbeiten können. Das haben sie mit ihrer Aktion am Folgetag spielend versucht.

Solcherart Nachgestaltung und Nachverarbeitung einer Episode mit Hilfe von Requisiten und Symbolen setzt das Vermögen voraus, sich vorstellungsmäßig in eine Person, eine Rolle, eine Situation, einen Habitus zu versetzen, sie entsprechend darzustellen, zu reden und sich und andere mit passender Mimik und Gestik zu bewegen und zu überzeugen. Allen Vierjährigen ist klar, dass Rollenspiele nur oder umso besser funktionieren, wenn weitere Kinder mit von der Partie sind. Damit gewinnt die Fähigkeit an Bedeutung, Eigenes zurückstellen zu können zugunsten von Gemeinsamem. Das heißt, warten zu können. Ein Kind, das mitspielen will, muss aber auch in der Lage sein, sich in die Spielfantasien der anderen einzufühlen, sich mit ihnen auf ein Thema oder Drehbuch zu einigen, das Verhalten untereinander abzustimmen, eine Rolle zu wählen und auch beizubehalten und entsprechend verhandeln zu können. Wenn Kinder (auch mit dem Behandler) einen Spielrahmen vereinbaren und damit eine eigene Realität konstruieren, müssen sie nicht nur den oder die anderen überzeugen können, sondern auch deren Vorschläge mit eigenen Spielanliegen angereichert bekommen. Schließlich will man gemeinsam in eine andere Welt wechseln: »Das ist Spiel, nicht echt!«, ist bereits eine solche Metakommunikation und schirmt das Spiel ab gegen den Ernst der Wirklichkeit.[50] Dies alles wird natürlich umso schwieriger, je mehr Rollenträger beteiligt sind, wie zum Beispiel in den nun entstehenden *Gemeinschaftsspielen.*

Die Gemeinschaftsspiele differenzieren sich dann bei den Fünf- bis Sechsjährigen zu *Regelspielen.* Funktionsspiele, Objektkonstanz, Symbolfunktion und das immer wiederkehrende Erleben, dass Begegnungen und Spiele bestimmten Ordnungen und

[50] Gefragt sind hier: Bereitschaft und Fähigkeit, Eigenes zurückzustellen zugunsten eines gemeinsamen Spielablaufs, Mentalisierung, Ambiguitätstoleranz sowie Kompromissfähigkeit statt Kontrolle und Dominanz.

Regelhaftigkeiten folgen, bereiten das hohe kognitive und psychosoziale Entwicklungsniveau vor, das nun von dem Kind erwartet wird: Es muss sich an formale Abmachungen halten können, was bestimmte Anforderungen an seine Regulations- und Triangulierungsfähigkeit stellt. Es muss den Blickwinkel eines anderen einnehmen und die eigene Sichtweise als eine unter verschiedenen Möglichkeiten relativieren lernen. Vergessen wir nicht, dass Regelspiele über Erfolgs- und Misserfolgserleben und -verarbeitung auch die Wahrnehmung, Differenzierung und Regulation von Ärger, Angst und Enttäuschung einfordern, ebenso wie die Auseinandersetzung mit Rivalität. Das geht nicht ohne Enttäuschung der Selbstvorstellungen und des Weltbildes. Desillusionierungen aber bedeuten in der Regel eine enorme affektive Herausforderung, verlangen eine realitätsgerechtere Überarbeitung des eigenen Selbstbildes und Ambitionsniveaus. Außerdem fordern sie die Entwicklung von Kritik- und Konfliktfähigkeit sowie einen Fundus an Bewältigungsstrategien anstelle von Fluchttendenzen, Vermeidung und Verleugnung. Wenn alles gut geht, wird mit der Entfaltung der Spielfähigkeit der Ausbau von Frustrationstoleranz immer mehr gefördert und eine angemessenere Selbstverortung in der Welt erwartbar.

Fassen wir zusammen: Zwischen der Geburt und dem Erwachsenenalter beobachten wir alters- und entwicklungsspezifisch unterschiedliche Spielformen. Im ununterbrochenen Erkunden von Ursache und Wirkung in seinen Spielen und Beziehungen unter dem Eindruck zunehmender motorischer Befähigung und kognitiver Strukturierung, flankiert von einer immer elaborierteren Beherrschung von Symbolik und Sprache, erwirbt das Kind im Zuge seiner Entwicklung immer größere intrapsychische und interpersonelle Kompetenz und Autonomie. Zu Beginn der mittleren Kindheit übernimmt schließlich das sekundärprozesshafte Denken und Handeln immer häufiger die Führung vor dem primärprozesshaften, animistischen und assoziativen Vorstellen und Fantasieren, das schließlich auch vom Kind zunehmend als »Babykram« abgewehrt werden muss.

Der skizzierte *Wandel der Spieltätigkeit* bedeutet nun aber nicht, dass frühere Spielformen gänzlich aufgegeben werden müssen. Sie werden vielmehr in der Regel sublimierend in eine höher entwickelte Spieltätigkeit integriert, ohne dass dies immer erkennbar ist. So erscheint das Spielen als *vorübergehend*, als eine spezifische Aktivität von Kindern, die im Verlauf der Entwicklung ihre Erscheinungsform verändert, an Bedeutung verliert und immer mehr in den Hintergrund tritt. »Der Heranwachsende«, schreibt Sigmund Freud (1908), »hört auf zu spielen, […] anstatt zu spielen phantasiert er jetzt. Er baut Luftschlösser, schafft das, was man Tagträume nennt.« Es scheint, als nehme der Heranwachsende das Spielen nach innen, in seinen *Imaginationsraum*, wo er seinen Wünschen und Impulsen nun in seiner Fantasie Gestalt gibt. Nach realem Vermeiden oder Scheitern spielt man vielleicht in der Fantasie durch, was man dem Lehrer oder Chef sagen wollte, aber nicht konnte. Jetzt, in der Vorstellungswelt, schafft man all das spielend, was vorher gar nicht ging, was aber zum Wiederaufrichten des angegriffenen Selbstgefühls unverzichtbar ist und was vielleicht gleichzeitig eine Möglichkeit für die Zukunft aufscheinen lässt. Im guten Fall gelingt über die Transformation in die Vorstellungswelt eine Bewahrung und Weiterführung der kindlichen Spielhaltung und Spielfreude auch ins Erwachsenenalter.[51]

Leider kann hier nicht auf die neuen Spiele und ihre Bedeutung für die Psychotherapie eingegangen werden, die mit Hilfe der neuen Medien (Computer, Spielkonsole, Tablet oder Smartphone) eine rasante Entwicklung genommen haben.[52]

7.3 Spiel als psychotherapeutisches Medium

Der Begriff Spieltherapie[53] deutet schon an, dass im Spiel Psychotherapie stattfinden soll. Es wurde ausgeführt, dass dem Spiel per se therapeutisches Wirken zugesprochen wird (Zulliger 2007 [1952], 2022). Wir sprechen dann von »heilsamem Spiel« (Streeck-Fischer, 1997). Darüber hinaus gibt es aber auch einen bewussten Einsatz des Spiels, der entsprechend des gewählten Verfahrens variiert, und der bewirken soll, dass ein psychotherapeutischer Prozess in Gang kommt. »Man erfährt mehr über einen Menschen während einer Stunde Spielen als im Laufe von Gesprächen über ein ganzes Jahr«, soll schon Platon gesagt haben. Je mehr man sich dem Kind und dem Kindlichen zuwandte, umso naheliegender wurde es, diesen Gedanken aufzugreifen und das Spiel gezielt und systematisch als Medium für eine *Rundumsicht auf das Kind* diagnostisch[54] und behandlungstechnisch einzusetzen.

Im Falle der psychodynamischen Verfahren geht es dabei vor allem um das unbefangene, spontane, von selbst entstehende oder selbst ausgewählte *individuelle Spiel* des Kindes.

Bereits Freud hatte auf die *Lustsuche* in der Spielhandlung hingewiesen. Spielen ermögliche dem Kind, sich den Zwängen der Realität und dem Konformitätsdruck vorübergehend zu entziehen und erlaube das Ausleben auch verpönter Impulse.

---

[51] Dies zeigt sich vor allem im Sport, Tanz, Theaterspiel, Freude am Spiel mit Kindern, in Tagträumen, Zukunftsplänen u. v. m. und ist besonders bedeutsam für Psychotherapeuten, die spielen.

[52] Weitere Ausführungen in Lehmhaus & Reiffen-Züger (2018b), S. 182–207.

[53] Der Begriff Spieltherapie ist kein Fachterminus. Mittlerweile gibt es für fast alle Verfahren spieltherapeutische Konzepte für die Arbeit mit Kindern, die sich aber grundsätzlich unterscheiden.

[54] Grob- und Feinmotorik, Intelligenz, Bewegung, Sprache, Symbolisierungsfähigkeit, Empathie und Fantasie können in diesem Rahmen diagnostisch eingeschätzt werden.

Während das Spiel dem Lustprinzip gehorche, regiere außerhalb das Realitätsprinzip. Im kindlichen Spiel werde dann das nachgespielt, was das Kind im alltäglichen Leben stark beeindruckt hat, was aber psychisch noch nicht verarbeitet werden konnte. Freud stellte also der *Ausdruckmöglichkeit* eine *Bewältigungsmöglichkeit* zur Seite. Auch Alfred Adler spricht dem Spiel Bewältigungsfunktion zu (Adler, 1976 [1930]). Die Mechanismen der Bewältigung von Problemen bzw. generell nicht verarbeiteten Alltagserfahrungen sind die *Wiederholung und das Ritual*. Während das Kind nach Freud im Spiel vor allem versucht, Erlebtes und Gefühltes, insbesondere Belastendes zu verarbeiten, und zwar meist indem es sich zum »Herrscher der Situation« (Freud, 1920) macht und der passiven realen Erfahrung ihr aktives Gegenteil gegenüberstellt, versucht das Kind nach Adler, im Spiel sein Kleinsein und sein daraus resultierendes Gefühl der Minderwertigkeit kompensatorisch zu überwinden. Dieser Gedanke wird von Erikson (1978) aufgegriffen und weiter ausgebaut. Auch Wygotski verstand das Spiel »als eingebildete, illusionäre Realisation unrealisierbarer Wünsche« (Wygotzski, 1980 [1933], S. 443). Kinder wollten überhaupt groß und stark sein, um wie die Erwachsenen spannende Tätigkeiten ausführen zu können, und sie lebten diesen Wunsch in vielfältiger Weise als Supermann, Vater, Lehrer, Astronaut u. v. m. im Spiel aus. Dabei variieren die Verarbeitungsfähigkeiten und Lösungsmöglichkeiten der Kinder mit ihrem Entwicklungsalter.

Piaget (1969) verstand das Spiel spätestens ab dem Symbolspiel als Möglichkeit einer Gegenreaktion auf den Sozialisationsdruck und den Zwang der allgemeinen Wirklichkeit (Oerter, 2003, S. 142). Ihm zufolge ermöglicht Spielhandeln »die Abwehr dagegen, dass die Welt der Erwachsenen und die allgemeine Wirklichkeit das Spiel stören, um sich an einer Wirklichkeit, die man für sich selbst hat, zu erfreuen« (Piaget, 1969, S. 216). Immer mehr wurde das Spiel zu einem klinisch unmittelbar relevanten Thema, sei es unter der Perspektive von Kindern und Jugendlichen als Produzenten ihrer eigenen Entwicklung, als Ausdrucks- und Bewältigungsmöglichkeit sowie neben dem Traum, den Fehlleistungen, Symptomen und Fantasien als Fenster in die Innenwelt von Kindern, ins kindliche Unbewusste. Denn auch das Spiel gehorcht in seinem Wirken psychischen Mechanismen wie symbolischer Verkleidung, Verdichtung und Verschiebung.

Hermine Hug-Hellmuth, Melanie Klein, Anna Freud, Hans Zulliger, Erik Erikson, Jean Piaget, Virginia Mae Axline können allesamt als Pioniere der Beschreibung und Anwendung des Spiels im psychotherapeutischen Prozess mit Kindern angesehen werden. D.W. Winnicott (2015 [1971]) widmete sich vor allem dem Spielraum als Zwischen- und Möglichkeitsraum, als Raum zwischen der psychischen und der externen Realität, zwischen Wachen und Schlafen, zwischen Primär- und Sekundärprozess, zwischen Fantasie und Wirklichkeit, zwischen dem Kind und dem

Psychotherapeuten. Das sich in ihm entwickelnde spielerische Miteinander duldet Grenzüberschreitungen ebenso wie unsinnige Handlungen und ermöglicht unendlich wichtige Erfahrungen. Dieser *potenzielle Raum* ist nicht vorgegeben, und er ist auch nicht selbstverständlich. Er wird vielmehr gemeinsam von Kind und Psychotherapeut aufgespannt und entfaltet sich im Spannungsfeld der sich zwischen beiden öffnenden Beziehung.

Hundert Jahre Praxiserprobung, klinische Differenzierung und Elaborierung bestätigen die Bedeutung des Spiels und legen nahe, es gezielt und systematisch diagnostisch und behandlungstechnisch als therapeutisches Agens in einem veränderten Setting einzusetzen. Seine Etablierung folgt der Erkenntnis, dass das Spiel keine von der Lebenswirklichkeit losgelöste beliebige Aktivität darstellt. Spielen ist vielmehr ein an der kindlichen Realität orientiertes Erleben, Lernen, Üben und Auseinandersetzen mit der subjektiv erfahrenen Welt. Dabei folgt das Spiel durchaus einer Logik, ist zielgerichtet und hat Sinn: »Es übernimmt Aufgaben der Lebensbewältigung zu einem Zeitpunkt, da andere Techniken und Möglichkeiten noch nicht zur Verfügung stehen«, verweist Oerter (2003, S. 143) auf die Entwicklungstatsache. Er führt aus, dass ein Kind nicht nur *alles in Spiel verwandelt*, sondern dass es ab anderthalb Jahren auch sein Selbst- und Welterleben in sich zunehmend differenzierenden selbsterfundenen Schöpfungen und Inszenierungen ausbreiten kann (vgl. Oerter, 2001, S. 117–138). Erst danach entsteht das Bild und entwickelt sich das Sprechen. Bei grundlegender Einlassung auf diese kindliche Denkungsart – so die Hoffnung – sollte es gelingen, auch ein kindliches Anliegen verstehend herauszuarbeiten und zu befördern: Wie das Kind die Welt und Dinge erlebt, was es im Augenblick bewegt, was ihm Freude macht, was es ersehnt, was es bedrückt und quält, anregt oder blockiert, was es mit Lust oder Unlust erfüllt.

Das Spiel eines Kindes ermöglicht aber nicht nur Zugang zu seine, Innenwelt, seinen spezifischen Sorgen, Konflikten und Bewältigungsstrategien und zu seinem dynamischen Unbewussten. Weil sich das Spielen eines Kindes immer alters-, entwicklungs-, geschlechts- und symptomspezifisch gestaltet, bietet es sich auch als *diagnostische Hilfe* an. So lassen sich aus dem individuellen Spiel eines Kindes z. B. sein Entwicklungsstand, seine Ich-Struktur, sein Bindungsverhalten[55] und seine

[55] Zur Bindungstheorie vgl. Hopkins (2008): Die Bindungstheorie geht davon aus, dass die Qualität der Mutter-Kind-Bindung Einfluss darauf hat, wie und wie effektiv das Kind seine Umwelt erforscht und sich mit ihr auseinandersetzt. Damit führt Bindungssicherheit über eine erhöhte Erkundungsbereitschaft und darauf aufbauende Spielfähigkeit zu einer besseren Kompetenzentwicklung (soziale und kognitive Kompetenz), die ihrerseits hemmend oder förderlich auf die Spielfähigkeit zurückwirkt. Traumatisierung beeinträchtigt die Spielfähigkeit.

Denkstruktur einschätzen (vgl. Piaget 1990 [1945]). Darüber hinaus gibt das Spiel Aufschluss über das Selbstbild und die Perspektive von der Welt.

Außerdem gelingt es im Miteinander-Spielen leichter, eine Beziehung herzustellen, eine Vertrauensbasis auf- und auszubauen und den Dialog einzufädeln, was umso bedeutungsvoller ist, als psychodynamische Psychotherapie mit Kindern immer und von ihrem Anfang an auf Beziehung und Dialog ausgelegt ist.

Der Austausch vollzieht sich:

- über nichtsprachliche Elemente wie Motorik, Handlung, Gestik, Mimik;
- über vorsprachliche Kommunikation wie Inszenierungen und Szenen
- über Bilder und Fantasien;
- über Symbolbildung;
- über sprachliche Kommunikation;
- ebenso wie über das Spielen in seiner ganzen Vielfalt.

Wenn Kinder beispielsweise an der Werkbank sägen, offenbaren sie sich auch verbal so ganz nebenbei, ohne dass ihnen das bewusst wird und ohne dass Reden, als Geschäft der Erwachsenen, ihren Widerstand weckt. Voraussetzung ist immer, dass sich ein Gefühl von Sicherheit und Vertrauen in der psychotherapeutischen Begegnung einstellen konnte.

Fassen wir zusammen: unter psychotherapeutischer Perspektive sind Spiel und Spielen vielfältig nutzbar:

- zur diagnostischen Einschätzung von Grob- und Feinmotorik, Intelligenz, Bewegung, Sprache und Fantasie;
- zur Kommunikation;
- zur Beziehungsgestaltung;
- sowie als szenische Darstellungsmöglichkeit des Psychischen und der darin enthaltenen Repräsentanzenwelt;
- und damit als verstehender Zugangsweg zum Unbewussten.

Raum, Zeit, Setting, therapeutische Haltung und Technik sind in dieser Perspektive immer Mittel zum Zweck. Sie haben sich dem Hauptanliegen der therapeutischen Beziehung und dem In-Gang-Kommen des therapeutischen Prozesses unterzuordnen. Ähnlich wie im Theater oder improvisierten Spiel ist zunächst die Bühne zu schaffen, wo sich das Spiel entfalten kann – oder eben auch nicht.

Erst in einer vorbereiteten und entspannten Umgebung, in einem *verlässlichen und geschützten Raum* kann sich das Kind zunehmend vertiefend in seinem Spiel ausbreiten. Das gilt auch für die diagnostisch-probatorische Phase. Daher braucht es einen Hinweis auf die kontextuelle Verschwiegenheit, eine festgelegte Zeit, die auch eingehalten wird, sowie einen verstehbaren Hinweis auf Sinn und Ablauf der Begegnungen.[56] Der Behandler ist immer Garant, Vermittler ebenso wie Hüter des Settings.

Der geschützte Raum konkretisiert sich in einem ungestörten Spielzimmer, eventuell mit einem Erwachsenenbereich für die begleitende Psychotherapie der Bezugspersonen, aber mit der Sicherstellung, dass Erwachsenes möglichst außen vor bleibt. Unmengen von Spielzeug sind keine Hilfe. Muss ein Kind sich ständig zwischen Dutzenden von Spielsachen entscheiden, kommt selten ein vertieftes Spiel im beschriebenen Sinne zustande. Dabei sind Spielsachen keinesfalls nur solche Dinge, die wir im Spielwarenladen kaufen. Kinder sind Weltentdecker. Aus der Sicht des Kindes sind alle Gegenstände, die es zum Spielen einladen und die brauchbar sind, Sachen zum Spielen.

Wichtig scheint demnach, die Interessen und Anliegen der Kinder wahrzunehmen, die in unsere Kliniken und Praxen kommen, und Spielzeug bereitzuhalten, das diese Anliegen repräsentiert und zur Auseinandersetzung einlädt: Kreatives (Papier, Stifte, Knetmasse usw.), Aggressives (Holzmesser, Gewehre, Armbrust, Boxsack usw.), Libidinöses (Puppen, Fläschchen usw.), Regressives (Sand, Wasser usw.), Konstruktives (Bastelsachen, Baumaterial, Werkbank), Regelorientiertes (Brettspiele) und vieles mehr für die unterschiedlichen Altersgruppen. Wichtig scheint mir, dass ein Behandler mit den Dingen vertraut ist, die wie der Raum eine Erweiterung seiner Selbstpräsentation sind, sich auch mit ihrem Funktionieren auskennt, sie positiv besetzt und symbolisch im Bilde ist, also weiß, was sie bedeuten können, um sich die Einordnung zu erleichtern.

Die Grundregel lautet: »Hier ist alles für Kinder und Heranwachsende eingerichtet. Ich, der Raum hier und die Spielsachen sind 50 Minuten für dich da. Hier ist keine Schule, du kannst nichts falsch machen. Du kannst am besten mithelfen, wenn du tust, malst, erzählst, was dir einfällt; wenn du das spielst, was dir in den Sinn kommt. Schau dich genau um, du darfst alles aufmachen und ausprobieren. Und überlege, ob und wozu du mich brauchen kannst. Ich bin für dich da.«

Die Grundregel sollte wie eine Einladung wirken und vor allem den Erkundungsdrang des Kindes unterstützen, es suchen und experimentieren lassen, ihm ermöglichen, seine Gefühle, Beobachtungen, Zuschreibungen und Erfahrungen jederzeit erzählend, malend, spielend auszubreiten und all dies mit dem Behandler zu teilen, möglichst ohne bewertende oder gar moralisierende Einlassungen. Vielmehr hält sich

[56] Hierher gehören Informationen zu den Erwartungen des Behandlers, Freiheiten und Regeln, Ziele des Treffens, Kennenlernen, Verstehen der Probleme, Behandlungsbündnis, Grundregel usw.

der Psychotherapeut auf seinem Weg, Zugang zu dem Angebot des Kindes als »Hilfs-Ich« im Hintergrund, aber zur Verfügung. Wichtig ist, dem Kind so wenig Hilfe wie möglich, aber so viel wie nötig zu geben.

Übertriebene ästhetische oder Ordnungsvorstellungen sind ein Erzfeind des Spiels. Aber auch ungesteuerte Affekte und Triebe sind eine große Bedrohung. Spielen ist *nicht orgiastisch*. Zu intensive psychische Erregung kann Spielen unmöglich machen, wie uns impulsgestörte Kinder immer wieder vor Augen führen. Es braucht schon grundlegende Ich-Fähigkeiten. Das notwendige Angebot ebenso wie das konkrete Vorgehen bemisst sich daher am *Strukturniveau* eines Kindes, an der Auswertung der Übertragungs-Gegenübertragungs-, Abwehr- und Widerstandskonstellationen und immer auf dem psychodynamischen Hintergrund des Krankheitsgeschehens. Aus dieser Auswertung leitet sich ab, ob konfliktzentriert, aufdeckend und einsichtsfördernd gearbeitet werden kann, oder ob die Funktionen des Containments und Halt-Gebens unter Anwendung mentalisierungsfördernder Techniken im Vordergrund stehen. Fehlt die Fähigkeit zu spielen auf Seiten des Kindes, müssen Spielbereitschaft und -fähigkeit erst einmal über eine entwicklungsorientierte Psychotherapie im Rahmen der Behandlung entwickelt werden (Hurry, 2002). Auch dieser Schritt, »Kinder dazu zu bringen, dass sie spielen können, ist bereits Psychotherapie« (Winnicott, 2015 [1971]; vgl. Kögler & Busch, 2014). Anna Freud (1966) hat die Wiederaufnahme der normalen seelischen Entwicklung zum vorrangigen Ziel einer Kinderpsychotherapie deklariert. Manchmal, vor allem im Fall schwerer (vermeidender) Bindungsstörungen, muss aber überhaupt erst einmal am Zustandekommen einer (dyadischen) Beziehungsmöglichkeit gearbeitet werden, um Begegnung im Vis-à-vis möglich und den Psychotherapeuten als Gegenüber überhaupt wirksam werden zu lassen, um ihn nutzen zu können. Manchmal sind die Spiel- und »Übergangsräume« (Winnicott, 2015 [1971], S. 65f.) noch sehr zerbrechlich. Damit sie sich erhalten oder weiter öffnen können, ist das Kind dann besonders auf die (aus-)haltende Funktion und die Spielkapazität des Psychotherapeuten angewiesen (Bürgin, 2013, S. 20f.).

Gelingen Rahmen und Setting, gestaltet sich die psychotherapeutische Begegnung nach Winnicott wie folgt: Zwei lebendige Menschen, Kind und Psychotherapeut, sind in feiner gegenseitiger Abstimmung an der Gestaltung der therapeutischen Situation und der gemeinsamen Szene bzw. dem Spiel beteiligt.

> »Psychotherapie geschieht dort, wo zwei Bereiche des Spielens sich überschneiden – der des Patienten und der des Psychoanalytikers. Der Psychoanalytiker und der Patient treffen sich im psychotherapeutischen Raum mit ihrem Spiel, das jeweils von dem erworbenen Grad an Spielfähigkeit bestimmt ist.« (Winnicott, 2015 [1971], S. 62)

Spielfähigkeit meint hier natürlich nicht die Fähigkeit, besonders viele Spiele zu spielen! Nach Neubauer (1987) umfasst Spielfähigkeit:

- geistige Aktivität, die bewusste und unbewusste Fantasien mit einbezieht;
- körperliche Aktivität, die zu beobachtbarem Verhalten führt und auf die Fähigkeit der Selbst- und Impulsregulation verweist;
- sowie die Fähigkeit zu erkennen, dass das, was in Handlung umgesetzt wird, nicht real ist (Als-ob-Ebene).

Diese letzte Fähigkeit setzt einen psychischen Innenraum, einen inneren Spielraum voraus. Obgleich Spiel für Kinder eine ernsthafte Beschäftigung ist, verwechseln sie sie in der Regel nicht mit der Wirklichkeit. »Im Spiel bist du jetzt der Räuber«, oder »Peng, peng, du bist jetzt tot!«, sagen sie und klären damit, dass es sich nicht um Realität handelt, obwohl sie sich im Spiel tatsächlich als Polizist fühlen.

Spielfähigkeit gründet in der Entwicklung der Symbolisierungsfähigkeit und setzt ein Grundgefühl von Sicherheit und Vertrauen voraus. Sie umfasst mindestens drei Dinge, die miteinander in Einklang zu bringen sind: Spielmotiv, Spielziel und Spielergebnis. Das gelingt natürlich nicht immer. Begeisterungsfähige, eifrige Spieler schießen beispielsweise oftmals über ihr Ziel hinaus. Dann sind Erwachsene wieder als Hilfs-Ich gefragt, indem sie z. B. zurückhaltend und sehr einfühlsam dem Kind helfen, sein selbstgestecktes Ziel wahrzunehmen, sein Scheitern auszuloten, z. B. im Sinne des Containments das Kind zu halten und zu begleiten, sein Missgeschick und sein resultierendes Unglück auszuhalten, die zugrundeliegenden Kräfte kennenzulernen und konstruktiv alternative Spiellösungen zu finden.

Paulina Kernberg (1995) nennt folgende Parameter der Spielfähigkeit:

- die Fähigkeit, spielerische Aktivitäten anzufangen;
- das Vermögen, das Spiel zu integrieren;
- die Geschlechtsgemäßheit des Spiels;
- die Kreativität beim Spielen;
- das Entwicklungs- und Reifeniveau;
- die Art und Intensität der Impulse und Affekte, vor allem der Aggression, und die erworbenen regulativen Fähigkeiten.

Wenn ein Psychotherapeut nicht spielen kann, ist er für die Arbeit nicht geeignet. Ein Kind benötigt »ein spielfreudiges Gegenüber [...], das über emotionale Einfühlung und Anteilnahme sowie intuitive, kommunikative Responsivität auf verschiedenen Entwicklungsniveaus verfügt« (Bürgin, 2013, S. 20f.). Ein Kindertpsychotherapeut muss aber nicht nur spielen können, er muss auch einen Begriff davon haben, was das Gros der Kinder eines bestimmten Alters in einer bestimmten Gemeinschaft zu einer bestimmten Zeit zu spielen pflegt. Nur so kann er feststellen, ob die *einmalige Bedeutung* eines Spiels die *allgemeine Bedeutung* übertrifft. Bewegung, Spielen, Gestalten und Sprechen sind dabei die wichtigsten Medien der Begegnung und Gemeinsamkeit im therapeutischen Raum mit Kindern.

Ausgehend davon, dass Zurückhaltung Entfaltung herausfordert, ist eine abstinente, akzeptierende und sich sammelnde *therapeutische Haltung* erforderlich. Vor allem im diagnostisch-probatorischen Prozess empfiehlt sich eine Haltung des Auf-sich-wirken-Lassens: Der Psychotherapeut nimmt sich, seine Eigenschaften und Überzeugungen, eigene Einfälle und Bedürfnisse zurück, ohne seine Präsenz und Authentizität aufzugeben. Denn Gleichgültigkeit, Abwesenheit oder Alltagsroutine verhindern die Entfaltung von Beziehung, Spiel und therapeutischem Prozess.

Dabei ist die *empathische Einstellung* des Behandlers von Anbeginn an vor allem auf den individuellen Patienten gerichtet: Es geht um teilnehmende feinnervige, feinfühlige ganz auf das individuelle Kind ausgerichtete Beobachtung, um Verstehen und Beantworten seiner Lebensäußerungen und seiner Neugier und um die Stiftung eines förderlichen Dialogs. In diesem Prozess, entlang seiner psychodynamisch orientierten offenen Haltung, seiner Kompetenz und Identität mit all ihren menschlichen, fachlichen und moralisch-ethischen Implikationen, ist der Kinderpsychotherapeut sowohl der bedeutungsvolle Andere im Hier und Jetzt der realen Interaktion, als auch der bedeutungsvolle Andere der Vergangenheit. Bewusst registriert er über die Übertragungs- und Gegenübertragungskonstellationen die Wiederauflage verinnerlichter Beziehungserfahrungen im Hier und Jetzt der therapeutischen Begegnung. Er ist aber auch der bedeutungsvolle Andere der Zukunft, der abweicht von dem bislang Erlebten und der mithin neue Perspektiven eröffnen kann (vgl. Hurry, 2002).

Damit ein solches Miteinander gelingen kann, ist es unerlässlich, dem Kind auf Augenhöhe zu begegnen, es dort abzuholen, wo es steht: auf seinem Reifungs- und Entwicklungsniveau. Es wird mithin auf das Kindliche fokussiert.

Die Aufmerksamkeit des Behandlers geht aber weiter. Bewusstseinsfähig ist alles, was in der Begegnung und im Spiel sichtbar oder gestaltet wird. Der Behandler richtet sein Interesse dabei vor allem auf die Projektionen. Damit ist auch seine Bereitschaft angesprochen, den Phänomenen eine subjektive, unbewusste, symbolische oder szenische Bedeutung zuzuerkennen, die die objektive Ebene konkreter Fakten und greifbaren Verhaltens übersteigt. Unter diesem Aspekt wird auch das Spielerische in seiner ganzen Vielfalt in den Blick genommen.

In diesem Prozess beschränkt sich der Kinderpsychotherapeut nicht auf teilnehmende Beobachtung. Er stellt sich dem Kind vielmehr auch *wie eine Spielsache* zur

Verfügung und lässt sich als Objekt gebrauchen (allseitige Rollenübernahmebereitschaft). Das heißt aber nicht, dass er seine therapeutische Position aufgibt. Konkret bedeutet das, dass er sich – im Spiel und nicht in echt – beispielsweise als Gefangener fesseln lässt. Gleichzeitig bleibt er Psychotherapeut, registriert das Zusammenspiel, die Rolle, die das Kind und er selber zugewiesen bekommen, ebenso wie die Gefühle, Bilder, Erinnerungen, die in seiner Gegenübertragung in der Folge in ihm auftauchen. Dank seiner therapeutischen Ich-Spaltung behält er den Überblick und die Metaebene im Auge. Es liegt auf der Hand, dass sich an der Einstellung des Psychotherapeuten, vor allem an seinen inneren Möglichkeiten, der Spielraum bemisst, der dem Kind, seiner Innenwelt und seinen Besetzungen zur Verfügung gestellt wird. Die therapeutische Veränderung beginnt demnach im Psychotherapeuten.

Im psychodynamischen Verfahren ist das *Kind grundsätzlich Akteur*, Verfasser der Spielszene und Schreiber des Drehbuches. Es weist sich selbst ebenso wie dem Behandler die Rollen zu, die von Habitualisierungen, Projektionen und Übertragungen eingefärbt sind. Das Verstehen der jeweiligen Inszenierung öffnet die Bedeutung dessen, was sich zwischen Kind und Behandler ereignet, und sichert den Fortgang des Prozesses. Tatsächlich hat es der Psychotherapeut bei diesem offenen psychodynamischen Konzept nicht in der Hand, welche Inhalte oder welches Spiel der Patient anbietet und welche konkrete Gestaltung sein Thema in der jeweiligen Sitzung annimmt. Der Behandler muss bereit sein, dem Strom zu folgen, wie er fließt. Dabei muss er die Balance halten zwischen notwendiger Offenheit für und Sich-Einlassen auf das Beziehungs- und Spielgeschehen einerseits und seiner psychotherapeutischen Arbeit auf der anderen Seite. Er muss sich verwickeln lassen, ohne sich endgültig einwickeln zu lassen. Das bedeutet, dass er immer wieder in der Lage sein muss, seine Balance zurückzugewinnen. Ob und wie der Psychotherapeut auf der Ebene und aus der Perspektive des Kindes mitspielt, welche Rolle er übernimmt, was sie bedeutet und kommuniziert, das wird zwischen ihm und dem Kind in einem vorsichtig suchenden hermeneutischen Prozess ausgehandelt und entlang der Konzepte von Übertragung, Gegenübertragung und Widerstand reflektiert.

Wir können dem spielenden Kind unbefangen, spontan und naiv gegenübertreten, uns anstecken, uns ins Spiel verwickeln lassen und auf der Ebene und aus der Perspektive des Kindes mitspielen. Wir schießen den Ball zurück. Wir werden Teil des Guck-guck-Spiels. Als einziger Gefährte reiten wir mit dem Jungen durch die Wüste. Wir werden zum Schiedsrichter, zum Schatzsucher, zum Feind, zum Räuber oder zum Polizisten, zur Krankenschwester oder zur Hexe.

Auf der Realebene ist der Psychotherapeut der Erwachsene, der Mitspieler, zum Beispiel beim Tipp-Kick, der (als Modell) mit Eifer sein eigenes Spiel spielt und durchsetzt und gleichwohl auf die Vorgaben des Patienten achtet und antwortet. Beim Tipp-Kick beispielweise zeigt er als Spieler Kampfgeist in eigener Sache, bleibt aber gleichzeitig wie ein guter Geist an der Seite des Patienten, wird zum Begleiter, der sich im Affektgeschehen neben den Patienten stellt und zusammen mit ihm das Unerträgliche aushält, versteht, vermittelt, Lösungen sucht, als Hilfs-Ich anleitet, es selbst hinzubekommen. Und das sollte möglichst auf analoger Ebene geschehen, d. h. keine Ratschläge aus der Erwachsenenecke, eher in »Verkleidung«, unter Zuhilfenahme »passender« Rollen aus dem Spiel. Im Beispiel könnte sich die Trainerrolle anbieten, oder der Psychotherapeut tröstet als Mitspieler das Kind, als Schiedsrichter greift er ein, erklärt die Regeln, besteht auf deren Einhaltung, als Coach entwickelt er für die Probleme ein Trainingsprogramm (übt z. B. Torwandschießen), als Arzt kümmert er sich um Verletzungen und heilt. Und vieles geschieht gleichzeitig.

Gleichzeitig bewegt sich der Kinderpsychotherapeut auf der Metaebene der Reflektion: Er betrachtet sich selbst, verwickelt im Spiel mit dem Patienten, durchleuchtet und dechiffriert die darin enthaltenden Zuweisungen, Bedeutungen, Botschaften, reflektiert sie vor dem Hintergrund seiner bisherigen Erfahrungen und seines (Gegenübertragungs-)Erlebens ebenso wie seines theoretischen und professionellen Hintergrundes. Wie fühlt es sich an, wenn er mitspielt, als Zuschauer dem Spiel beiwohnt, außen vorgelassen wird, nie eine Chance bekommt? Was wird projiziert? Welche Rolle wird ihm angedient und in welchem unbewussten Spiel?

Zur (konarrativen) spielerischen Interaktion gesellt sich das *Spiel mit Worten*. Es umfasst nicht nur die bewusste Narration, sondern auch den Dialog von Unbewusstem zu Unbewusstem, der sich vor allem in den Einfällen, »in der Wortwahl, in der Stimmführung und ganz sicher in der Stimmung« (Winnicott, 2015 [1971], S. 51), in Haltung, Mimik und Gestik kundtut. Indem wir auf diese Weise das Spielerlebnis *teilen* und indem wir *gemeinsam* Spaß, Freude, Lust, aber auch Wut, Angst, Ärger und Enttäuschung *erleben*, erfahren wir nicht nur viel über die besondere Art dieses Kindes. Wir bestätigen das Kind auch in seinem Da-Sein und So-Sein. Durch unsere wohlwollende, aufmerksame, affektfokussierende und Sinn und Bedeutung suchende Präsenz geben wir dem Kind die Erlaubnis und Verstärkung, sich spielerisch auszubreiten. Die kindlichen spielerischen Aktionen wiederum provozieren Resonanz im Psychotherapeuten und aktivieren die kreative Funktion seiner Psyche, was das Ganze zu einem Miteinander, Austausch und Gefüge von Bemerkungen und Bedeutungen im Sinne symbolischer und spielerischer Interaktion ergänzt. Durch unser Interesse – *dabei sein* – schaffen wir einen *gemeinsamen Spielraum*. Das Kind ist in seinem Spiel nicht mehr allein, und je sicherer und angenommener es sich fühlt, umso mehr kann sich ein Bereich des Spielens auf einem tragfähigen Gefühl von Vertrauen, Zuverlässigkeit und Zuversicht zwischen Kind und Behandler einstellen.

Indem Kinderpsychotherapeuten auf diese Weise mitmachen und sich auf die Erlebnisebene des Kindes herablassen, aktivieren sie in sich ihr eigenes Infantiles, ihr *inneres Kind,* das in dem Kind fußt, das sie einmal waren. Dieses innere Kind hält den Fundus an (Spiel-)Erfahrungen, Perspektiven, Einfällen und Sprache bereit, der benötigt wird, um spielerisch adäquat zu agieren und angemessen und auf Augenhöhe mit dem Kind zu kommunizieren. Je flexibler und sicherer ein Kinderpsychotherapeut mit dem Kind in sich Kontakt aufnehmen kann, je differenzierter seine Spielfähigkeit und sein innerer Fundus sind, umso eher und leichter kann ein gemeinsamer, dem Kind angemessener Begegnungs-, Vorstellungs- und Sprachraum – eben ein Spielraum – entstehen, in dem vor allem Toleranz für das Infantile, Regressive, Peinliche und Lächerliche gefragt ist.

Für den Behandler stellt sich daher die Frage, wie er seine eigene infantile und spielende Psyche bestmöglich kennenlernen und etwas über seine biografisch gewachsene Spielsozialisation erfahren kann, um besser zu erkennen, welche unbewussten und verdrängten Spielerfahrungen in seinem Spiel reaktiviert werden, sodass er sie nicht im Kontakt mit dem Kind agiert oder auf es projiziert, sondern sie kontrollieren und produktiv im psychotherapeutischen Sinn nutzen kann.

Das, was sich im therapeutischen Raum abspielt und wie ein banales Spiel aussieht, ist folglich ein höchst komplexer und variantenreicher Vorgang. Es zeigt, wie immens wichtig die Sicherstellung von Raum, Zeit, Setting, therapeutischer Haltung und Technik für das psychotherapeutische Prozedere sind (vgl. Lang-Langer, 2014). Es reicht nicht, einem Kind einfach einen projektiven Test vorzulegen oder den Plämokasten hinzustellen. Beziehung, Atmosphäre, räumliche Vorgaben ebenso wie das angebotene Spielmaterial und die kontextuellen Gegebenheiten können den psychotherapeutischen Spielprozess entfalten und vertiefen – aber auch behindern.

Schon der äußerlich stabil, sorgfältig und einladend zu gestaltende Spielraum hat als konkreter und realer räumlich-zeitlich begrenzter Handlungs-, Bewegungs- und Motivationsraum eine wichtige Funktion. Er sollte eine ruhige Atmosphäre und eine anregungsreiche Umgebung gewährleisten sowie geeignetes Spielmaterial bereitstellen. Jedes Material, jedes Spielzeug bietet über seinen Anmutungscharakter und die Zuschreibungen und Besetzungen durch das Kind unterschiedliche Möglichkeiten für die Gestaltung des Kontakts. Das Angebot sollte der kindlichen Entwicklungslinie folgen und vom konkret-sinnlichen Begreifen über Anschaulich-Bildhaftes zu einer immer höheren Abstraktionsstufe führen.

Als Begegnungs- und Beziehungsraum ermöglicht der Spielraum mehr oder weniger Interaktion und hat eine wichtige Aufgabe im Sinne einer öffnenden und »fördernden Umwelt« (Winnicott, 1965 [1958]). Als Fantasie- und imaginärer Raum bietet er eine Bühne für die szenische Darstellung des Psychischen (Laimböck, 2015), womit auch das Unbewusste ins Spiel kommt. Denn als unbewusster Raum ist hier ein Ort der Entfaltung der inneren Welt und des Unbewussten des Kindes im Spiel möglich. Die intersubjektive Dimension des Spielraums soll nicht vergessen werden. Denn das Spiel ist immer auch eine verschlüsselte Antwort des Kindes auf Persönlichkeit, Habitus, Bewegungen, Signale und Äußerungen des Psychotherapeuten und umgekehrt. Wie wir es auch wenden, psychotherapeutische Begegnung im hier verstandenen Sinn ist also immer und von Anbeginn an ein kompliziertes und komplexes Geschäft.

Wenn sich alles gut einspielt, öffnet das Spiel den Zugang zur inneren Welt des Kindes. Sie setzt sich in der therapeutischen Begegnung spielerisch in Szene, und wir können sie uns psychotherapeutisch als Instrument der Diagnostik ebenso wie als verstehendes Heilen von seelischen Störungen zunutze machen. Dazu muss der Behandler aber seine erwachsene Deckung aufgeben und sich in diesen intermediären Raum mit hineinbegeben, ohne zum Eindringling zu werden. Im Spiel treten beide, Kind und Psychotherapeut, in einen *Handlungsdialog* (Klüwer, 1983), in dem Szenen entfaltet, Affekte (wieder-)erlebt, zunehmend reflektiert und (re-)integriert werden können. Da sich ein Mitspieler im Spiel niemals so ganz kontrollieren lässt, weiß man nie, was der andere macht, was das auslöst und wie das Spiel ausgeht. Jedes Spiel ist folglich ein Wagnis, und es ist die Frage, ob und inwieweit sich Kind und Psychotherapeut darauf einlassen können.

7.4 Störungsformen der Spielfähigkeit

Mit Paulina Kernberg (1995, S. 11) verstehen wir unter einem *normalen Spiel* eine mit Freude und Hingabe ausgeführte kreative Tätigkeit, die spontan begonnen und über ein sich entwickelndes Thema zu einem konstruktiven Ende geführt wird. Ein Kind, das nicht spielt, ist krank. Daher ist die erste Frage: Was ist das für ein Kind, das mir da begegnet? Handelt es sich um ein Kind, das spielen kann, das über die Fähigkeit verfügt, Realität und Fantasie zu unterscheiden? Oder ist es ein Kind, das nicht oder das nicht mehr spielen kann oder das das Spielen vermeidet?

Heute fällt auf, dass die Spiele vieler Kinder ausgesprochen anspruchslos sind. *Es fehlt an Spielqualität*, was einerseits der Widerständigkeit vieler Kinder geschuldet ist, die zu uns kommen, andererseits aber auch in der Tatsache begründet ist, dass immer mehr der Kinder, die um psychotherapeutische Behandlung nachsuchen, nicht mehr (elaboriert) spielen können. Die Gründe dafür sind vielfältig und können hier nicht vertiefend erörtert werden. Aber es deutet sich an, dass immer mehr Kinder heute nicht mehr die Möglichkeit finden, ihr Spiel zu entwickeln wie weiter oben beschrieben. Wir haben uns daher um die Entwicklung von geeignetem modernem Spielmaterial bemüht, das am Alltag der Kinder ansetzt und ihren Spielgewohnheiten entgegenkommt, um darüber zumindest Befremden und Abwehr so gering wie möglich zu halten. So ist der »Plämokasten« (Reiffen-Züger & Lehmhaus, 2023)[57] entstanden.

Zunehmend gibt es auch tiefergehend *spielgestörte oder spielunfähige Kinder*. Diesen Kindern scheint die »kreative Objektverwendung« im Sinne Winnicotts verloren gegangen zu sein. Ihr Spiel lässt nicht den Raum entstehen, in dem ein »Vertieftsein in das Spiel« entstehen kann, wie es vorne unter dem Begriff »Flow« beschrieben wurde. Oft sind es Kinder, die in ihrer Entwicklung den Zustand gleichzeitiger Nähe und Zurückgezogenheit nicht erfahren konnten.[58]

So wurden sie zu Kindern, denen die Grenze zwischen Realität und Spiel verschwimmt. Das Kind wirkt möglicherweise dissoziiert, handelt fast wie in Trance. Bei anderen Kindern dagegen imponiert das Spiel konkretistisch, rigide und eingeengt, oder die Spiele wiederholen sich quälend, ohne Entwicklung. Bei wieder anderen Kindern ist das Spielen chaotisch und entgleist impulsiv oder aggressiv. Oder ihr Spiel erschöpft sich im permanenten Bedürfnis, sich interessant zu machen und herumzualbern.

Es gibt auch Kinder, die benötigen zunächst eine gewisse Zeit, um ihre Angst und ihr anfängliches Misstrauen zu überwinden. Dann aber entwickeln sie den Kontakt, auf dem das gemeinsame Spiel beruht. Wieder andere Kinder müssen aufgrund ihrer Erfahrungen und Adaptationen Kontrollmechanismen entwickeln, um sich ihres Gegenübers sicher zu sein. Dann darf sich der Psychotherapeut nicht rühren, keinen Ton von sich geben, wird wie ein Sklave instrumentalisiert oder muss haargenau das tun und auf die Art und Weise, wie das Kind es will – ohne eigenen Ausdruck, ohne Variation. Andere Kinder lassen den Behandler hinter sich, indem sie von Spiel zu Spiel zappen. Es ist dann wie beim Fangen-Spielen – »Du kriegst mich nicht!« –, und der Psychotherapeut hat nur noch das Nachsehen (z. B. bei ADHS-Kindern). Auch hier ist kein Prozess gegenseitiger Abstimmung möglich und kann kein Begegnungs- und Spielraum entstehen. Stattdessen erscheint es, als befänden sich Kind und Behandler in unterschiedlichen Zügen: Man sieht sich, aber es kann keine Verbindung, kein Austausch entstehen. Jeder ist immer an einem anderen Ort.

Es kann also zu unterschiedlichsten Störungen der Spielfähigkeit kommen:

---

57 Vgl. Kapitel 15.3, in dem der Plämokasten ausführlich vorgestellt wird.

58 Im Beisein des anderen alleine sein zu können: Das Heft der Zeitschrift *Kinder- und Jugendlichen-Psychotherapie* (170, 47, 2/2016) ist diesem Schwerpunktthema gewidmet.

- Spielvermeidung;
- zwanghafte Wiederholung des immer gleichen Spiels;
- chaotisches Spiel und ungesteuerte Aggressionen;
- Spielhemmung;
- Spielabbruch;
- Spielunfähigkeit oder
- es handelt sich um ein »braves« gestörtes Kind.

Es gibt solche total unterworfenen Kinder, »Musterkinder«, die wie eine Marionette ihr Spiel gestalten, das an ein zwangsneurotisches Symptom erinnert. Meist waren es reale Frustrationen und Spielbeeinträchtigungen, die diese Kinder bewogen haben – bei starker Fantasieverdrängung – nur noch das zu spielen, was ihnen aufgetragen wird. Damit das nun auch in der Psychotherapie möglich wird, tragen sie dem Psychotherapeuten Initiative und Führung an: *»Was soll ich spielen?«, »Weiß nicht!«, »Mir fällt nichts ein!«* Von ihnen ausgewählte Spiele spielen sie genau nach Vorlage.

Annette Streeck-Fischer (2009) begreift das *Spiel als Kommunikation* zwischen zwei Personen. Sie beschreibt das Spiel als Entwicklung ebenso wie das heilsame Spiel. Nach ihren Ausführungen sind *strukturell gestörte Kinder* nur eingeschränkt spielfähig und verfügen meist über keinen gesicherten Spielraum. Ihre Spiele geraten schnell außer Kontrolle und drohen zu entgleisen, real zu werden und damit ihre destruktive Kraft unmittelbar und bedrohlich zu entfalten. In diesen Fällen sind psychotherapeutische Modifikationen notwendig, um zunächst einmal Begegnung und Spielfähigkeit herzustellen, und es ist besonders wichtig, auf die Begrenzungen des Spiels und auf den Rahmen zu achten.

Wie Paulina Kernberg (2006) beschreibt sie auch das *posttraumatische Spiel*: Das Spiel hat meist dokumentarischen Charakter, und das Kind übernimmt alle Rollen, Opfer wie Täter, wobei passive Tätigkeit oft in aktive umgewandelt wird. Statt Begeisterung und Freude herrschen Trauer, Angst und Verzweiflung vor. Diese Spiele sind meist angstbegleitet. Die Kinder wirken extrem aufgeregt oder angespannt, weinen manchmal beim Spielen. Nicht selten setzt das Spiel Aktivitäten in Szene, die nicht zur Situation oder in die dargestellte Räumlichkeit passen: So spielt beispielsweise ein zweieinhalbjähriges Kind »Essen«, zusammen mit dem Vater, aber auf der Toilette. Oder eine Figur presst eine nackte Figur gegen die Wand und wirft sie dann vom Dach hinunter. Überhaupt werden Themen des sexuellen und körperlichen Missbrauchs häufig im Spiel symbolisch abgebildet: Zwanghafte Wiederholung sexualisierter/körpernaher Szenen mit Betonung auf Nacktheit und (Körper-)Verletzung. Sie realisieren sich vor allem in den häufig anzutreffenden traumatischen Schlussszenen, einem »bösen« Finale. Auch paranoide Reaktionen auf den Behandler sind nicht selten: »Du wolltest, dass ich das spiele!« – »Du willst mir weh tun!«

Bei Paulina Kernberg (2006) geht es vor allem um die Differenzierung von Spielentwürfen bei autistischen, verhaltensgestörten und traumatisierten Kindern, also Kindern mit schweren Persönlichkeitsentwicklungsstörungen. So führt sie zum Spiel des *autistischen Kindes* aus, dass es sich selbst meist, von der eigenen Welt total in Anspruch genommen, marginalisiert, sich abseits stellt und mit Gegenständen spielt, die keine Spielsachen sind, beispielsweise mit Staubkörnchen oder den eigenen Fingern. Es dreht Wasserhähne auf und zu, und sein Spiel ist monoton und redundant, ohne jedes Gefühl für Entwicklung und Abschluss. Alles wirkt eher freudlos. Interaktion kommt nicht zustande. Es kann vorkommen, dass Spielsachen in den Mund genommen, auf ihnen herumgekaut oder an ihnen gerochen wird. Die Spielsachen werden aber nicht sinnvoll eingesetzt oder miteinander kombiniert. Auf Objekte wird lediglich als sinnlich wahrnehmbare Gegebenheiten mit Ecken, Umrissen, Tönen oder Gerüchen reagiert. Symbolische Aktivitäten sind in der Regel nicht oder nur spärlich anzutreffen. Auch dem Spiel des *psychotischen Kindes* fehlt in der Regel jeder Sinn für Spaß und Freude. Das Thema ist nicht selten das einer alptraumhaften, chaotischen und zuweilen bizarren Welt.

Im Spiel mit *Borderline-Kindern*[59] wird der Psychotherapeut meist auf Abstand gehalten, Eigenäußerungen sind für ihn so gut wie nicht möglich. Das monotone Spielen hat meist etwas Zwanghaftes, Freudloses, Überkontrolliertes an sich. Gesellschaftsspiele haben Priorität vor Fantasiespielen.

Im Spiel des *narzisstischen Kindes* dominiert meist Langeweile als Ausdruck der Abneigung gegen das Spielen. Diese Spielhemmung ist in der Regel angstmotiviert, ausgelöst durch andrängende, archaisch-aggressive Themen. Die spielerische Identifikation mit einem oftmals sadistischen Aggressor bewirkt in der Regel weder Reue noch Mitleid mit den Opfern. Meist ist auch noch gar keine empathische Besorgnis um den anderen möglich. Eher nutzt das grandiose Selbst die Illusion des Spiels, um die eigene Allmacht zu inszenieren: »Ich bin Gott und du bist Nichts!«, »Ich bin Superman«, »Ich bin der Stuntman und du musst mich bewundern!« Zwänge, heftigste Wutausbrüche, Spielabbrüche und -unterbrechungen stören oft das (Pseudo-)Spiel. Es geht um narzisstisches Überleben, nach dem Motto »Ich oder Du«. Infolgedessen geht es um Existentielles, sozusagen um Leben oder Tod. Verlieren ist unter diesen Bedingungen Selbstvernichtung und für das narzisstische Kind noch nicht aushaltbar.

Dem Spiel des *verhaltensgestörten Kindes* haftet etwas Flatterhaftes an. Ihm fehlt in der Regel nicht nur das Konzentrationsvermögen, sondern auch der innere

[59] Gekennzeichnet durch Regression auf die Ebene der Spaltung, dichotomes Welterleben, Angst vor archaischen Triebdurchbrüchen.

Fantasieraum. In ihrer Not wechseln verhaltensgestörte Kinder oft von einer Tätigkeit zur anderen. Chronisch unbefriedigt spielen sie oft Gesellschaftsspiele. Fantasiespiele gelingen äußerst selten. Eher schießen sie beispielsweise lange mit der Armbrust auf ein Ziel, werden dessen nicht müde, als wollten sie die Zeit totschlagen. Diese Kinder äußern sich infolge ihrer beeinträchtigten Mentalisierungsfähigkeit außerordentlich wenig.

Das Spiel des *depressiven Kindes* dagegen ist charakterisiert durch einen langsamen Spielbeginn, ausgedehnte Vorbereitungen des Spiels, die den Großteil der Stunde in Anspruch nehmen und die eigentliche Spielentfaltung verhindern. Meist kommen die Darstellungen über eine statische Figurenszene nicht hinaus. Eine auffallende Dämpfung und Verlangsamung und wenig spürbare Begeisterung begleiten den Spielprozess. Im Sandspiel beispielsweise wird nur ein Eckchen in Anspruch genommen, auf der Tafel nur klitzeklein gemalt.

Fassen wir zusammen: Mittlerweile hat sich die Einsicht durchgesetzt, dass Sprache nicht das Medium von Kindern ist und dass Kinder intrapsychische Prozesse deutlich weniger differenziert und sprachlich elaboriert zum Ausdruck bringen können als Erwachsene. Sie zeigen ihren ausgeprägten Wunsch zu begreifen anders: Indem sie die Dinge hand-haben, bekommen sie sie in-den-Griff. Angesichts dieser Handlungs- und Bewegungsneigung ist Spielen eine genuine kindliche Lebens- und Interaktionsform (Bürgin, 2013, S. 9–27). Aber nur wenn spontanes Handeln im selbstgewählten Spiel möglich ist, wenn Kindern die Freiheit zur Selbstdarstellung und zur eigenständigen Entwicklung bekommen, das Kind also darüber entscheiden kann, was, wie, womit und wie lange es spielen will und ihm ein Fehlerraum eingeräumt wird, entfaltet sich sein Wissen über die Dinge und entwickelt sich seine Kreativität. Können wir unseren kleinen Patienten den Freiraum lassen – was auch die Erlaubnis einschließt, nichts zu tun, nicht zu spielen – kann Inneres sichtbar werden: Die Kinder erschaffen eine externe Darstellung ihrer inneren Zustände, wobei vorrangig das nachgespielt wird, was das Kind im alltäglichen Leben stark beeindruckt hat und was psychisch noch nicht verarbeitet werden konnte. Innere Spannungen beispielsweise werden oft als Kämpfe in der Außenwelt ausgefochten, und in diesem sogenannten »heilsamen Spiel« bekommt das Kind eine Chance, Erlebtes und Gefühltes, vor allem Irritierendes, verarbeiten zu können. Dazu brauchen Kinder nicht nur unsere Geduld, sondern auch unser aufrichtiges Interesse und unsere ernsthafte Wertschätzung.

8. Abwehrmechanismen und Widerstand

In den psychoanalytisch begründeten Verfahren gehört die Arbeit mit der Abwehr und am oder im Widerstand von der diagnostisch-probatorischen Erstbegegnung an zu den wesentlichen Aspekten des psychotherapeutischen Prozesses. Dabei ist die Abgrenzung der Begriffe Abwehr und Widerstand unscharf. In der Regel bezeichnet der *Begriff Abwehr* eine mentale Aktivität, die das Ziel hat, das Selbsterleben vor Konfrontationen zu schützen, die das Bewältigungsvermögen des Ich überfordern würden. Damit hat die Abwehr eine wichtige Schutzfunktion. Überdies wird die Einschätzung der Abwehr benutzt, um die Persönlichkeit, ihre Entwicklung und ihre innere Dynamik zu beschreiben und zu beurteilen: Handelt es sich um internale oder interpersonale Abwehr? Wie flexibel ist das Abwehrsystem? Folgt das Kind einer Schutz-, Angriffs- oder Unterwerfungstaktik?

In Abgrenzung dazu bezieht sich der *Begriff Widerstand* auf eine Beschreibung und Analyse des Interaktionsgeschehens zwischen Patient und Psychotherapeut und umschreibt eine Gegenwehr gegen das psychotherapeutische Anliegen. Beide gelten heute im Rahmen eines analytisch begründeten, beziehungs- und interaktionsorientierten Psychotherapieverständnisses als wichtige, wirksame und kommunikative Bestandteile der Behandlung. Auch sie unterliegen dem vorne beschriebenen Ziel psychotherapeutischen Arbeitens.

Zu bedenken ist immer, dass Psychotherapie zwar eine Hilfe, aber auch eine große Herausforderung ist. Das gilt besonders für Kinder und Jugendliche, für die schon die Tatsache der Behandlungsnotwendigkeit, der besondere Blick, die therapeutische Haltung und das tastende Fragen und Suchen nach Einsicht ein herausfordernder und auf Widerspruch und Gegenwehr provozierender Prozess ist. Ein Kinderpsychotherapeut psychodynamischer Provenienz – wenn er Veränderungen initiieren will – kann gar nicht anders, als am Gegebenen, an den mühsam konstruierten und ausbalancierten Sicherheiten, an dem wie auch immer gearteten, provisorischen und labilen (neurotischen) Gleichgewicht zu rütteln. Psychotherapie unter dieser Perspektive ist zwar langfristig heilsam, zunächst aber eher ruhestörend, verwirrend und unbequem!

Der Zwiespalt setzt sich in Gestalt grundlegender Ambivalenz im Patienten fort: Kinder und Jugendliche wollen in jeder Therapie, dass sich etwas ändert, auch wenn sie cool tun, als kratze sie alles nicht. Gleichzeitig hoffen sie aber, dass sich nichts verändert. Entsprechend steht ihrem Leidens- und Mitteilungsdruck immer auch ein Bedürfnis nach Selbstverborgenheit und ein Bemühen gegenüber, ihr mühsam errungenes seelisches Gleichgewicht und den bewährten Status quo – so pathologisch er auch sein mag – zu bewahren.

8.1 Das Konzept der Abwehr[60]

Weil das Konstrukt der Abwehr in der Tiefenpsychologie relativ klar definiert ist, hat sich die Abwehranalyse als ein Schwerpunkt diagnostischen Vorgehens etabliert. Das Konzept der Abwehr beschreibt automatisch verlaufende psychische Aktivitäten, die die *Aufgabe* haben, unlustvolle Affekte oder bedrohliche Wahrnehmungen vom Selbsterleben fernzuhalten, weil sie das Ich des Kindes überfluten, überfordern oder handlungsmäßig dominieren könnten. Sie könnten sozial schädigendes Verhalten lostreten, wir sprechen dann von »acting out«.[61] Es könnten aber auch innere Konflikte aktiviert werden, die unangenehme Erinnerungen oder Gefühle erzeugen. Meist sind es »schwere Gefühle« wie Angst, Trauer, seelischer Schmerz, depressive Affekte, Scham, Schuldgefühle, Wut und (destruktive) Aggressionen, die das Wohlergehen und das psychische Gleichgewicht bedrohen. Abwehr ist demnach eine Ich-Leistung und zur Herstellung einer Balance zwischen individueller Psyche und sozialer Realität lebenslang wirksam.

Die mit der *Schutzfunktion der Abwehr* verbundenen regulativen Ich-Funktionen springen aber nicht nur bei realen Versagungen und Gefahren im Außen an. Vor allem Kinder, die sich ja durch eine noch eingeschränkte Verarbeitungskompetenz auszeichnen, fürchten von belastenden Gefühlen und Affekten in ihrem Innern überflutet zu werden. Sie entwickeln schnell Angst, die vor allem aus inkompatibel empfundenen Wünschen, Strebungen und Leidenschaften resultiert, die dem Lustprinzip oder anderen »unlauteren« Motiven folgen. Die müssen dann in Schach gehalten werden, um die Kinder zu schützen. Wir sprechen von *defensiven Formen der Abwehr.*

Die unbewussten Abwehrleistungen dienen aber nicht nur dem Schutz unserer psychischen Integrität und Kohärenz. Sie schützen uns auch davor, von Menschen, die für uns überlebensnotwendig sind, isoliert zu werden. Kinder sehen sich daher in ihrer Entwicklung einer doppelten Aufgabe gegenüber: Auf der einen Seite müssen sie Fähigkeiten erwerben und einsetzen, ihrer Umwelt so zu begegnen, dass ein möglichst förderliches Milieu für ihre individuelle psychische Entwicklung entsteht. Andererseits müssen sie ihr Innenleben und ihr Verhalten so modulieren, dass sie

[60] Siehe Anhang 8.1: Abwehrstrategien bei Kindern und Jugendlichen und Beziehung zwischen Abwehr und Entwicklung.

[61] Der Begriff »acting out« bezeichnet ein aktives oder reaktives Handeln außerhalb des analytischen Prozesses, das verhindern soll, dass etwas innerhalb der therapeutischen Beziehung bewusst wird.

sich in die sozialen Erfordernisse um sie herum ausreichend einfügen, sodass ihre kontextuelle Zugehörigkeit gesichert ist.

Diese innere Modulation der psychischen Strukturen erfolgt durch Abwehrvorgänge. Lange Zeit wurde Abwehr mit *Verdrängung* gleichgesetzt. In diesem Fall realisiert sich der Sicherungsversuch, indem die seelischen Motive unbewusst gemacht werden, oder es wird ein Bewusstwerden des Bedrohlichen vermieden. So kann die sukzessive Ersetzung der Vorherrschaft des Lustprinzips der frühen Jahre durch das Realitätsprinzip entlang von Verdrängungsprozessen dargestellt werden. Dieser Prozess vollzieht sich nicht ohne soziale Einmischung. Man kann davon ausgehen, dass sich die Realität immer wieder in die Entwicklung einmischt, indem sie mal mehr Möglichkeiten zur Verfügung stellt und das Begehren unterstützt (*Verführungssituation*) oder sich – tatsächlich und/oder fantasiert – direkter Erfüllung in unterschiedlichster Weise in den Weg stellt (*Versagungssituation*). Vor allem im letzteren Fall sind die vorhandenen regulatorischen Fähigkeiten angesprochen oder eine moderierende, vor allem affektdifferenzierende, haltende und abmildernde Umwelt gefragt.

Die zunächst äußeren Konflikte zwischen Wünschen und Befriedigungsmöglichkeiten transformieren sich schließlich in innere Konflikte zwischen Begehren (Es) und Einschränkung (Über-Ich). Die Bedrohung für den Einzelnen erwächst nun vor allem aus seinem Inneren. Die unerwünschten Anteile des motivationalen Geschehens müssen dem Bewusstsein des Betreffenden entzogen werden. Indem sie im Unbewussten deponiert werden, werden sie für den Betreffenden ebenso wie für die Umwelt unkenntlich gemacht: Ein Motiv, das wir nicht kennen, weil es unserem Bewusstsein nicht zugänglich ist, macht uns auch keine Scherereien. Dies geschieht ganz getreu dem Motto »Was ich nicht weiß, macht mich nicht heiß.«

Das klassische Konzept der Abwehr stammt von Anna Freud (1984 [1936]). Wurde Abwehr zunächst, gebunden an den psychischen Konflikt, als Scharnier zwischen Bewusstem und Unbewusstem verstanden, betonte Anna Freud die Entwicklung der Abwehrmechanismen in Abhängigkeit von der strukturellen Reife des Ich. Sie ging davon aus, dass Abwehr als solche *nicht per se pathologisch* ist, sondern zur metapsychologischen Beschreibung der Genese und der Arbeitsweise des psychischen Apparates und damit zur Entwicklung notwendig dazu gehört. Frühere Erfahrungen mit unerträglichen Anforderungen lassen im Entwicklungsverlauf zum Beispiel Abwehr und Widerstand entstehen, obwohl das neue Lebensalter und die neue Lebenssituation eine solche Abwehr gar nicht mehr benötigen. In ihrem 1936 erstmals erschienenen Buch *Das Ich und die Abwehrmechanismen* charakterisierte sie die Abwehr folgerichtig als Funktion des Ich und erstellte eine Liste mit dreizehn damals als wichtig eingeschätzten Abwehrmechanismen: Verdrängung, Regression, Reaktionsbildung, Isolierung, Ungeschehenmachen, Projektion, Introjektion, Wendung gegen die eigene Person, Verkehrung ins Gegenteil, Sublimierung, Identifikation mit dem Aggressor, altruistische Abtretung, Intellektualisierung. Später kamen noch folgende »frühe« Abwehrmechanismen hinzu: Spaltung, projektive Identifizierung, Verleugnung und Vermeidung sowie omnipotente Kontrolle des Anderen.[62]

Unter unreifen oder *frühen Abwehrmechanismen* werden solche verstanden, die in der ganz frühen Kindheit normal erwartbar sind. Sie entfalten sich meist auf dem Fundament früher Ängste wie Verfolgungs-, Vernichtungs- und Verlustängsten und umfassen Mechanismen wie Verleugnung, Projektion, Spaltung, Introjektion, Idealisierung, Identifikation mit dem Aggressor, Bildung von Omnipotenzvorstellungen und Verächtlichmachung (Häme).

Abwehr ist – so verstanden – eine *regulative Ich-Leistung* im Dienste der Selbsterhaltungs- und Überlebensstrategien. Sie ist zur Herstellung einer Balance zwischen individueller Psyche und sozialer Realität lebenslang wirksam und unverzichtbar. Sie differenziert sich im Entwicklungsverlauf und bemisst sich am *Bewältigungsvermögen* des Ich. Abwehrmechanismen sind also dazu da – vorübergehend –, unser als bedroht erlebtes Selbst vor dem Zusammenbruch zu bewahren, davor, überwältigt oder psychotisch zu werden. Gleichzeitig ermöglichen sie eine indirekte, oftmals symbolische, in jedem Fall aber kompromisshafte Befriedigung und Entladung aufgestauter Spannungen und eine – ebenfalls notdürftige – Kompensierung von unerträglichen Mängeln und Defiziten. Die Selbstpsychologie (Milch, 2001) hat die Konzepte der Abwehr um eine solche *kompensatorische Form der Abwehr* ergänzt: Abwehr hat hier den Sinn, Defizite des Selbst durch anderweitige Stärken (heute sprechen wir von Ressourcen) oder Sich-stark-Machen zu kompensieren.

Schon Anna Freud hatte neben der intrapsychischen unbewussten Perspektive auch die Abwehr äußerer Realität im Blick. Vor allem mit der Erweiterung der Psychoanalyse um die Objektbeziehungstheorie wurden Abwehrvorgänge nicht mehr nur als intrapsychische Veränderungen auf der Selbst- und Objektebene angesehen, sondern auch als Vorgänge, die sich im interpersonellen Raum abspielen können. Vor allem Mentzos (1990), aber auch Willi (1999 [1975]) beschrieben solche Formen *interpersonaler Abwehr* neben der seelischen Regulation durch intrapsychische Abwehrmechanismen. Hierher gehören zum Beispiel die Loyalitätskonflikte von Kindern und Jugendlichen[63] in Trennungsfamilien.

[62] Mittlerweile gilt das Abwehrspektrum als unglaublich vielfältig. Im Anhang 8.1 werden die wichtigsten Abwehrmaßnahmen ausführlicher aufgeführt.

[63] Mit Loyalitätskonflikten sind innere Konflikte gemeint, die dadurch entstehen, dass sich das Kind unterschiedlichen, möglicherweise verfeindeten bedeutsamen Bezugspersonen verpflichtet fühlt und beiden gleichzeitig unter dem Druck von Trennungs- und Verlustangst gerecht werden will.

Bion hat mit der *projektiven Identifikation* einen Abwehrmodus beschrieben, der es erlaubt, intra- und interpersonelle Abwehr zu verbinden (Fonagy, 2001): Wenn intrapsychische Abwehr versagt, werden unerträgliche, vor allem destruktive Repräsentanzen externalisiert, in den anderen verlagert, der zum »Container« wird und möglicherweise stellvertretend Ich-Funktion übernimmt (vgl. auch Mertens, 1993).

Viele Menschen neigen dazu, eigene Unzulänglichkeiten, Impulse oder Tendenzen, die sie *(noch) nicht* als solche bei sich akzeptieren können, auf andere Menschen oder Menschengruppe zu *projizieren*. Wir sprechen von interpersonal organisierten Abwehrarrangements, die beispielsweise durch *Externalisierung* und *Projektion* von Charaktereigenschaften, Konfliktthemen, unerfüllten Wünschen, Erwartungen und Idealen – möglicherweise im Rahmen von Delegationen – versuchen, die innere Welt von Konflikten (zum Beispiel Schuldgefühlen) zu entlasten, um dann, dieses Anteils entledigt, guten Glaubens zu behaupten, dass die Anderen und nicht sie selbst von solcher Art seien. Dabei handelt es sich um einen unbewussten Vorgang, der ermöglicht, die inkompatible Selbstwahrnehmung und die sie flankierende Enttäuschung im Prozess der Desillusionierung, ebenso wie die damit einhergehenden Gefühle und Affekte aus dem bewussten Erleben fernzuhalten: Wenn man die Anderen abwertet und klein macht, böse, minderwertig, unzulänglich oder gar schlecht erscheinen lässt, erwächst in einem die (narzisstische) Illusion, größer zu sein. Man fühlt sich (vorübergehend) besser, überlegen, stärker, vollkommener.[64] Auf diese Weise wird zwar der innere Konflikt ausgespart – nicht selten allerdings um den Preis andauernder *inter*personaler Spannungen und Störungen in den Außenbeziehungen.[65]

Tatsächlich trifft es zu, dass Abwehrmaßnahmen, die primär das Ziel haben, die innere Welt von Störungen und Konflikten zu entlasten, das oft auf Kosten einer Belastung in den Außenbeziehungen tun. Solcherart Störungen können sich zwischen Partnern, Eltern, Großeltern und Kindern, zwischen Geschwistern oder auch auf institutioneller Ebene sowie im psychotherapeutischen Kontakt einstellen. Die soziale Umwelt wird auf diese Weise umgebaut und zum Schauplatz von Inszenierungen unerträglicher Affekte. Besonders durch »Ausnutzung« komplementärer neurotischer Gegebenheiten entstehen solche unbewussten *psychosozialen Arrangements*, die von Heigl und Heigl-Evers (1983) *psychosoziale Kompromisslösungen* genannt wurden. Ein Beispiel wäre die Paarung einer masochistisch geneigten Mutter und aggressiv-sadistisch getönter Entwicklung bei ihrem Sohn. Solche *Kollusionen* (Willi 1999 [1975]) bleiben unbemerkt, solange sie gut funktionieren. Meist kommt es aber

---

[64] Hier scheint die psychohygienische Funktion des Vorurteils auf, die auch erklärt, warum sich solche Fehleinschätzungen oftmals so schwer revidieren lassen.

[65] Zum projektiven (wechselseitigen) Geschehen vgl. die Ausführungen in der Fußnote 24, S. 33 in diesem Buch.

früher oder später zur Dekompensation. Thea Bauriedl (2004 [1994]) hat immer wieder darauf aufmerksam gemacht, dass die Berücksichtigung und Lösung des psychosozialen bzw. familiendynamischen Arrangements umso mehr Gewicht bekommt, je mehr die äußere soziale Realität, insbesondere die Bezugspersonen, nicht nur in den (bewussten und unbewussten) Vorstellungen und Fantasien, sondern auch konkretfaktisch in die Abwehrarrangements einbezogen ist.

Im heutigen Sprachgebrauch hat sich neben dem Abwehrbegriff der umfassendere Begriff der *Bewältigung* etabliert. Er betont die funktionale Perspektive, unterschlägt aber den Charakter einer *Notlösung*. Denn Abwehrvorgänge befördern keine tatsächliche Lösung der zugrundeliegenden Probleme und Konflikte. Sie bieten nur einen *Aufschub* des Problems, indem sie das Wohlergehen oder das (innerpsychische) Überleben eines Menschen – vorübergehend – sichern. Dies ist ein wichtiger Schritt, aber es ist auch eine psychisch teuer bezahlte Angelegenheit. Denn wenn die Abwehr aufrechterhalten wird, auch wenn ihre Verursachung das längst nicht mehr notwendig macht, dann werden zu ihrer Aufrechterhaltung psychische Kräfte gebunden, die anderen – z. B. kreativen Möglichkeiten und Entwicklungsbereichen oder dem Lernen – verloren gehen. Überdies werden in der Folge zur Aufrechterhaltung des mühsam erreichten Gleichgewichts immer mehr und immer kompliziertere psychische Mechanismen erforderlich, die über eine immer umfassendere und rigidere Abwehrformation die (Folge-)Probleme des Individuums eher verstärken und fixieren. Zwischen dem normalen Wirksamwerden von Abwehr und einer pathologischen Ausprägung der Konfliktverarbeitung bestehen daher immer fließende Übergänge und bedürfen der sorgfältigen Einschätzung im Einzelfall.

Unter dem Aspekt von Stressbewältigung und Krankheitslehre dienen Abwehrmechanismen sowohl der gesunden Anpassung an die Umwelt und ihre Anforderungen als auch der Bewältigung von potenziell traumatisierenden Umweltbedingungen. Hier können sie in Abhängigkeit von der Quantität und Massivität der inneren und äußeren Herausforderungen eine derart extreme Intensität oder Akzentuierung annehmen, dass sie pathologische Entwicklungen befördern. Eine Abwehrkonstellation zum Beispiel, die charakterisiert ist durch Vermeidung, Resignation und Regression, wird eine aktive und vitale Lebensbewältigung und Entwicklung unmöglich machen. Im Rahmen der *Diagnostik* ist daher herauszuarbeiten, ob die lebensgeschichtlich erworbenen Abwehrstrukturen dem Menschen ein zufriedenes Leben in lebendigem förderlichem Austausch mit seiner Umwelt ermöglichen oder ob sie ihn marginalisieren und krank und unglücklich machen.

Abwehrmechanismen können außerdem Aufschluss über das Strukturniveau geben:

- *unreifes Strukturniveau*: projektive Identifikation (auch Identifikation mit dem Aggressor), Verleugnung der äußeren Realität, Vermeidung, Spaltung, Projektion, Ausagieren, aggressive Abwehr (auch Wendung gegen das eigene Selbst), Dissoziation;
- *mittleres Strukturniveau:* Entwertung oder Idealisierung, Reaktionsbildung, Regression, Verschiebung, Verneinung, Verleugnung der inneren Realität, ungeschehen machen, Introjektion, Rationalisierung, Isolierung, Konversion;
- *reifes Strukturniveau*: Intellektualisierung, Verdrängung, Rationalisierung, Sublimierung.

Bei solcherart einordnender Bewertung ist das (Entwicklungs-)Alter des Kindes unbedingt zu berücksichtigen, denn frühe, unreife Abwehrformen[66] sind bei kleineren Kindern normal und keinesfalls automatisch als Hinweis auf ein ichstrukturelles Defizit zu werten. Außerdem ist unbedingt davor zu warnen, Abwehrmechanismen vorschnell in statischen Modellen einer unveränderlichen psychischen Struktur zu zementieren. Abwehrmechanismen sind vielgestaltig, betreffen Patienten ebenso wie Psychotherapeuten und sind höchst *komplex*. In ihrem Erscheinungsbild und in ihrer Entwicklung spiegeln sich neben den angeborenen Ich-Verschiedenheiten auch die übernommenen biografischen, familien- und kulturspezifischen ebenso wie kontextuellen Bewältigungsformen. Überdies sollte ihr *dynamischer Charakter* nicht ignoriert werden. Daher muss jeder Einzelfall genau geprüft werden! Dabei ist dann auch zu berücksichtigen, dass unreife Abwehrmechanismen oftmals dann aktiviert werden, wenn reifere (noch) versagt haben. Frühe Abwehrmaßnahmen können daher immer auch *»Notfallmechanismen«* (Moser, 1967) sein, ohne einen Hinweis abzugeben auf ein grundlegendes strukturelles Defizit. Außerdem gibt es Behandlungsgegebenheiten, beispielsweise bei traumatisierten Kindern und Jugendlichen, bei denen es sinnvoll sein kann, die defensive Abwehr zu bestärken oder die kompensatorische Abwehr (vorübergehend) in den Vordergrund zu rücken.

Fassen wir zusammen: Abwehr ist eine mentale Aktivität, die zur Vermeidung von Unlust, zur Verbesserung des Selbstbildes, zur Steigerung des Lustgewinns aus befriedigenderen Ich-Funktionen oder auf der Suche nach Sicherheit (Sandler & Freud, 1989) eingesetzt wird.[67]

---

[66] Hier sind Abwehrformen gemeint, die in der frühen Kindheit wirksam werden können. Sie richten sich hauptsächlich gegen aggressiv-destruktive Impulse und damit verbundene Vernichtungs- und Verlustängste. Sie provozieren Mechanismen wie Verleugnung, Projektion, Spaltung, Identifizierung, Introjektion und Idealisierung, Grandiositätsvorstellungen und Verächtlichmachung.

[67] Mögliche *Abwehrbeispiele* werden im Anhang unter strukturellen Gesichtspunkten zusammengefasst und beispielhaft erläutert.

8.2 Das Konzept des Widerstands

Mit dem Konstrukt der Abwehr untrennbar verbunden ist das *Konzept des Widerstands*. Alle Abwehrmechanismen können auch zum Zwecke des Widerstands eingesetzt werden. Widerstand kann durchaus angemessen sein. Bevor von Widerständen gesprochen werden kann, ist unbedingt zu klären, ob die Psychotherapieeignung des Patienten gesichert ist. Auch die Angemessenheit der Indikationsstellung muss gegeben sein. Ferner ist zu fragen, ob ein Arbeitsbündnis vorhanden oder entwickelbar ist. Oder ob das therapeutische Arbeitsmodell (noch) stimmig ist in Bezug auf den Patienten. Sind die psychotherapeutischen Anliegen und Interventionen angemessen? Erfolgt der Widerstand möglicherweise im Sinne einer Abwehr falscher, schlecht dosierter, sprachlich ungeschickter oder schlecht getimter Interventionen? Denn Widerstand als der analoge Begriff zur Abwehr unter der Perspektive der Behandlungstechnik beschreibt Kräfte, die sich im Kind, in seiner Umgebung oder im Psychotherapeuten gegen das Fortschreiten des als bedrohlich erlebten psychotherapeutischen Prozesses richten. Dabei wird vor allem dem Bewusstwerden abgewehrter Inhalte ein Widerstand entgegengestellt (Rubner, 1989).

Lange hielt man Widerstand für ein Kunstprodukt, das durch Behandlungsfehler oder Empathiefehler des Psychotherapeuten hervorgerufen wird. Solche berechtigten Formen des Widerstandes gibt es, und ihre Möglichkeit muss immer mitbedacht werden. Nachvollziehbare Gründe für Gegenwehr können auch in persönlichen oder fachlichen Unzulänglichkeiten des Psychotherapeuten liegen oder in unpassenden kontextuellen Gegebenheiten,[68] oder sie können vom Patienten induziert und eingelagert werden in die Übertragungs- und Gegenübertragungsdynamik.

Widerstand ist *ubiquitär*. Psychodynamisch gehört die Arbeit am oder im Widerstand heute zu den wesentlichen Aspekten des psychotherapeutischen Prozesses. Indem mittels Widerstand versucht wird, Veränderung und damit verknüpfte Unlust und Angst zu vermeiden, die mit dem Voranschreiten und möglichen Auftauchen und Bewusstwerden von als unangenehm fantasierten oder erinnerten Zuständen verknüpft wird, rückt die *Erhaltung des Status quo* ins Zentrum und initiiert Gegenwehr im Sinne beziehungsregulierender Funktion.

In der Kinder- und Jugendlichenpsychotherapie kann sich ein Mangel an Compliance auf vielfältige Art und Weise äußern und Hinweis geben auf (versteckte) Sabotage und Gegenwehr: Das Kind will nicht zur Therapie kommen. Es kommt zu spät oder »vergisst« den Termin. Es ist »müde«, schweigt, verbarrikadiert sich auf dem Sofa, in seinen Kleidern oder in Spielen, bei denen es wenig bis nichts von sich

[68] Hierher gehören auch die Sicherung der Rahmenbedingungen, des Settings und des Arbeitsbündnisses.

preisgibt. Es sagt beständig »weiß ich nicht«, bringt nur triviale Inhalte oder klebt an Stereotypien wie »gut« und »normal«. Manche Patienten versuchen auch, die therapeutische Beziehung auf die Alltagsebene herunterzuholen und so therapeutischen Fortschritt zu paralysieren: Beschreibungen wie »Kaffeekränzchen«, »Psychotherapeutin als Freundin« bei den Jugendlichen und »Ammentherapie« oder »Adoption statt Therapie« bei den Kleineren lassen solcherart Behandlungsvermeidung erahnen.

Egal ob auffällig oder unauffällig, aktiv oder passiv, ob bewusstes Zurückhalten oder unbewusst ausgelöste Blockierungen, Widerstand verweist in jedem Fall auf das Vorhandensein und Wirksamwerden von Ich-Funktionen im Sinne eines affektinduzierten *Sicherungsversuchs*:

- weil der Patient vermeiden will, dass er etwas über sich selbst oder der Psychotherapeut etwas über ihn erfährt;
- weil der Patient einen Widerstand gegen die inneren Konsequenzen aus dem Erfahrenen entwickelt: Schuldgefühle, Scham, Schmerz u. a.;
- weil eine Erfüllung der neurotischen Wünsche die Aufrechterhaltung der Loyalitäten gefährdet, die dem Patienten wichtiger sind als das Fortschreiten der Therapie;
- weil jemand, der – wie Kinder oft – Fantasien und Handeln gleichsetzt, sich hüten wird, auch nur in die Nähe verbotener Fantasien zu gelangen;
- weil die Berührung mit Gedanken, Affekten und Impulsen vermieden werden soll, die bestimmte Inhalte begleiten, aber abgespalten oder verdrängt worden sind;
- weil berechtigte oder auch unberechtigte Befürchtungen und Zuschreibungen Abwehr provozieren;
- weil es um Zurückhalten und Verweigern geht und Patienten sich z. B. scheuen, ihre unrealistischen Ziele und grandiosen Vorstellungen zu outen.

Widerstand kann sich auch als unbewusst ausgelöster Gedankenblock darstellen oder als unbewusste Inszenierung mit Widerstandscharakter daherkommen.

Bei Kindern ist es – von wenigen Ausnahmen abgesehen – erst einmal *normal erwartbar*, dass es sich um widerspenstige bis widerwillige Patienten handelt. In der Regel dauert es, bis ein Kind »auftaut«, Vertrauen fasst und sich einlässt. Kinder kommen oft auf Anraten Dritter, meist im Schlepptau ihrer Mütter, nachdem sie irgendwo angeeckt sind, sich oder die Eltern in Schwierigkeiten gebracht, offensichtlich versagt haben, vielleicht negativ beurteilt worden sind, wo man Besseres von ihnen erhoffte. Schon deshalb kommen sie nicht gerne zu einem fremden Erwachsenen: »Ich weiß gar nicht, warum ich hier bin. Meine Mutter will das!«, hören wir oft.

Und nicht selten »labeln« sie den Psychotherapeuten als verlängerten Arm, als Erfüllungsgehilfen der Eltern. Die meisten wollen daher »mit dem Ganzen hier« lieber nichts zu tun haben. Sie zeigen weder Krankheitsbewusstsein noch Leidensdruck. Folgerichtig fehlt ihnen meist auch der definitive Wunsch, etwas zu verändern. Eher wollen sie in Ruhe gelassen werden. Dieses Szenario sagt noch nichts über ihre letztendliche Behandlungsfähigkeit und auch noch nichts über die Fähigkeit oder Unfähigkeit des jeweiligen Kinder- und Jugendlichenpsychotherapeuten aus.

Man kann davon ausgehen, dass die meisten Menschen ein beklemmendes Gefühl befällt, wenn sie zur ersten Psychotherapiesitzung kommen: Wird man beurteilt werden, vielleicht sogar angeklagt, angemotzt, verurteilt? Viele Kinder ziehen automatisch den Kopf ein, verkriechen sich im Anorak. Oder sie verstecken sich im Raum. Offensichtlich wären sie am liebsten unsichtbar, während die Eltern das »Sündenregister« ihres Kindes abarbeiten.

Es liegt auf der Hand, dass die Gründe für Widerstand vielfältig sind. In jedem Fall signalisiert Widerstand das Vorhandensein einer *Schutzfunktion der Psyche*, die zwar in vielen Fällen eine Herausforderung für die Behandlungskompetenz des Psychotherapeuten darstellt, aber eher ein *positiver Indikator für die Behandlung* im prozessualen Verlauf ist. Zum Beispiel spricht man von einem *optimalen Widerstandsniveau*, das den therapeutischen Prozess voranbringt. Widerstand selbst dagegen bremst temporär den therapeutischen Prozess. Das kann auf Seiten des Patienten sein, aber auch auf Seiten des Psychotherapeuten in Gestalt von *Übertragungswiderstand,* der wiederum verstanden wird als Reaktion auf den Übertragungsdruck des Patienten.[69]

Wie immer die Beweggründe sein mögen, die dem Widerstand zugrunde liegen, er sollte vom Behandler respektiert und akzeptiert, analysiert, aber keinesfalls gebrochen werden. Wir gehen in der psychotherapeutischen Behandlung mit dem Widerstand des Kindes oder Jugendlichen mit und nicht dagegen an. Schließlich können die Abwehrmechanismen und der Widerstand gegen das Aufkommen unbewussten Materials ein noch notwendiger Schutz für das Selbsterleben und die psychische Integrität sein. Außerdem würde sich der Widerstand bei Gegenwehr nur verstärken. Auch wenn es sinnvoll und Ziel der Behandlung ist, Widerstand und Abwehr zu transformieren, um die Möglichkeit für Weiterentwicklung zu öffnen, sollte der Psychotherapeut zunächst einmal Abwehr ebenso wie Widerstand akzeptieren, sie annehmen und dem Patienten spiegelnd, spielerisch, auf analoger Ebene oder verbal erlebbar machen, sie behutsam ins Bewusstsein heben, um erst dann zusammen mit dem Patienten vorsichtig und empathisch das schamhaft Abgewehrte in Augenschein

[69] Es kann hier immer wieder nur angedeutet werden, wie notwendig es ist, dass ein Psychotherapeut auch seinen eigenen Anteil an entgleister Beziehung und Interaktion anerkennt, analysiert und nicht agiert.

zu nehmen. Auf diesem verstehenden und nicht bewertenden Fundament können dann progressionsorientiert stützend alternative Bewältigungsmöglichkeiten im Sinne von Sublimierungen ausprobiert werden.[70] Das kann z.B. im gemeinsamen Spiel geschehen, in dem vom Behandler probeweise eine abweichende Interpretation oder alternative bzw. weiterführende Möglichkeiten der Spielfiguren auf analoger Ebene angeboten werden.

Ob es sich bei dem Erlebten aber tatsächlich um subjektive Besonderheiten, Krankheitsphänomene oder um Widerstand handelt, lässt sich immer erst und nur im Einzelfall nach sorgfältiger Auswertung des Übertragungs-, Gegenübertragungs- und Widerstandsgeschehens bestimmen. Vermutlich hilft die Vorstellung und positive Konotation, dass Widerstände grundsätzlich *eine nützliche Funktion* haben, vergleichbar den Bremsen bei einem Auto oder Abschirmungen der Privatwelt auf einer Reihenhaus-Terrasse. Ein Psychotherapeut, der Widerstände auch als *nützlich* ansieht, wird sich zwar auch ärgern, aber weniger Widerstände hervorrufen und seine Gegenübertragung und sein Gegenüber gelassener halten können als einer, der Widerstände eher als Angriff und als hinderlich betrachtet. Und selbst dann, wenn der Patient tatsächlich den Psychotherapeuten – bewusst oder unbewusst – ärgern will, was ja vorkommt, ist es seine erste Aufgabe, gemeinsam mit dem Patienten zu ergründen, was ihn dazu bewegt und was er ihm – wer immer er in der Übertragung ist – damit sagen will.

Häufig übersehen wir die unbewusste Bedeutung von Abwehr und Widerstand für das Wohlbefinden des Patienten. Wir unterschätzen das Angst- und Schmerzerleben, das mit der Aufgabe von Widerstand und Abwehr – beispielsweise im Falle einer »gepanzerten« Person – einhergeht. Ohne den Widerstand ist der Patient erst einmal bloßgestellt, zwangsläufig ungeschützter, empfindlicher und in der Regel auch ängstlicher. Er muss erst lernen, ohne den Widerstand, der ihn schützte, leben zu lernen, sowohl in der Therapie wie auch außerhalb. Das kostet Mut, Mühe, Zeit und Arbeit, die manche Psychotherapeuten vielleicht ihren Patienten (und vielleicht auch sich selbst) ersparen möchten, obwohl die Erfahrung zeigt, dass es keinen anderen Weg gibt, als sich durchzuarbeiten.

Weiterführende Literatur: Anna Freud (1984 [1936]), Sandler & Anna Freud (1989), König (1995, 2007), Körner (2013).

[70] Sublimierung meint die Umsetzung starker unerwünschter Affekte und Impulse in sozial anerkanntere, verträglichere Handlungsweisen (Quindeau, 2008).

9. Auswertung von unbewusstem Material

Die ICD-10-Diagnosen sind ein verbindlicher Bestandteil der vertragsärztlichen Versorgung (Dilling et al., 2015). Sie bleiben trotz ihrer ausführlichen Erläuterungen meist an der Oberfläche der Erscheinungen. Sie sind eher symptom- und verlaufsorientiert und somit für die Erfassung der unbewussten Problematik und für die psychodynamische Therapieplanung unzureichend. Sie dienen allerdings im internationalen Gesundheitswesen und in der Forschung als orientierendes Kategorienschema und sind deshalb bei der Antragstellung zu berücksichtigen. Wir wollen uns hier mit der tiefenpsychologischen Auswertung des unbewussten, projektiven Materials befassen, um so zu einer besser gesicherten Diagnose und einer fundierten Therapieplanung zu kommen.

»Der Traum ist der Königsweg zum Unbewussten«, stellte Freud schon Ende des 19. Jahrhunderts fest (Freud, 1900). Freuds *Traumdeutung* führt uns in die Tiefe. Seine bahnbrechende Arbeit zeigt auf, dass Unbewusstes im Traum aufscheint und die Arbeit am Traumgeschehen, an den Bildern und den Einfällen der Patienten dazu, über Verdrängtes und Quälendes Aufschluss geben kann. Wichtig dabei ist nicht nur, was der Patient vom Traum erinnert, sondern gerade auch, was ihm in der freien Assoziation dazu einfällt.

Dem Traum wird bereits seit Jahrtausenden eine wichtige Funktion zugeschrieben. Wahrsager im alten Ägypten lasen die Träume als Fingerzeig Gottes. Auch in der Bibel finden wir Traumdeutungen als göttliche Botschaften. Es gibt noch heute viele Traumdeutungsverzeichnisse, in denen versucht wird, Traumsymbole mehr oder weniger eindeutig einzuordnen. Aber weder das magische Denken, das von der Antike bis zum Mittelalter und zum Teil auch heute noch zu Wahrsagerei geführt hat, noch die heutigen Zuordnungen der Trauminhalten und Symbole in vorgegebene Schubladen führen uns weiter. Denn jedes Symbol und jede unbewusste Äußerung ist in der Situation seines Aufscheinens zu betrachten und mit der Assoziation des Patienten und der Gegenübertragung des Psychotherapeuten zu verbinden. Es handelt sich eben nicht um eine festgefahrene Einbahnstraße!

In der Psychotherapie von Kindern wird selten von Träumen berichtet. Kinder reden weniger, sondern handeln eher, sie spielen und malen ihre Träume und ihre unbewussten und bewussten Konflikte und Erlebnisse. Deshalb ist *das Spiel der kindgemäße Königsweg zum Unbewussten*. Aber nicht nur zum Unbewussten. Im Spiel kommen auch aktuelle durchaus bewusste Konflikte und Ereignisse zum Tragen. Hier stellt sich nun die Frage, wie das vom Kind angebotene Material psychodynamisch zu verstehen und systematisch auszuwerten ist.

Bei der Auswertung von projektivem Material, sei es gemalt, gespielt oder geträumt, geht es insbesondere um die Erfassung von Konflikten und die Abwehrmodi in Fantasie und Realität sowie um die Erfassung des Beziehungsgefüges und des Strukturniveaus des Patienten.

Die nun folgenden Ebenen können bei der Testdiagnostik, aber auch beim weiteren therapeutischen Spiel Aufschluss geben. Besondere Berücksichtigung muss dabei das Alter des Kindes bekommen. Denn in den verschiedenen Altersstufen sind Malfähigkeit, Spielthematik und Symbolisierung sehr verschieden. Deshalb ist auch darauf zu achten, ob das Kind seinem jeweiligen Alter angemessen spielt und malt.

Im Folgenden werden zunächst die Auswertungsebenen nach Hopf (2016a) dargestellt. Dann folgen die Achsen der OPD-KJ (Arbeitskreis OPD-KJ-2, 2016).

9.1 Psychodynamische Auswertungsebenen

Folgt man der traditionellen Psychoanalyse, kann der Traum einen Weg zum Unbewussten und seiner Deutung ebnen und vor allem bei erwachsenen Patienten helfen, neurotische Konflikte aufzudecken. Das können Spannungen und Konflikte im Bereich der Triebentwicklung (oral, anal, phallisch/ödipal), zwischen den Instanzen der Persönlichkeit (Es, Überich, Ich) oder auf der Ebene der Selbstentwicklung sein. Ein gesundes Ich – so die Auffassung – ist demnach durchaus in der Lage, innere Konfliktspannungen zu regulieren beziehungsweise erfolgreich abzuwehren. Zur Symptombildung kommt es erst, wenn dies nicht gelingt, und die Seele einen anderen Ausweg suchen muss. Was die Deutungsarbeit angeht, wurde zwischen einer Interpretation auf der »Objektstufe« differenziert, die jede Vorstellung als Abbild einer realen Beziehungserfahrung auffasst, und einer Auslegung auf der »Subjektstufe«, bei der die Figuren und Szenen als Abbild der inneren Welt oder eines Persönlichkeitsanteils angesehen werden. Mit der Diagnostik und Behandlung früher Störungen (Psychosen, Borderline) und von Traumafolgestörungen hat sich die Psychoanalyse, auch was die Traumarbeit angeht, erst in späteren Jahren befasst. Nach Hopf (2016a) sind bei der Deutung von Kinderträumen die nun folgenden Ebenen zu berücksichtigen. Diese Auswertungsebenen sind nicht nur zur Traumdeutung geeignet, sondern können auch bei der Interpretation von Test- und Spielszenen zur Anwendung kommen. Anhand der folgenden Fragen sollen Hinweise gesammelt werden, die zur Findung einer psychodynamischen Diagnose beitragen können.

- *Anamnestische Daten:* Gibt es einen Zusammenhang mit früheren Erfahrungen? Was ist die aktuelle Symptomatik? Gibt es einen Tagesrest?[71]
- *Gestimmtheit:* Wie ist die Atmosphäre, wie fühlt sich der Kontakt an? Welche Gegenübertragungsgefühle stellen sich beim Psychotherapeuten ein? Diese können ggf. bereits im frühen Stadium über die Störung des Kindes Aufschluss geben. Zum Beispiel kann der Psychotherapeut sich fragen, ob sich das Kind »warm« oder »kalt« anfühlt, ob er es auf Anhieb mag oder ablehnt.
- *Wunsch:* Geht es primär um Wunscherfüllung, Bedürfnisbefriedigung? Welche Angst verbirgt sich hinter dem Wunsch?
- *Prospektive Funktion:* Geht es um einen Lösungsversuch von realen aktuellen Konflikten? Werden Lösungen aufgezeigt?
- *Funktion der Selbstdarstellung – Objektstufe/Subjektstufe:*
  - (a) Handelt es sich um eine Projektion der eigenen Persönlichkeit oder von eigenen Persönlichkeitsanteilen? Wer ist wer? Wird die eigene Familie oder die eigene Umgebung dargestellt? Was verbindet der Patient mit der jeweiligen Person? *(Objektstufe: reale Beziehungspersonen)*;
  - (b) Welche Erfahrungen oder innere Prozesse verkörpern sich in der Figur/Szene? Handelt es sich also um Teile einer einzigen Person (der eigenen Person), die auf mehrere Symbole projiziert werden? *(Subjektstufe: innere Bühne)*;
  - (c) Gibt es Spaltungen?[72]
- *Symbolik:* Welche Symbole werden gewählt, wie werden sie verwendet?[73] Welches Material wird zur szenischen Darstellung genutzt: Menschen, Tiere, Gegenstände, Behausung, lebende oder nicht lebende Figuren? Zuschreibungen von negativen Affekten gelingen leichter, wenn dafür ein Tiersymbol gewählt wird. Bei starker Abwehr und/oder geringerem Strukturniveau finden sich häufiger nur unbelebte Objekte.
- *Abwehr/Widerstand:* Welche Abwehrmechanismen kommen zur Anwendung?[74] Sind sie altersangemessen?
- *Kompensatorische Funktion:* Kommt etwas zur Darstellung, was das Kind (noch) nicht kann?
- *Kommunikative Funktion:* Welche Botschaft an den Psychotherapeuten beinhaltet die Szene? Welche Perspektiven, Rollen, Haltungen werden ihm nahegelegt? Gibt es Hinweise auf Beziehungs- und Behandlungswünsche und -ziele des Kindes?

---

[71] Mit Tagesrest ist gemeint, dass Anteile des nicht verarbeiteten Alltagserlebens Zugang in das Traumgeschehen finden.

[72] Siehe hierzu den Anhang zu Kapitel 8, Abschnitt »Spaltung«.

[73] Siehe hierzu Kapitel 4 in diesem Buch.

[74] Siehe hierzu Kapitel 8 und Anhang 8.1 in diesem Buch.

- *Ressourcen:* Welche familiäre Unterstützung ist möglich? Über welche persönlichen Fähigkeiten verfügt der Patient? Wie ist er im sozialen Umfeld (Kindergarten, Schule, Freundeskreis) eingebunden?
- *Struktureller Aspekt:* Ich-Organisation und Neurosenstruktur – welches Strukturniveau liegt vor?[75]
- *Instanzen:* Geht es eher um Ich-, Es- oder Über-Ich Inhalte? Sind die Instanzen ggf. im Konflikt miteinander? Und wie werden diese Konflikte gelöst?
- *Phasen bzw. Stufen der Entwicklung:* Spiegelt sich im Dargestellten eher orales/anales/phallisches oder ödipales Geschehen? Handelt es sich eher um Fixierungen der Entwicklung oder Regressionen in diesem Entwicklungsbereich? Dominiert in der Inszenierung Libidinöses oder Aggressives? Wie stellt sich die Differenzierung, Regulierung und Integration von Aggression in den jeweiligen Stufen dar?
- *Formaler Aufbau von Szenen in Spiel, Zeichnung und Erzählung:* Grenze – Raum – Fülle – Aufteilung – Anzahl der Figuren; Anordnung/Bezogenheit der Figuren untereinander – Umgang mit dem Material – Umgang mit dem Psychotherapeuten. Hier können sich strukturelle Probleme zeigen sowie Hinweise auf die Beziehungsprobleme des Patienten. Wer agiert mit wem? Wer oder was ist zentral? Wer oder was wird ausgegrenzt? Grenzenlosigkeit als orale Gier oder fehlende Struktur? Gibt es bedeutsame Auslassungen? Was bedeuten ggf. die Lücken?

In den vorangegangenen Kapiteln ist wiederholt auf Paradigmenwechsel, Konzepte und Theorien hingewiesen und zurückgegriffen worden, die die lebendige Weiterentwicklung der klassischen Freud'schen Psychoanalyse und Tiefenpsychologie widerspiegeln. Neben der *Libidotheorie* (Freud, S.) etablierten sich die *Ich-Psychologie* (Freud, A., 1984 [1936]; Hartmann, 1975 [1939]), die *Objektbeziehungstheorie* (Kernberg, O. F., 1992) und die *Selbstpsychologie* (Kohut, 1976 [1971]). Außerdem entwickelten sich die Bindungsforschung, beziehungsanalytische Ansätze, die Säuglings- und Babyforschung, die Resilienzforschung und die Traumaforschung. Darüber hinaus gibt es auch in der Tiefenpsychologie viele Anstrengungen, die komplexen und fluiden psychodynamischen Prozesse und Verläufe systematischer zu verstehen, um wissenschaftliche Evidenz zu befördern. Vor allem das intensive Bemühen der Arbeitsgemeinschaft »Operationalisierte Psychodynamische Diagnostik im Kindes- und Jugendalter – OPD-KJ« (Arbeitskreis OPD-KJ-2, 2016) soll hier Erwähnung finden, an der wir uns auch im Folgenden orientieren.

[75] Siehe Kapitel 9.2: Achse Struktur in der OPD-KJ.

9.2 Operationalisierte psychodynamische Diagnostik des Kindes- und Jugendalters (OPD-KJ-2)

Florian Juen

In diesem Kapitel wird ein Überblick über Aufbau und Anwendungsmöglichkeiten der Operationalisierten Psychodynamischen Diagnostik des Kindes- und Jugendalters (Arbeitskreis OPD-KJ-2, 2016) gegeben. Die OPD-KJ-2 beabsichtigt, Aspekte der Entstehung und Aufrechterhaltung psychischer Symptome auf psychodynamischer Grundlage diagnostisch zu erfassen und abzubilden, die bei einer rein nosologischen Diagnose unberücksichtigt blieben, wodurch eine bessere Individualisierung des therapeutischen Vorgehens ermöglicht wird. Nach einem kurzen Überblick über Hintergründe und Entstehung des Manuals werden die einzelnen Achsen vorgestellt und exemplarisch Anwendungsmöglichkeiten aufgezeigt.

Entstehung und Hintergründe

Ausgangspunkt jeder diagnostischen und therapeutischen Arbeit ist die Symptomatik, weil sie häufig der Anmeldungsgrund ist und als Nachweis der Krankheitswertigkeit der Störung als Voraussetzung für die Finanzierung seitens des Gesundheitswesens gilt. Die OPD-KJ-2 stellt eine Ergänzung zu den gängigen Diagnosesystemen wie ICD 10/11 oder DSM 4/5 dar, weil sie durch die Erfassung und Abbildung komplexer psychodynamischer Prozesse auch die Entwicklung eines kausalen Verständnisses der Symptomatik ermöglicht. Gerade im Kindes- und Jugendalter ist dabei die Einbettung in den Entwicklungskontext von besonderer Bedeutung, da sich psychische Störungen bei Kindern und Jugendlichen nur so angemessen abbilden und verstehen lassen. Angelehnt an die OPD für Erwachsene liegt ein Manual in der zweiten Auflage (Arbeitskreis OPD-KJ-2, 2016) vor, welches in jahrelanger Zusammenarbeit von namhaften Vertretern der Psychotherapie des Kindes- und Jugendalters entstand, und in regelmäßigen Arbeitsgruppentreffen modifiziert und weiterentwickelt wird. Neben den vier Achsen, welche in weiterer Folge vorgestellt werden, wurden dabei als Orientierungs- und Ordnungshilfe drei Altersfenster definiert, in denen entwicklungsbezogene Adaptation bzw. Fehlanpassung, sowie strukturelle Ressourcen/ Einschränkungen je nach Lebens- und Entwicklungsalter des Kindes/Jugendlichen phasentypisch sichtbar und vergleichend eingeschätzt werden können.

Altersstufen und Entwicklung

Bei Kindern im Alter von null bis drei Jahren gehen wir davon aus, dass der Entwicklungsprozess noch in hohem Maße geprägt ist vom Beziehungsgefüge, in welches das Kind eingebettet ist, und seine noch rudimentären Kompetenzen einen individiuumszentrierten Zugang zur kindlichen Innenwelt durch Sprache, Spiel und gestalterische Aktivitäten schwer möglich macht. Jedoch erschließen sich entsprechende Konfliktvorläufer aus dem Verstehen des (unbewussten) Dialogs zwischen Eltern und Kind. In dieser Altersstufe sollte man sich daher eher auf die Beziehungsanalyse, auf Aspekte der Passung, Fehlanpassung und der interaktiven Regulation konzentrieren, wohingegen eine Einschätzung struktureller Fähigkeiten und Konfliktdynamiken mit dem OPD-KJ-2 Manual (Achse Struktur und Achse Konflikt) noch wenig sinnvoll erscheint. Aber die Beziehungsachse könnte bereits wichtige diagnostische Erkenntnisse liefern, indem sie die (dyadische) Regulation und Funktionalität des reziproken, noch weitgehend nonverbalen Dialogs des Säuglings/Kleinkindes mit seinen Bezugspersonen gut abzubilden vermag (Juen & Kaiser, 2020).

Die OPD-KJ-2 ist für eine Anwendung *ab etwa dem dritten Lebensjahr (Altersstufe 1 etwa drei bis sechs Jahre)* konzeptualisiert. In der Vorschulzeit, also bis zum Übergang zum konkret operationalen Denken, können Selbst-/Objektdifferenzierung, Intentionalität, Sprache und Symbolisierung, die sich als wichtige Ressourcen der intrapsychischen Regulation erweisen, bereits ein Stück weit vorausgesetzt werden. Affektiver Druck hat hier allerdings noch einen großen Einfluss auf die Denkleistung, was auch diese Ressourcen noch wenig stabil und weiterhin situations- und interaktionsabhängig erscheinen lässt. Die Selbstentwicklung ist in der Regel aber schon soweit gefestigt, dass ein Zugang zur psychischen Innenwelt des Kindes über die Spiel- und Symbolisierungsebene prinzipiell gelingen kann. So wird es möglich, dass strukturelle Aspekte, aber auch Konfliktdynamiken (welche ein gewisses Maß an struktureller Stabilität erfordern) erfasst werden können. In ihrer Fantasiewelt und im Austausch mit Gleichaltrigen können Kinder in ihrem Spiel bereits Kompetenzen und moralische Regeln explorieren, und die Sprache bzw. »Spielsprache« – im Sinne handelnden symbolisierten Ausdrucks – wird zunehmend zum dominanten Medium.

Die Schuljahre (Altersstufe 2 etwa sechs bis zwölf Jahre) sind dann geprägt von qualitativen Neuerungen im Denken (logisches Denken), von einem zunehmenden Realitätsbezug, wachsendem Leistungsstreben und beginnendem Rivalisieren, sowie dem Vergleich mit Gleichaltrigen. Dies erleichtert den intraindividuellen diagnostischen Zugang, wenngleich bedacht werden muss, dass unter Stress und affektiver Anspannung gerade dieser kognitive Zugewinn ebenso wie der Realitäts-Fantasie-Wechsel eingeschränkt sein können. Nun eignen sich besonders Verfahren, die eine spielerische Narrativkonstruktion ermöglichen (Juen et al., 2009), wie sie u.a. in Kapitel 14 und 15 in diesem Buch vorgestellt werden.

Hauptaugenmerk der *Altersstufe 3 (ab zwölf Jahren, Pubertät bzw. Jugendalter)* ist dann die sexuelle Reifung des Körpers und die Abstraktion des Denkens. Es ergeben sich neue Möglichkeiten in Bezug auf Rückschau und Planung. Die Sprache wird zum vorrangiges Ausdrucksmedium, wodurch ein entsprechender Zugang zur Innenwelt nun auch über das unmittelbare Gespräch möglich wird.

Die Einschätzung von normaler und abweichender Entwicklung von Kindern und Jugendlichen kann demnach immer nur im Kontext von Alter und zugehörigen Entwicklungsaufgaben erfolgen.

Neben den Altersstufen betrachtet die OPD-KJ-2 auch die *Entwicklungskontexte* (Familie, Schule/Kindergarten, Freizeit, Peers/Freundschaft, Körperlichkeit, soziale Vernetzung) und versucht deren spezifische Stärken, Ressourcen oder Defizite auszumachen, die sich wieder gegenseitig kompensieren oder auch verstärken können.

Entwicklung ist als ein komplexes Gesamtgefüge zu sehen, und erst die Berücksichtigung aller Faktoren lässt ein einigermaßen umfassendes diagnostisches Bild entstehen. Die OPD-KJ-2 bietet dafür ein entsprechendes Betrachtungsraster an, welches unterschiedliche Beobachtungsdimensionen (Achsen) definiert. Diese Multiaxialität ist als Beobachtungshilfe gedacht und ermöglicht gleichzeitig Komplexitätsreduktion. Unterschiedliche psychodynamische Ebenen, die eigentlich nicht voneinander zu trennen sind, werden isoliert, jeweils spezifisch betrachtet und im Anschluss wieder zusammengelegt. Ziel des Klassifikationsschemas ist es, ein Gesamtbild herauszuarbeiten, aber auch unter Fachleuten eine vereinheitlichte »Sprache« und einen gemeinsamen Zugang zu finden, um psychodynamische Diagnostik zu operationalisieren.

Zur OPD-KJ gibt es auch kritische Stimmen (Mertens, 2012). Vor allem praktisch tätige Kinderanalytiker kritisieren, dass die OPD-KJ-2 das Geschehen in der Tiefe zu wenig erfasse, sondern mehr bei der Symptomatik hängen bleibe. Insbesondere die Übertragung/Gegenübertragung und das szenische Verstehen kämen zu kurz. Das mache sich besonders bei der Konfliktachse bemerkbar. Man dürfe nicht »von der Symptomatik direkt auf bestimmte Konflikte schließen« (Timmermann, 2020, S. 18). Es kann an dieser Stelle nicht näher auf diese wichtige Diskussion im Spannungsfeld von Forschungsanforderungen und gängiger Behandlungspraxis eingegangen werden.

Das multiaxiale Vorgehen der OPD-KJ-2 bietet aus unserer Sicht über den Versuch einer Systematik eine die individuelle Perspektive generalisierende differenzielle Betrachtungsmöglichkeit des (symptombildenden) komplexen psychodynamischen Geschehens, wobei für ein ganzheitliches Verständnis der Problematik nach der Segmentierung der verschiedenen Ebenen in den vier Achsen eine Zusammenschau der einzelnen Ergebnisse von entscheidender Bedeutung ist.[76]

Achse Beziehung

Beziehung beschreibt eine dynamische Verbindung zweier oder mehrerer Personen. Es wird davon ausgegangen, dass sich beim Individuum unabhängig vom konkreten Gegenüber individuelle *Beziehungsmuster* herausbilden, was dazu führt, dass sich Beziehung immer wieder in ähnlicher Form gestaltet. Mit der Achse Beziehung geht es um die Abbildung solcher wiederkehrenden, vor allem maladaptiven Muster in der Beziehungsgestaltung und -erwartung einer Person. Der Fokus liegt dabei auf Dyaden, wobei mittlerweile auch auf ein Modul für Triaden zurückgegriffen werden kann (Arbeitskreis OPD-KJ-2, 2016).

Die Beziehungskreise der OPD-KJ-2 stehen historisch in der Tradition der strukturellen Analyse sozialen Verhaltens. Diese orientiert sich an der Leitfrage *»Wer kommuniziert quantitativ, auf welche Art und Weise, mit wem, und wie reagiert die jeweilige Person darauf?«* Daraus ergeben sich für die Beziehungsachse der OPD-KJ-2 beim Rating drei Einschätzungsebenen: Ebene A beschreibt die Beziehungsbeobachtung (aktiv/objektgerichtet und reaktiv/subjektgerichtet); Ebene B die Resonanz des Untersuchers (aktiv/objektgerichtet und reaktiv/subjektgerichtet) und Ebene C den Selbstbezug.

Die Interaktion einer Dyade wird dabei als Wechselspiel zwischen aktivem und reaktivem Verhalten dargestellt, welches sich entsprechend zu einem stetigen Kreislauf aus vier Bereichen formt. Person A verhält sich auf Person B gerichtet, B reagiert entsprechend darauf und umgekehrt. Die Resonanz des Untersuchers (Ebene B) wird dabei ebenfalls als reaktives Element des Dialogs erfasst. Jeder dieser Bereiche (aktiv, reaktiv) kann auf einem Kreis dargestellt werden bei dem vertikal das Ausmaß an Kontrolle (gewähren lassend vs. kontrollierend) und horizontal die Affiliation (positiver vs. negativer Affekt) aufgetragen werden. Der Ablauf ist in Abbildung 9.1 dargestellt. Eine genaue Beschreibung der einzuschätzenden Items finden Sie im Buch *Die Beziehungsachse der OPD-KJ-2* (Fliedl et al., 2020).

[76] Die kostenlosen Dokumentationsbögen finden Sie auf der Homepage der OPD-KJ-2 unter https://www.opdkj.eu/downloads.html.

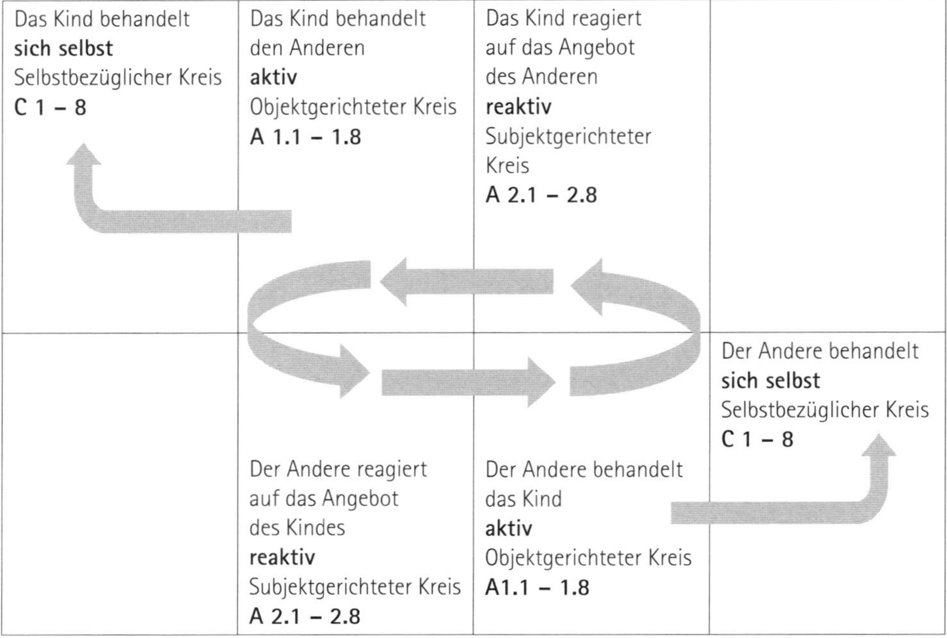

Abbildung 9.1: Die Beziehungsachse der OPD-KJ-2

Die vier Kreise (Kind/Jugendlicher nach außen aktiv, das Gegenüber – der Therapeut– innerlich reaktiv, der/die Andere – der Therapeut – nach außen aktiv, Kind/Jugendlicher innerlich reaktiv) stellen das dyadische Zusammenspiel in einer Beziehungssequenz dar. Eine Segmentierung in diese vier genannten Kreise ist artifiziell, ermöglicht aber eine kategorisch-differenzielle Betrachtung und Darstellung. Es ist manchmal gar nicht leicht zu unterscheiden, was aktives und was reaktives Beziehungsverhalten ist. Hilfreich ist daher eine exakte Unterscheidung, welche Interaktionsangebote des Gegenübers angenommen, und welche Beiträge eigenständig in die Interaktion eingebracht werden, weil gerade Diskrepanzen in diesem Bereich die zugrundeliegende (problematische) Thematik ein Stück weit sichtbar werden lassen.

Zusätzlich kann der Umgang mit sich selbst sowohl beim Kind als auch beim Untersucher erfasst werden (Selbstbezügliche Kreise).

Achse Konflikt

Zeitlich überdauernde Konflikte sind seit jeher ein Kernelement psychodynamischen Denkens und müssen von Alltagskonflikten unterschieden werden. Konflikte und die daraus resultierende Spannung sind wie ein Motor, der seine Energie aus der vermeintlichen Unvereinbarkeit aufeinanderprallender Impulse (Motive, Affekte) bezieht. Als Grundlage fungieren – in einem neurobiologischen Sinne – Motivationssysteme, die auf unterschiedliche Weise, aber mit großer Überlappung konzeptualisiert werden. Roth und Stüber beschreiben etwa sechs psychoneuronale Grundsysteme (Stressverarbeitung, Beruhigung, Belohnung, Impulshemmung, Bindung und Realitätssinn) oder Panksepp sieben menschliche Motivationssysteme (Erkundung, Angst, Ärger, Erregung, Pflege Trennungstrauer und Spiel). Die Psyche ist in den meisten Fällen in der Lage, diese Spannungen kompromisshaft zu lösen, jedoch setzt eine intrapsychische Konfliktdynamik ein, die in einen aktiven oder passiven Modus erfolgen kann und Erleben und Handeln betont. Diese begünstigt möglicherweise Symptome und Entwicklungshemmungen in anderen Bereichen, weil zu viel psychische Energie im problematischen Konfliktbereich gebunden ist. Symptome können zwar vorübergehend ein kompromisshafter Lösungsversuch sein, jedoch mit möglichen Nebenwirkungen. Wie tiefgreifend die jeweiligen Auswirkungen der hemmenden Konfliktdynamik sind, hängt davon ab, wie umfassend sich die Spannung über die verschiedenen Bereiche/Kontexte, wie Schule, Familie, Körperlichkeit usw. ausbreitet, aber auch wie fundamental, selbst- oder existenzbedrohlich die zugrundeliegenden (abzuwehrenden) Gefühle sind.

In der OPD-KJ-2 werden *sieben Konflikte (Themen)* unterschieden, die sich einigermaßen den grundlegenden Entwicklungsthemen zuordnen lassen: Nähe-Bindung (K1), Autonomie (K2), Selbst (K3, K4, K5) und Identität (K6, K7). Die Konfliktbeschreibungen bewegen sich auf einem hohen Abstraktionsniveau und tragen daher eine Menge klinischer Variationsmöglichkeiten in sich (Seiffge-Krenke et al., 2016), die zu konkretisieren sind. Es geht bei allen Konflikten um ein Spannungsfeld zwischen Autonomie und Abhängigkeit mit der Frage, wie viel bzw. wie wenig Beziehung (Nähe) kann ich mir vorstellen, kann ich/will ich ertragen. Dabei beschreibt die eine Richtung eine Bewegung in Richtung Abhängigkeit *(passive-regressive, schutzsuchende Verarbeitung)* und die andere eine Bewegung in Richtung Unabhängigkeit *(aktive, (pseudo-)progressive Verarbeitung).*

Beim *»Nähe vs. Distanz« Konflikt (K1)* sind Bindungen elementar gestört, und es überwiegen Existenz bedrohliche Ängste (Gefühl, man könne es kaum überleben) in Zusammenhang mit (erlebtem) Kontakt und Beziehung, die bei zu viel oder zu wenig Nähe sofort und unvermittelt auftauchen und Abwehrbewegungen motivieren, die gar nicht gewollt und bewusst sein müssen. Oft machen sich diese »namenlosen« Ängste im Patienten oder im System als eine Art Leitaffekt bemerkbar. Differenzierte flexible emotionale Beziehungen kommen dadurch kaum zustande. Die Beziehungsfähigkeit scheint dann massiv beeinträchtigt. Bei den anderen sechs Konflikten ist das Ausmaß an erlebter Bedrohung nicht so fundamental und Existenz gefährdend.

Im *Kontroll- vs. Unterwerfungskonflikt (K2)* ist die zugrundeliegende Thematik Macht und Wirksamkeit. Sich selbst als wirksam und bestimmend zu erleben ist dabei ein wichtiger Entwicklungsschritt, dessen konflikthafte Entgleisung darin bestehen kann, dass dem Macht- (im aktiven Modus) und dem Ohnmachtserhalt (im passiven Modus) andere relevante Entwicklungsthemen völlig untergeordnet sind. Es ist in diesem Konflikt schwer erträglich, eine Anleitung zu erhalten bzw. keine Anleitung zu bekommen und gegen diesen Zustand (meist eine Form von Ärger als Leitaffekt) wird massiv angekämpft.

Sorge(n) steht beim *»Versorgung vs. Autarkie Konflikt« (K3)* im Vordergrund. Hier dreht sich in der Beziehungsgestaltung alles um die Erwartung und das Ringen um Bedürfnisbefriedigung im Sinne von Unersättlichkeit (aktiv) oder eben um Selbstgenügsamkeit i. S. von Unabhängigkeit von äußeren Einflüssen und Umständen (passiv).

Das Ringen um Selbstwert mit den Polen der (kompensatorischen) narzisstischen Überhöhung auf der einen, und dem In-den-Vordergrund-Rücken der eigenen Wert- und Bedeutungslosigkeit auf der anderen Seite, oft zur Abwehr von Scham über die eigene Unzulänglichkeit, beschreibt der *Selbstwertkonflikt (K4)*. Der Selbstwert wird dabei der Außenorientierung und damit dem Objektwert völlig über- bzw. untergeordnet.

Im *Schuldkonflikt (K5)* wiederum geht es um die übertriebene Schuld- und Verantwortungsübernahme auf der einen und um das ausgeprägte Von-sich-Weisen jeglicher Verantwortlichkeit auf der anderen Seite. Manchmal stehen starken egozentrischen Tendenzen, die jegliche Verantwortungsübernahme vermissen lassen, einer innerlich ausgeprägten Prosozialität gegenüber, die oft mit extremer Selbstvorwürfigkeit einhergeht.

Der aus der psychoanalytischen Tradition so benannte *ödipale Konflikt (K6)* beschreibt in weiterer Folge den (noch inadäquaten) Umgang mit der eigenen Generationen- und Geschlechterrolle und den Umgang mit Rivalität. Er speist sich aus einer Ambivalenz aus libidinösen Wünschen und deren Verdrängung. Im passiven Modus geht es um das Verbergen und Vermeiden, im aktiven Modus um ein übertriebenes zur Schau stellen des psychosexuellen Selbstverständnisses.

Zuletzt beschreibt der *Identitätskonflikt (K7)* (Identität vs. Dissonanz) das chamäleonhafte Oszillieren zwischen unterschiedlichen Identitätsaspekten, wobei hier (im Unterschied zur strukturbedingten Identitätsproblematik) ein zeitlich überdauernder Kern des Selbstempfindens weithin vorhanden und erkennbar ist. Es gelingt dabei aber nicht, verschiedene Teilidentitäten (soziale, ethnische, religiöse, politische Identitäten) zu einem zusammenhängenden Ganzen zusammenzufügen. Dies führt im aktiven Modus zu einer starken Überbetonung eines einzelnen Aspekts oder im passiven Modus zu einem Gefühl der Orientierungslosigkeit.

Im OPD-KJ-2 Manual (Arbeitskreis OPD-KJ-2, 2016) oder auch im Fallbuch zur Konfliktachse (Seiffge-Krenke et al., 2016) sind zahlreiche klinische Beispiele zu den einzelnen Konflikten angeführt.[77]

Zusammengefasst lässt sich sagen, dass all diese benannten Konfliktthemen in der normalen Entwicklung erwartbar sind und insbesondere in den Entwicklungsübergängen immer wieder zu intrapsychischen und interpersonellen Spannungen führen. Zum überdauernden und internalisierten *Konflikt* werden sie dann, wenn das Konfliktgeschehen auf Dauer keine kompromisshafte Lösung findet. Wenn Konflikte verinnerlicht werden, werden sie oft raumgreifend, starr und unflexibel, bis dann die Konfliktdynamik die progrediente Entwicklung merklich hemmt. Voraussetzung dafür, dass Konflikte überhaupt zugelassen und »erlebt« werden können, ist ein gewisses Maß an struktureller Ausstattung, damit die Spannung und das Ringen, die sie begleiten, innerlich überhaupt gewagt und ausgehalten werden können und nicht sofort abgewehrt, meist externalisiert und agiert werden müssen. Ein solches sich Ausbreiten ins interaktive Feld ist meist ein Indiz für strukturelle Schwächen, um die es im Folgenden geht (Rudolf, 2019).

Achse Struktur

Während es bei Konflikten vor allem um Themen in und mit Beziehung geht, beschreibt *Struktur* zugrundeliegende Ausstattungen und Fähigkeiten, die auch im Konstrukt der Ich-Funktionen gefasst werden, und die im Kontakt und Umgang mit sich und anderen notwendig und hilfreich sind. Der Begriff »social skills« greift diese Schutzfunktion auf: In der frühen Zeit der Formung der Persönlichkeit bildet sich unsere Art heraus, die Welt zu erleben und uns darin zu verhalten. Verfügen wir über eine gute Konstitution, Fähigkeiten und Funktionalität, sind wir belastbarer und widerstandsfähiger »resilienter«, und man spricht von einem hohen Strukturniveau (Die Ich-Funktionen sind gut integriert). Demgegenüber sind wir fragiler, vulnerabler, mithin weniger belastbar, wenn unsere Kompetenzen und Funktionalität eingeschränkt sind. Wir sprechen von einem niedrigen Strukturniveau (Die Ich-Funktionen sind gering integriert). Die individuelle Disposition ist, neben genetischen Aspekten, maßgeblich durch (frühkindliche) Erfahrungen, insbesondere jenen in wichtigen und bedeutsamen Beziehungen, geprägt. Dabei geht es in der OPD-KJ-2 insbesondere um die Bereiche der Regulation *(Bereich: Steuerung)*, der Selbst- und Objektwahrnehmung und -differenzierung *(Bereich: Identität)*, der Beziehungsanbahnung und -gestaltung *(Bereich: Interpersonalität)* sowie um Aspekte des Erlebens und

[77] Siehe auch Anhang 9.1.

(Wieder-)Herstellens eines Gefühls von Sicherheit und Geborgenheit *(Bereich: Bindung)*.

Struktur wird dabei als dynamisches Konstrukt verstanden, weshalb in unterschiedlichen Anforderungs- und Belastungssituationen auch Einschränkungen in den Fähigkeiten auftreten können (Rudolf, 2019). Aus diesem Grund ist es wichtig, in der Beurteilung eines Patienten immer die gesamten zur Verfügung stehenden Informationen heranzuziehen und sich die notwendigerweise immer vorhandenen Lücken bewusst zu machen. Das bedeutet, die jeweiligen strukturellen Fähigkeiten nicht nur in Intensität und Häufigkeit ihres Auftretens, sondern auch eingebettet in den jeweiligen Kontext zu betrachten. Zur Beurteilung können allgemeinen Bewertungskriterien entlang der oben benannten vier Dimensionen (Bereichen) herangezogen werden wie Flexibilität, Variabilität, Funktionalität, Differenziertheit, Kohärenz und unverzichtbaren Hilfestellungen.

Bei der Einschätzung der Struktur wird in der OPD-KJ-2 zwischen guter, eingeschränkter, geringer Integration oder Desintegration (Zusammenbruch) der Ich-Fähigkeiten unterschieden. Gut integriert bedeutet, dass die strukturellen Fähigkeiten vorhanden und in allen sozialen Bereichen unter Alltagsbedingungen zu fast jeder Zeit und ohne wesentliche Hilfe von außen abrufbar sind. Eingeschränkt bzw. gering wiederum bedeutet, dass die Fähigkeiten nur mit zusätzlichen bzw. erheblichen Hilfen von außen und in den meisten bzw. nur in wenigen beschriebenen sozialen Situationen meistens bzw. selten zur Verfügung stehen. Bei Desintegration können trotz intensiver Hilfen die Strukturleistungen in fast keiner der für das Kind/den Jugendlichen relevanten Situationen und zu praktisch keiner Zeit abgerufen werden.

Die Einschätzung struktureller Fähigkeiten ist insofern von herausragender Bedeutung, als sie es ermöglicht abzubilden, wieviel an Kompetenzen der Regulation und Beziehungsgestaltung man bei einem Kind/Jugendlichen voraussetzen kann. Natürlich ist das Integrationsniveau struktureller Fähigkeiten nicht statisch, sondern variiert je nach Ausmaß situativer Anforderung, affektiver Anspannung und Stress.

Eine differenzierte Einschätzung der strukturellen Fähigkeiten ist für die Therapieplanung unabdingbar, um Kinder/Jugendliche nicht zu über- und auch nicht zu unterfordern.

Achse Behandlungsvoraussetzungen

Auf dieser Achse werden jene Bereiche abgebildet, die für die Behandlung zusätzlich zu den psychodynamischen Konstrukten von großer Bedeutung sind. Dazu gehören subjektive Dimensionen ebenso wie Ressourcen und gegebenenfalls Psychotherapievoraussetzungen. In der Betrachtung dieser Dimensionen lassen sich häufig Potenziale ebenso wie mögliche Hemmnisse von Behandlungsverläufen ausmachen, die das psychodynamisch fokussierte Vorgehen zur Entfaltung bringen oder eben auch stagnieren lassen können.

In den *subjektiven Dimensionen* werden die empfundene Beeinträchtigung (psychisch und physisch), eigene Krankheitstheorien, sowie Leidensdruck und Veränderungsmotivation abgebildet. Hier geht es also nicht um objektivierbare Informationen, sondern um das Erleben aus Sicht der Betroffenen. So kann die Beeinträchtigung durch eine schwere Störung von Betroffenen selbst durchaus niedrig eingeschätzt oder in ihrem Krankheitswert überschätzt werden. Die subjektiven Krankheitstheorien ermöglichen überdies einen wichtigen Einstieg, um die Kinder/Jugendlichen und ihr Umfeld in ihrem Denken »abzuholen« und sie in die psychotherapeutische Arbeit einzuführen. Demgegenüber ist die Veränderungsmotivation häufig eine ambivalente Angelegenheit und muss geklärt werden, weil sie den Antrieb für den psychotherapeutischen Prozess darstellt. Außerordentlich wichtig in der Betrachtung der Behandlungsvoraussetzungen erscheint die Einschätzung der Ressourcen. Nicht nur, dass sie die Belastbarkeit eines Patienten einkreisen, sie helfen auch, den Blick auf das Pathologische und intrapsychisch Defizitäre zu kontrastieren. Was die Unterstützung seitens des Kontextuellen angeht, werden die Bereiche Familie, außerfamiliäre Unterstützung, Kindergarten, Schule, Gleichaltrige/Peers bzw. intrapsychische Ressourcen unterschieden. Mit familiären Ressourcen sind die Offenheit, Flexibilität und Bezogenheit der Familienmitglieder untereinander angesprochen. Außerfamiliäre Unterstützung beschreibt Hilfsangebote von Institutionen ebenso wie unterstützende Aktivitäten beispielsweise in Vereinen. Ein weiterer Aspekt ist die Einschätzung von Umfang und Qualität von Freundschaftsbeziehungen. Eine genaue Abwägung brauchen auch die eher spezifischen Behandlungsvoraussetzungen, wie z. B. Aspekte rund um den Krankheitsgewinn und die Arbeitsbündnisfähigkeit, die Einsichtsfähigkeit und die grundlegende Fähigkeit, Helfersysteme überhaupt nutzen zu können.

Aspekte der Befunderstellung

Es gibt kein einheitliches standardisiertes OPD-KJ-2 Erfassungstool.[78] Die diagnostische Anwendung der OPD-KJ-2 verlangt daher auch keinen Verzicht auf eine psychodynamische Haltung. Empfohlen wird seitens der OPD lediglich ein »mäßig strukturiertes Vorgehen« bei der Erhebung der vier Achsen, um diverse Aspekte sichtbar zu machen. Dies trifft umso mehr zu, je jünger die Kinder sind. Es geht also nicht um schematisches Abfragen. Ein allzu standardisiertes Vorgehen würde

[78] Vorschläge zur Interviewführung befinden sich auf der Homepage der Arbeitsgruppe: https://www.opdkj.eu/downloads.html und in Diederichs-Paeschke et al. (2011).

auch den Prinzipien psychodynamisch orientierter Diagnostik zuwiderlaufen. Ein gewisses Maß an Strukturierung scheint allerdings durchaus sinnvoll und kann für den diagnostischen Prozess hilfreich sein, wenn es darum geht, in überschaubarer Zeit relevante Informationen zu bekommen. Inwieweit dies und die OPD-KJ-2 insgesamt mit psychoanalytischen Prinzipien vereinbar ist, wird an anderer Stelle diskutiert (Diederichs-Paeschke et al., 2011; Mertens, 2012). Tatsächlich bewegt sich die Interviewtechnik der OPD-KJ-2 im Spannungsfeld von explorativem Ansatz (Sammeln von Fakten) und beziehungsdynamischem Vorgehen (Interpretation der sich im Erstgespräch konstellierenden Beziehungsdynamik), wobei der Untersucher auch teilnehmender Beobachter und häufig »selbst in das sich inszenierende Beziehungsgefüge und Geschehen eingebettet ist« (Diederichs-Paeschke et al., 2011, S. 5). So werden mit der Einbeziehung von Gegenübertragungsaspekten auch affektive Beteiligung und Resonanz Teil des Auswertungsprozesses, und gleichzeitig wird der Selbstverpflichtung genüge getan, diagnostische Bewertungen und Interpretationen stets an beobachtbarem Material zu belegen, indem beobachtungsnahe Phänomene beschrieben werden.

Je nach Alter des Kindes/Jugendlichen stützt man sich dabei auf unterschiedliche Informationsquellen. So wird in Altersstufe 1 die Verhaltens- und Interaktions-Beobachtung und die spielerische Mitteilung im Vordergrund stehen, in Altersstufe 2 beginnt sich die spielerische Mitteilung mit Aspekten des Gesprächs zu verbinden, wobei hier neben dem freien Spiel mit dem entsprechenden Narrativ auch dem induzierten Spiel eine zusätzliche Bedeutung zukommt (siehe hierzu die Darstellung projektiver Tests in Kapitel 11–15 in diesem Buch). In der Altersstufe 3 tritt die verbale Mitteilung in den Vordergrund, und mit zunehmendem Alter bekommt die Befunderhebung immer mehr »klassischen« Interviewcharakter.

Die Informationsquellen für die Befunderhebung nach OPD-KJ-2 sind also, je nach Alter mit unterschiedlicher Gewichtung:

- das Auftreten und Verhalten
- die spielerische Inszenierung
- das Interaktionsverhalten
- das sprachliche Narrativ sowie
- (fremd-)anamnestische Angaben.

Die besondere Herausforderung der OPD-KJ-2 Befunderhebung besteht nun darin, einerseits genug Information (Material) für die Einschätzung der vier Achsen zu generieren, die »belegbar« sein müssen, andererseits aber auch dem subjektiven Moment und szenischen Material mithilfe einer beziehungsdynamischen Grundhaltung genügend Raum zu lassen. Der Interviewer wird situationsspezifisch, je nach Zielsetzung und Rahmen, aber auch entlang seiner Überzeugung und Kompetenzen entscheiden, wie viel strukturierende, fokussierende und auch explorative Interventionen er für möglich, erforderlich und sinnvoll erachtet und wie viel offene Begegnung er zulässt.

Anwendungsmöglichkeiten

Letztlich besteht das Interesse an der OPD-KJ-2 als Klassifikationssystem neben der für die Forschung so wichtigen Operationalisierung auch zunehmend in seiner klinischen Relevanz. Die OPD-KJ-2 bietet hoffentlich irgendwann eine gemeinsame sprachliche Basis im interdisziplinären Feld. Sie hilft dabei, psychodynamische Denkmodelle zu strukturieren und den notwendigen Therapie-Fokus zu präzisieren. Darüber hinaus dient sie seit ihrem Anbeginn der Evaluation und mithin der Qualitätssicherung therapeutischen Arbeitens. Im klinischen Bereich könnte die OPD-KJ-2 Fundament werden für eine interdisziplinäre Vernetzung, indem sie eine gemeinsame »Sprache« schafft, die es ermöglicht, vielfältige klinische Eindrücke kompakt und für alle verständlich zusammenzutragen und auszutauschen. In der ambulanten Praxis kann mit Hilfe der OPD-KJ-2 eine fundierte psychodynamische Diagnostik stattfinden, insbesondere mit Blick auf das Gutachterverfahren.[79]

Abschließend soll noch auf die einschlägigen Fallbücher zu den verschiedenen Achsen verwiesen werden, die Orientierung geben können und in denen zahlreiche Beispiele dargestellt sind. (Fliedl et al., 2020; Seiffge-Krenke et al., 2016; Seiffge-Krenke & Schmeck, 2020).

[79] Siehe dazu die folgenden Kapitel in diesem Buch.

Teil II:

Leitfaden für die Praxis

10. Psychodynamische Anamneseerhebung

Damit entschieden werden kann, ob eine psychotherapeutische Behandlung überhaupt indiziert, d. h. notwendig und erfolgversprechend ist, sind zunächst zahlreiche Informationen zusammenzutragen. Dazu dienen in erster Linie die diagnostisch-probatorischen Sitzungen. Neben Gesprächen, Spiel-Beobachtungen, Fragebögen und Tests können auch fremdanamnestische Daten erhoben werden und familiendiagnostische Verfahren zur Anwendung kommen. Bevor die verschiedenen psychodynamisch fundierten Testmöglichkeiten dargestellt werden, wird zur Erfassung der familiären Beziehungen im Folgenden die Arbeit mit dem Familienbrett und die Erstellung eines Genogramms vorgestellt. Im Anhang 10 finden Sie eine Übersicht über die Symbole des Genogramms sowie weitere geeignete Hilfen zur Zusammenfassung der Daten und der Erstellung des Berichts an den Gutachter.

10.1 Probatorische Sitzung

Seit vielen Jahren wird im Curriculum der Ärztlichen Akademie eine Struktur für die meist fünfstündige Probatorik vorgeschlagen, die hier als Vorschlag für alle Formen der klinischen Praxis zusammengefasst wird.

Der erste orientierende Kontakt findet bei den jüngeren Patienten nach Möglichkeit immer mit beiden Eltern statt. Ob der Patient dabei anwesend sein soll, hängt von den Umständen ab. Eltern können offener über die eigenen Probleme, die eigene Lebensgeschichte und auch über die Symptomatik des Kindes berichten, wenn das Kind nicht dabei ist. Für das Kind kann es u. U. zu belastend sein, die eigenen Probleme der Eltern oder aber auch die Litanei von Klagen über es selbst mit anzuhören.

Die im Erstkontakt beobachtbare Kommunikation zwischen Eltern und Patient kann allerdings auch sehr aufschlussreich sein und wichtige Informationen für alle enthalten. Bei älteren Kindern kann das Erstgespräch zunächst ohne Eltern stattfinden. Welche Personen am Erstgespräch teilnehmen, sollte demnach von Fall zu Fall entschieden werden, wobei auch der Wunsch der Eltern oder des Jugendlichen dabei zu berücksichtigen ist. Deshalb ist eine Frage des Psychotherapeuten bei der Anmeldung hilfreich: »Wer sollte nach Ihrer Meinung am Erstgespräch teilnehmen?«

Auf jeden Fall ist es unabdingbar, die Sicht *beider Eltern* auf die Problematik des Kindes zu erfassen. Das geht nicht mit einem Interviewleitfaden oder einem Fragebogen alleine. Dennoch kann die Verwendung eines Anamnesebogens oder Fragebogens

(Klasen et al., 2003)[80] hilfreich sein, zumindest als *innere* Strukturierungshilfe für den Psychotherapeuten. Auch sollte der Psychotherapeut darauf achten, dass insbesondere Leistungstests »immer Auswirkungen auf die Übertragungsbeziehungen haben« können (Hopf, 2016b, S. 15). Bei Schulangst zum Beispiel könnte der Psychotherapeut leicht »zum prüfenden Lehrer oder zum externalisierten Über-Ich« geraten (Hopf, 2016b, S. 15). Hier wäre zu überlegen, diese Tests von einem Psychologen oden einem anderen Psychotherapeuten durchführen zu lassen.

Beim Elterngespräch oder beim Familiengespräch werden wichtige Informationen für die spätere therapeutische Behandlung gegeben. Es geht dabei nicht nur darum, *was* gesagt wird, sondern besonders auch, *wie* es gesagt wird, welche Emotionen erkennbar oder vermieden werden und auch was dies in diesem Augenblick mit dem Psychotherapeuten macht. Oft entscheiden die ersten Momente darüber, ob eine erfolgreiche Therapie erwartet werden kann.

Zu erfassen sind vor allem die Zusammensetzung der Familie, die Beziehung der Familienmitglieder untereinander, Konflikte des Patienten und der Familie innerhalb und außerhalb der Familie (Kindergarten, Schule, Gleichaltrige), die derzeitige Symptomatik des Kindes, die Dauer der Symptomatik, die körperliche, soziale und emotionale Entwicklung des Kindes sowie somatische und psychische Erkrankungen in der Familie. Ziel dabei ist es, eine möglichst umfassende Information über die Lebensgeschichte und die aktuellen Lebensbedingungen des Kindes zu erhalten, da diese für das Verstehen der Symptomatik wichtig sind. Darüber hinaus geht es darum, bereits frühzeitig die für den Bericht an den Gutachter[81] erforderlichen Informationen zu erheben (Adler, 2012). Auch ist die Frage nach der Vermutung der Eltern wichtig, weshalb das Kind ihrer Meinung nach zu diesem Zeitpunkt auffällig geworden ist. Manchmal werden eigentlich wichtige Informationen (noch) nicht gegeben. Eventuelle Auslassungen können hochbedeutsam sein und auf zugrundeliegende Konflikte hinweisen.

Bei getrennt lebenden und geschiedenen Eltern ist es unumgänglich, die Frage nach der *Sorgeberechtigung* zu stellen. Solange eins der sorgeberechtigen Elternteile nicht explizit zugestimmt hat, dürfen in der Regel mit einem noch nicht einsichtsfähigen Kind (meist unter 15 Jahren) keine Termine wahrgenommen werden. Bei hochstrittigen Familien ist es empfehlenswert, die Zustimmung des anderen (meist dann auch nicht anwesenden Elternteils) schriftlich einzuholen und die Beteiligten darüber zu informieren, dass zu der Behandlung des Kindes Gespräche mit beiden Eltern erfolgen sollen. Psychotherapeuten sollten von Anfang an klarstellen, dass

[80] Die SDQ-Fragebögen können kostenlos im Internet unter Angabe von »SDQ-Deu« heruntergeladen werden.

[81] Zum Bericht an den Gutachter siehe Anhang 10.5.

sie für gerichtsverwertbare Stellungnahmen im Rahmen der Trennungs- und Scheidungsproblematik nicht zur Verfügung stehen können (Jopt, 2013).

Nach dem Erstgespräch, in dem es vor allem um eine erste Klärung der Problematik geht, werden in der Regel bis zu drei Sitzungen mit dem Kind (meist ohne Eltern) durchgeführt, um zur genaueren Erfassung des psychischen Befundes und der Psychodynamik zu gelangen. In diesen Sitzungen können einige der nachfolgend beschriebenen *projektiven Tests* zur Anwendung kommen.[82] Wir beschränken uns in diesem Buch auf einige ausgewählte projektive Verfahren und gehen hier nicht näher auf *Leistungs- und Funktionstests* ein. Eine umfassende Zusammenstellung der bekannten projektiven Tests finden Sie bei Wienand (2016).

Wir empfehlen, in der Regel eine Kombination von Zeichen-, Erzähl- und Spieltests anzuwenden, da *ein Test alleine nie aussagekräftig* ist. Die Tests können auch individuell je nach Tagesform und Situation unterschiedlich ausfallen. Sie erlauben kein »Schubladendeuten«. Die Bedeutung der gewählten Figuren und ihr Zusammenspiel sind immer vor dem Hintergrund dieses einzelnen Kindes in dieser speziellen Situation zu sehen. Überdies müssen sie vom Kind selbst mittels seiner Attribuierungen, Erinnerungen und Assoziationen angereichert werden. Erst die Zusammenschau von teilnehmender Beobachtung, Auswertung der Begegnungssituation, Angaben über die Lebensgeschichte durch die Bezugspersonen und Ergebnissen aus den verschiedenen Testverfahren ermöglicht es, eine vorläufige Diagnose zu finden, die als Grundlage für das weitere Vorgehen dient (siehe auch Anhang 10.3).

Wegen ihrer Einbettung in die therapeutische Beziehung kann die Durchführung der Tests *nicht an Hilfspersonal* delegiert werden. Wichtige Beobachtungen während der Durchführung sowie erste Hinweise auf Abwehrmechanismen würden verloren gehen, und Erkenntnisse aus dem spezifischen Übertragungs- und Gegenübertragungsprozess könnten dann nicht genutzt werden. Außerdem würde der Aufbau einer Vertrauensbeziehung behindert.

Nach Abschluss der Tests ist in einer weiteren (fünften) probatorischen Sitzung ein erneutes Elterngespräch (mit oder ohne Patient) notwendig, in dem der Behandler seinen Eindruck und seine Einschätzung der Problemlage nachvollziehbar mitteilt und den eventuell gegebenen Behandlungsbedarf klärt. Die Ergebnisse der Tests, die Motivation von Eltern und Patient, die Fähigkeit, Deutungen anzunehmen, und die Umstellungsbereitschaft sowie die sonstigen Behandlungsvoraussetzungen sollten in diesem Gespräch thematisiert werden. Auch offen gebliebene Fragen zur Anamnese

[82] Eine ausführlichere Beschreibung mit Testanweisungen, einer Vignette und Literaturangaben finden Sie im nachfolgenden Kapitel. Einige der kopierfähigen Auswertungsbögen befinden sich im Anhang.

können hier noch eine Antwort finden.[83] Am Ende der probatorischen Phase sollte eine (vorläufige) Diagnose stehen.

Bei den Elterngesprächen ist der Wunsch des Patienten zu berücksichtigen, den Eltern über die Inhalte der Tests Auskunft zu geben oder nicht. Ein grundsätzliches Recht der Eltern auf Einsicht in die Aufzeichnungen[84] des Psychotherapeuten gibt es nur, bis ein Kind einsichtsfähig ist. Das kann in der Regel nach Abschluss des 14. Lebensjahres angenommen werden.

Es empfiehlt sich, weitere Schweigepflichtsfragen zu klären und ggf. Befunde von Vorbehandlern anzufordern.

Auf der Grundlage der zusammengetragenen Ergebnisse kann dann eine Indikation gestellt und gegenbenenfalls ein Bericht an den Gutachter verfasst werden.[85]

Hinsichtlich der Psychodynamik sollte unbedingt darauf geachtet werden, dass die faktische Konstellation der ersten Lebensjahre an sich noch keine Indikation für eine psychische Erkrankung ist. Nur die Zusammenschau der lebensgeschichtlichen Daten mit der »Reflexion der aus der direkten Begegnung des Therapeuten mit dem Patienten« (Hopf, 2016b, S. 15) gewonnenen individuellen Informationen (inklusive der projektiven Tests) können eine Psychodynamik begründen. Weder eine schwere Kindheit, noch ein Trauma, noch Flucht und Vertreibung sind, für sich alleine betrachtet, ein Grund für eine psychotherapeutische Behandlung. Vielmehr geht es darum herauszufinden, »aus den ersten Begnungen mit Eltern und Patienten [...] mit Hilfe des szenischen Geschehens (und anderer psychoanalytischer Techniken) überdauernde unbewusste interpersonale und intrapsychische Konflikte« herauszuarbeiten, die zur Entstehung und Überdauern einer Symptomatik beigetragen haben (Hopf, 2016b, S. 17). Die Begründung für eine psychotherapeutische Behandlung muss sich demnach als Schlussfolgerung aus den in der Begegnung erfahrenen (erlebten) Informationen ergeben.

83 Siehe Anhang 10.1: Wohin mit all den Informationen? – Dokumentationsvorlage.

84 Das Patientenrechtegesetz von 2013 sieht auch für Psychotherapeuten nur geringe Möglichkeiten vor, die Einsicht in (Teile der) Patientenakte zu verweigern.

85 Auch nach Inkrafttreten der neuen Psychotherapie-Richtlinien (April 2017) bleibt es unverzichtbar, eine gründliche Diagnostik in den ersten Stunden nach dem hier aufgezeigten Muster (Erstgespräch, Testdiagnostik, Elterngespräch) zu erstellen, um damit das weitere Vorgehen (mit oder ohne Bericht an den Gutachter) zu klären.

10.2 Familienbrett

Gabriele Meyer-Enders

Einführung

»Niemand ist eine Insel.« So beginnt eine Schrift von John Donne (1572–1631), einem englischen Schriftsteller und Prediger in seinem Werk *Meditation XVII*. Und er schreibt weiter: »Niemand ist eine Insel, in sich ganz; jeder ist ein Stück des Kontinents, ein Teil des Festlandes.« Den Menschen in Bezug zu seiner Umgebung, seiner Familie zu sehen und die Selbstheilungskräfte des ganzen Systems zu nutzen, war Grundlage der systemischen Familientherapie Virginia Satirs (1975). Mithilfe der Technik der Familienskulptur entwickeln die Patienten ein systemisches Verstehen ihrer Beziehungen, der sichtbaren und unsichtbaren Bindungen, der Ressourcen und Beziehungskonflikte. Satirs Grundlagen unterscheiden sich deutlich von den eher populistischen Aufstellungsarbeiten Hellingers in den 1990er Jahren, die jedoch zu einer großen Verbreitung und oftmals missverständlichen Anwendung der Aufstellungsarbeit geführt haben. Es gilt, diese Arbeit deutlich abzugrenzen.

Die therapeutische Arbeit mit Kindern und Jugendlichen ist in so gut wie jeder therapeutischen Ausrichtung ohne das Bezugssystem Familie oder familienähnlicher Strukturen nicht vorstellbar. In der Diagnostik werden verschiedene projektive Verfahren zur Darstellung der Familiensysteme und -dynamik eingesetzt, wie in den Kapiteln dieses Buches dargelegt. Das Bestreben Satirs, aus der Zweidimensionalität einer grafischen Darstellung wie eines Genogramms herauszutreten, um die Beziehungen auch spürbar und erlebbar werden zu lassen, waren eine der Grundlagen für die Familienskulptur. Jedoch ist diese abhängig von der Arbeit mit einer Gruppe und auch mit Kindern in dieser Form noch nicht durchführbar.

Der Wunsch nach einer praktikablen und unkomplizierten Umsetzung der systemischen Theorie in die Arbeit mit Patienten ließ die Hamburger Gruppe 1978 um Ludewig (1983) die Konzeption des *Hamburger Familienbretts* entwickeln. Aus den Studien von Thomas M. Gehring ab 1985 an der Psychiatrischen Universitätspoliklinik für Kinder und Jugendliche in Zürich entstand der *Familiensystemtest* (FAST), der heute noch erhältlich (Testzentrale) ist und in vielen Sorgerechtsprozessen eingesetzt wird (Gehring, 1998). Der norwegische Familientherapeut David Kvebaek entwickelte schon 1968 seinen *Kvebaek Family Sculpture Test* (KFST): Auf einem Brett mit 100 Quadraten werden unterschiedlich große und unterschiedlich farbige Holzfiguren als Stellvertreter für die Familienmitglieder positioniert. Heute ist der Test vorrangig in Skandinavien und den USA zu einem gebräuchlichen Instrument geworden.

Das *Familienbrett* vom *Kölner Institut für Kindertherapie* (KIKT) (Meyer-Enders, 2008) versteht sich ebenfalls als diagnostisches Material, gleichzeitig aber auch als durchgängig einzusetzendes kreatives Medium, um aktuelle Beziehungen zur Peergroup, verschiedene Themenkomplexe oder erweiterte Systeme aufzubauen.

Allen Verfahren liegt eine ähnliche Zusammensetzung des Materials zugrunde. Grundlage ist eine quadratische Platte, Holz oder Pappe, zum Teil mit Quadraten versehen (FAST). Während Kvaebek noch ein Brett mit den Maßen 1m x 1m einsetzte, ist das KIKT-Brett mit 42cm x 42cm das kleinste. Verschieden große und verschieden farbige Figuren dienen als Repräsentanten für die einzelnen Familienmitglieder oder auch als Symbol für Krankheit, Arbeit oder sonstige Themen.

Die Anweisungen sind ebenfalls in allen Verfahren ähnlich. Der Proband wird gebeten, für jedes Mitglied aus der Familie eine Figur zu wählen und die Figur so aufzustellen, wie sie in der Familie zueinander stehen. Es wird darauf hingewiesen, dass die Augen die Blickrichtung angeben können.

Das *Kölner Familienbrett* verfügt über eine Mittellinie, die das Brett wie ein Puzzle in zwei Hälften teilen kann. In meiner psychotherapeutischen Praxis verfügen 75 Prozent der Patienten über Trennungserfahrungen, sei es durch Familientrennungen oder aber auch durch den Tod eines Elternteils. Die Linie ermöglicht, diese Trennungen deutlicher darzustellen, sei es bewusst eingesetzt oder auch unbewusst positioniert.

Nachdem die einzelnen Figuren aufgestellt worden sind, sollten verschiedene Fragen gestellt und die Antworten protokolliert werden.

- Wer wird durch die einzelnen Figuren dargestellt?
- Welche Familienmitglieder fehlen vielleicht noch?
- Was bedeuten die unterschiedlichen Farben?
- Wohin schauen die Figuren?
- Ist jemand in deiner Familie gestorben und hier auf dem Brett nicht dabei?
- Wer kann mit wem sprechen und wen dabei anschauen?
- Ist der Platz, an dem du jetzt stehst, ein guter Platz für dich?
- Wenn du deinen Platz veränderst, was passiert dann mit den anderen?
- Gibt es noch etwas, was unbedingt zu deiner Familie dazugehört?

Auswertung und Interpretation

Eine eindeutige Interpretation ist wie bei den meisten projektiven Verfahren nicht möglich, sie ist von der Zielsetzung und theoretischen Orientierung des Untersuchers abhängig. Einige Kriterien sind unter Berücksichtigung eventueller kultureller Unterschiede folgende:

- die Entfernung zwischen den Figuren als Merkmal für emotionale Nähe, Kontakthäufigkeit, soziale Nähe/Distanz und Abgelöstheit/Abhängigkeit;
- die Blickrichtung als Ausdruck von Beziehungsintensität;
- die Platzierung der Figuren und die Reihenfolge ihrer Aufstellung;
- die Wahrung der Generationsgrenze durch die Nutzung unterschiedlich großer Figuren.

Als weiterführende Möglichkeiten nach der Aufstellung benennen Ludwig und Wilken (2000) das dynamische Spielen: Der Beobachter kann verschiedene Umsetzungen vollziehen und sehen, wie die Beteiligten darauf reagieren. Dieser Prozess entspricht durchaus einem »Dialog ohne Worte«. Um diesen Dialog anzureichern, wurden materialkongruente Zusatzfiguren und Symbole konstruiert: Arbeit, Freizeit, Schule, Mauern und Grenzen sowie Tiere. Um der großen Bedeutung von Haustieren Rechnung zu tragen, sollten sie bei der Aufstellung nicht fehlen, ebenfalls kann bei jungen Kindern, die nicht zeichnen mögen, mit einer Auswahl an Tierfiguren der *Familie-in-Tieren-Test* auf dem Brett gestellt werden.

Fallbeispiel

Der sechs Jahre alte Sven (Name geändert) wird wegen Trennungsängsten vorgestellt. Die Einschulung steht bevor und er trennt sich nur schwer jeden Morgen von seiner Mutter, erklärt, Bauchschmerzen könnten ihn nicht zum Kindergarten gehen lassen. Er konstruiert folgende Aufstellung:

Die rote Figur – »Ich mag rot!« – stellt seine Mutter dar, die weiße Figur seinen Vater – »Der ist doch Arzt!«. Er steht zwischen den Eltern, neben seiner Mutter steht die fünf Jahre ältere Halbschwester. Die dunklen Figuren im Hintergrund sind die Eltern der Mutter. Durch die Trennungslinie des Brettes ergibt sich eine Andeutung,

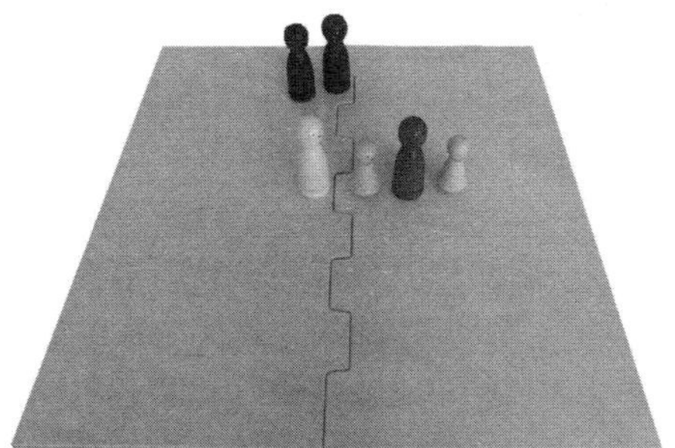

Abb. 10.1: Familienbrett 1

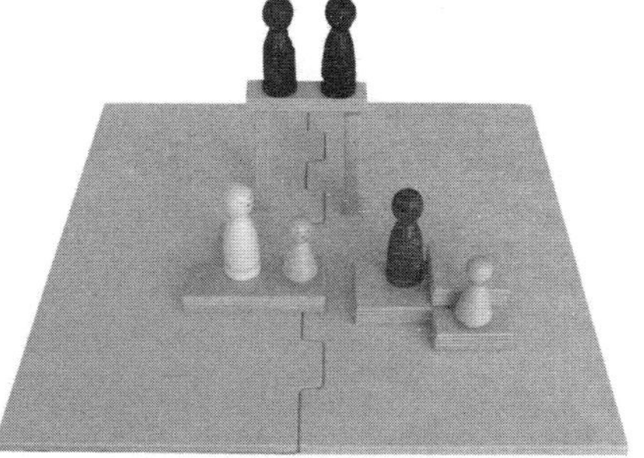

Abb. 10.2: Familienbrett 2

dass die Mutter mit ihren beiden Kindern eine Einheit bildet, während ihre Eltern und ihr Mann »auf der anderen Seite« stehen. Zudem scheint Sven so zwischen den Eltern zu stehen, dass er beide zwar verbindet, aber eindeutig auf Seiten der Mutter steht.

Er untersucht neugierig die anderen Symbole, und als die Psychotherapeutin benennt, dass man damit auch Arbeit und Schule darstellen kann, baut er vergnügt weiter:

Er erzählt dazu wenig, äußert nur, dass seine Mutter und seine Schwester ja in die Schule gehen und er lieber den gleichen Beruf wie sein Vater machen wolle. Zu den Großeltern, die hoch über der Familie thronen, sagt er nichts. Die Aufteilung besitzt nun eine andere Dynamik; er hat sich zum Vater gesellt, bleibt aber immer noch auf der Trennungslinie stehen und verbindet ebenso die beiden Hälften wie der Turm der Großeltern. Er unterscheidet in seiner Figurenwahl deutlich die Generationen, auch wenn er keine Geschlechtsunterschiede bezeichnet, groß und klein sind ihm wichtig.

Wird dieses Verfahren bei Kindern eingesetzt, sollte immer die Erlaubnis, das Bild den Eltern zeigen zu dürfen, erfragt werden. Sven ist einverstanden und im Elterngespräch verdeutlicht sich die von ihm dargestellte Dynamik. Die Beziehung zwischen seiner Halbschwester und dem Stiefvater ist konfliktreich, die Mutter fühlt sich »wie auf der anderen Seite, isoliert mit den Kindern«. Sie kümmere sich häufig allein um ihre Tochter aus erster Ehe und habe nicht den Eindruck, dass sie schon als Familie zusammengewachsen seien. Sie könne nun gut verstehen, dass Sven sie alle verbinden wolle und deshalb lieber zuhause bleibe. Die dunklen Gestalten ihrer Eltern erlebt sie als bedrückend, sie sei noch nicht wirklich unabhängig von ihnen, die Kontakte seien ihr manchmal zu eng.

Die Aufstellung des Kindes hat viele Themen in der Familie angesprochen und angeregt, sodass sich die Eltern nun ihren Entwicklungsaufgaben zuwenden können und ihr Sohn freier sich seiner eigenen Autonomieentwicklung zuwenden kann.

Fazit

Das Familienbrett kann ein wichtiger Bestandteil der Diagnostik und der therapeutischen Arbeit mit Kindern, Jugendlichen und ihren Eltern sein. Insbesondere durch seine Haptik, aber auch durch die herstellbare Distanz zum Geschehen können die Patienten leichter zur Darstellung der Familien- und Lebensthemen gelangen und zur Reflektion geführt werden.

Weiterführende Literatur: Meyer-Enders (2008, 2016), Cierpka (1988).

10.3 Das Genogramm

Genogrammarbeit leitet sich ursprünglich aus der Systemtheorie ab und knüpft an lebens- und familiengeschichtlichen Erzählungen an. Es reflektiert den Einzelnen in seinem kontextuellen Lebenszusammenhang genauso wie in seinem biografischen Gewordensein. Denn das Genogramm – oder der Familienstammbaum – erlaubt es, in einer grafischen Darstellung die vielfältigsten Informationen über ein Familiensystem zusammenzustellen. In der horizontalen Perspektive sind das Informationen über die Mitglieder einer Familie und ihrer Beziehungen im Hier und Jetzt. Die vertikale Perspektive dagegen umschreibt das familiale Gewordensein. Wenn das über mehrere Generationen hinweg geschieht, öffnet sich eine transgenerationale Perspektive.

Da das Genogramm hilft, zusammenfassend zu visualisieren, indem es die Informationen systematisiert und *augenscheinlich* werden lässt, öffnet sich das Familiensystem dem Betrachter sozusagen auf einem Blick. Der bekommt nicht nur einen guten und schnellen Überblick auch über komplexe und verwickelte Familienstrukturen, was ihn bei der Bildung von Hypothesen und dem Aufspüren von vielsagenden Lücken unterstützt. Er kann nun nach Zusammenhängen zwischen Krankheitsbild und Familienstruktur suchen. Er kann aber auch die historische Entwicklung dieser Struktur anschauen und die damit einhergehenden Probleme mit ihren Auswirkungen bis in die Gegenwart erkennen. Auf diese Weise lässt sich im Genogramm primäre Sozialisation in der Triade mit lebenslanger Sozialisation und Identitätsbildung verknüpfen. Außerdem kann die mitunter entwicklungsrelevante Rolle von bedeutsamen Anderen auch außerhalb der Kernfamilie und neben den Personen im verwandtschaftlichen Umfeld[86] in die Betrachtung hineingeholt werden.

Wie wird ein Genogramm erstellt?

Für die Erstellung eines Genogramm genügen ein großer Bogen Papier im Querformat und ein Bleistift. Es gibt keine allgemein gültige Norm für die Erstellung eines Genogramms![87] Meistens wird die folgende Struktur gewählt.

[86] Gemeint sind Geschwister, Onkel, Tanten, Cousinen, Cousins und die Großeltern.

[87] Im Folgenden finden Sie daher nur eher didaktisch geleitete Vorschläge. Wobei immer zu bedenken ist, dass Übereinkünfte die Verständigung unter Fachleuten erleichtern. Ein kostenloses Windows-Programm zur Erstellung eines Genogramms findet sich z. B. unter: https://www.wingeno.org.

Reihenfolge

Die Reihenfolge in der *vertikalen Achse* gibt die *Generationenfolge* wieder. Die Reihenfolge in der *horizontalen Achse* entspricht der *zeitlichen* Reihenfolge der Geburten. Die Reihenfolge muss korrekt sein. Das ist aus systemischer Sicht, dem Prinzip der Ordnung folgend, sehr wichtig. Innerhalb der gleichen Geschwisterreihe wird immer von links nach rechts arrangiert: erstes Kind ganz links, jüngstes ganz rechts (Abtreibungen, Aborte, Totgeburten nicht vergessen).

Beginnen Sie am besten mit dem Patienten am unteren Rand. Dann oberhalb davon die Eltern und links und rechts daneben die Geschwister in der Reihenfolge des Geburtsjahres. Oberhalb der Eltern kommen dann die Großeltern. Oft werden pathologische Familientraditionen erst deutlich, wenn auch die Großelternebene mit dargestellt wird. Neben den Eltern werden deren Geschwister, ebenfalls geordnet nach Geburtsjahr, platziert.

Symbole

Männliche Personen werden durch ein *Quadrat,* weibliche durch einen *Kreis* repräsentiert. Weiterhin wird der »Indexpatient« mit einem *Doppelrahmen* versehen. Verstorbene Personen werden mit einem diagonalen *Kreuz* gekennzeichnet. Die Beziehungen der Personen (Partnerschaftsbeziehungen und Eltern-Kind-Beziehungen) werden durch *Linien* dargestellt. Heiratsjahr und gegebenfalls Trennungs- bzw. Scheidungsjahr werden vermerkt. Stärkere emotionale Beziehungen werden mit ein oder zwei zusätzlichen Linien dargestellt. Mit einem Strich durch die Beziehungslinie wird eine Trennung, mit zwei Strichen eine Scheidung, mit einer Zickzacklinie ein Konflikt und mit einer gepunkteten Linie eine emotionale Beziehung gekennzeichnet, wie z. B. beim

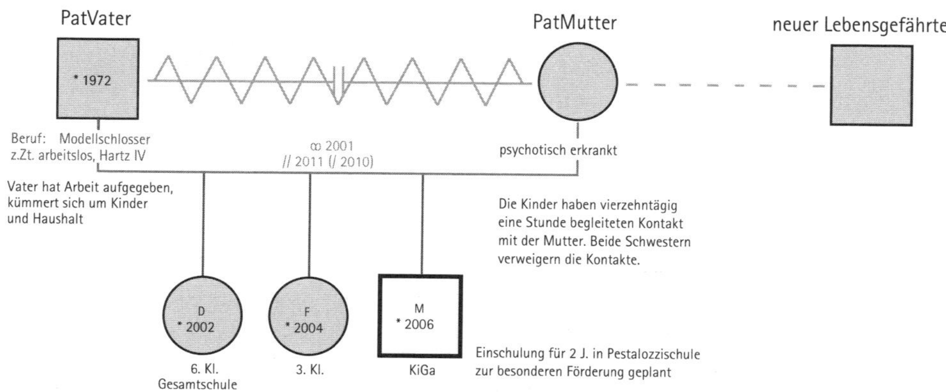

Abb. 10.3: Genogramm

Adoptiv- oder Pflegekind, einem unverheirateten Partner, einer wichtigen außerfamiliären Person. (Eine Auflistung der üblichen Symbole befindet sich im Anhang 10.4.)

Ergänzend zur symbolischen Repräsentation der Familienstruktur werden *Daten über die Personen* gesammelt und notiert. Das können Namen, Familienstand, Geburts-/Sterbedaten, Sterbeursache, Heirat, Trennung, Scheidung, Schulbildung, Beruf, Nationalität, gesellschaftliches Ansehen und vieles mehr sein. Weiter können folgende Eigenschaften und Besonderheiten erwähnt werden:

- spezielle Begabungen und Talente wie erfolgreicher Musiker, gute Schülerin;
- Charaktermerkmale: aufbrausend, devot, gewalttätig, lebenslustig, einfühlsam;
- Besonderheiten: Krankheiten, Rolle in der Familie, Glaubenssätze, Tabuthemen, von der Familie abgeschoben, ausgewandert, »man sagte über sie, dass …«;
- gesonderte Charakterisierung der Beziehungen zu anderen Familienmitgliedern;
- und vieles mehr.

Mögliche Fragestellungen zur Familiengeschichte:

- Welche schweren Schicksale gibt es in der Familie?
- Wurde jemand aus der Familie ausgestoßen? Schwarze Schafe? Leichen im Keller?
- Gibt es Abtreibungen, Aborte, Totgeburten? Herrscht darüber Stillschweigen oder Offenheit?
- Gibt es Adoptivkinder, Pflegekinder in der Familie?
- Gibt es Liebesbeziehungen, die nicht sein durften (Inzest)?
- Wiederkehrende Ereignisse (Unfälle, Krankheiten, Suchtverhalten, Konkurse)?
- Vererbte Charaktermerkmale, Verhaltensmuster?
- Gibt es spezielle Familienregeln, Vereinbarungen (offen oder verdeckt)?
- Gibt es Geheimnisse?
- Wer traf wichtige Entscheidungen?
- Wie wurde über andere Familienmitglieder gesprochen?
- Wie wurde mit Geld umgegangen?
- Wer hatte das letzte Wort?
- Gab es Familienkrisen, wie wurde damit umgegangen?
- Kam Gewaltanwendung vor?
- Gibt es für jemanden aus der Familie eine wichtige andere Person oder Organisation (Geliebte, Pfarrer, Helfer, Psychotherapeut, Lehrer, Trainer, Chef usw.)?
- Spielen Haustiere eine wichtige Rolle für ein Familienmitglied (Hund, Katze, Pferd, Kaninchen usw.)?

Weiterführende Literatur: McGoldrick & Gerson (2002).

11. Zeichentests

Zeichnen ist eine beliebte Beschäftigung, auch schon von kleinen Kindern. Dabei gibt es deutliche entwicklungsbedingte Unterschiede, die es bei der Verwendung als Test zu beachten gilt. Genannt seien z. B. die Kopffüßler des Kleinkindes, die Darstellung des Halses noch vor Schulbeginn oder die Fähigkeit, im Profil zu malen, beim älteren Schulkind.

Wir befassen uns mit den Zeichnungen der Kinder, da wir davon ausgehen, dass die Seele den Malstift führt. Das heißt, dass wir anhand der Art und der Form der Zeichnung, aber auch am gewählten Inhalt und dessen symbolischer Bedeutung sowie am Verhalten des Kindes beim Zeichnen die Möglichkeit erhalten, tiefer in die seelische Verfassung des Patienten schauen zu können. Dabei ist es wichtig, *nicht nur einen* Test zur Diagnostik zu verwenden, sondern mehrere Zeichen-, Erzähl- und Spieltests zu einer *Testbatterie* zusammenzufassen. Jeder Test ist eine Momentaufnahme und abhängig von der momentanen Verfassung des Patienten.

Die Zeichnungen der Kinder werden immer angereichert durch deren Einfälle, das Gespräch über die Zeichnung und durch die Geschichte, die uns das Kind oder der Jugendliche dazu erzählt, sowie durch die Beobachtung des Kindes während des Zeichnens.

In diesem Kapitel werden ausgewählte Zeichentests vorgestellt: Der *Baumtest* (Koch, 1986 [1949]) steht für die Erfassung des Selbst, der *Menschtest* (Abraham, 1978 [1963]) für das Ich und Du, die *Verzauberte Familie* (Kos & Biermann, 2002 [1984]) für das *Wir*. Auch die *Familie in Tieren* (Brem-Gräser, 2001), das *Squigglespiel* (Winnicott, 2007 [1971]) und der *Wartegg-Zeichentest* (Avé-Lallemant, 2010 [1994]) werden im Folgenden erklärt.

In der Regel benötigen wir für die Zeichentests nur einen nicht zu harten Bleistift und ein DIN-A4-Blatt weißes Papier. Radiergummis oder Buntstifte gibt es nur auf Verlangen. Gerade die »Fehler« können aufschlussreich sein.

Die Zeichentests sind in kurzer Zeit und ohne viel Aufwand durchführbar. Das Kind wird in seiner Art, wie es zeichnet und was es zeichnen möchte, nicht korrigiert. Zeichnen kann jeder, und falsch zeichnen gibt es nicht. Es ist sinnvoll, darauf hinzuweisen, dass es nicht um die Vergabe von Zensuren geht, wie es die Kinder aus der Schule kennen. Das Verhalten des Kindes beim Zeichnen sowie das Übertragungs- und Gegenübertragungsgeschehen beim Psychotherapeuten liefern wichtige Informationen. Nur im unmittelbaren Kontakt mit dem Psychotherapeuten sowie unter Berücksichtigung der von ihm selbst erhobenen anamnestischen Daten und unter Hinzuziehung der Ergebnisse der anderen Tests können halbwegs valide Rückschlüsse auf den seelischen Zustand des Kindes vorgenommen und eine vorläufige psychodynamische Diagnose erstellt werden.

Zur Auswertung der Zeichnungen und den dabei erzählten Geschichten sowie der Beobachtung des jeweiligen Geschehens werden die im Kapitel 9 dargestellten Kriterien verwendet. Erste Hinweise auf bevorzugte Abwehrmechanismen können bereits gefunden werden.

Selbstverständlich wird nicht nur in der probatorischen Phase gezeichnet. Vielmehr ist das bildnerische Gestalten – sei es gezeichnet, gemalt, geknetet, genäht oder sonstwie gebastelt – neben dem Spiel und dem Narrativ ein wichtiger Bestandteil der gesamten Psychotherapie eines Kindes und oft auch eines Erwachsenen. Ein schönes Beispiel dafür ist das Kinderbuch *DAS kleine ICH BIN ICH* (Lobe, 2015 [1972]). Dort befindet sich eine einfache Bastelanleitung für ein undefinierbares (Schmuse-)Tier, das auf der Suche nach sich selbst ist. Gerade im bildnerischen Gestalten kann Inneres nach außen aufscheinen, gegebenenfalls interpretiert und quasi »festgehalten« werden.

Ingeborg Minich beschreibt dieses Gestalten im Rahmen der psychotherapeutischen Arbeit im folgenden Abschnitt.

11.1 Exkurs: Bildnerisches Gestalten – ein wesentlicher Teil der analytischen und tiefenpsychologisch fundierten Psychotherapie mit Kindern und Jugendlichen

Ingeborg Minich

Innere und/oder äußere Bilder sind Teile unseres Lebens, bildnerische Darstellungen ein wesentlicher Bestandteil im Leben der Menschen, vor allem der Kinder und meist auch noch der Jugendlichen. Bilder entstehen zu lassen im therapeutischen Setting erfordert von Psychotherapeuten nicht nur Wissen über gestalterische Prozesse, ein feines Gespür in Bezug auf das, was sich zeigt und wie damit umgegangen werden kann, sondern vor allem eine innere Bereitschaft, diese Gestaltungsprozesse zuzulassen, ja, zu ermöglichen und teilweise zu initiieren.

Die Grundlage dessen ist die Überzeugung, dass bildnerische und gestalterische Darstellungen eine unerschöpfliche Quelle sein können, um dem Unbewussten zu begegnen. Diese Ausdrucksformen sind an sich schon heilsam. Den Zugang zum Verständnis der inneren Welt zu schaffen, die sich in einem äußeren Bild darstellt, sozusagen abbildet, geschieht nur zum Teil über Kognition. Das Sehen ist viel komplexer.

Es ist eine Art von sinnlicher Wahrnehmung des Geschehens. Um zu einem komplexen Sehen und Verstehen zu gelangen, braucht es sowohl Hintergrundwissen über Bildprozesse, als auch Entwicklung durch Selbsterfahrung, durch Reflexion und Analyse der Prozesse, die im Zusammenhang mit den Szenen stehen, in denen das Bild/die Gestaltung zustande kommt. In der therapeutischen Situation entfalten Gestaltungen eine Wirksamkeit innerhalb des Übertragungsgeschehens und durch den Gestaltungsprozess an sich. Im Bild materialisiert sich ein unbewusster Mitteilungswunsch, der sich auf den Anderen bezieht und die therapeutische Beziehung mit einbezieht.

Bilder stellen nicht in erster Linie eine Informationsquelle über die Vergangenheit und/oder aktuelle Konflikte dar, sie dienen nicht unmittelbar der Diagnostik, sie sind Ausdrucksmittel in Form einer indirekten Kommunikation. Bilder sind nicht Mittel zum Zweck, können aber dazu beitragen, dass ein Übergangsraum entsteht. Da können eine Vielzahl von intra- und interpsychodynamischen Prozessen zum Ausdruck kommen, buchstäblich bildhaft werden und somit die Chance bieten, über einen langen Zeitraum immer wieder zum triangulären Objekt (materialisiertem Drittem) zu werden, auf das sich Psychotherapeut und Patient beziehen können. Die Aufmerksamkeit kann sich zwischen innerseelischem Geschehen und der äußeren Realität hin- und herbewegen. Bilder und das Ich gehören zusammen, denn sie organisieren, strukturieren und verbinden Details des Selbst.

Überlegungen zum Setting

Wie der Raum und die Materialien angeboten werden, signalisiert auf tiefer unbewusster Ebene die innere Haltung des Psychotherapeuten zum Malen und Gestalten. Dementsprechend wird der Andere darauf unbewusst antworten. Neben der inneren und natürlich selbstverständlich der äußeren Präsenz spielen ganz konkrete Vorbereitungen eine beachtliche Rolle.

Der Raum kann durch kleine Beigaben mit einer Art von Aufforderungscharakter ausgestattet werden und sollte eine künstlerisch-kreative Arbeitsatmosphäre ermöglichen.

Das Material und der Raum müssen zusammenpassen. Ist der Raum z.B. mit einem Teppichboden oder wertvollem Holzboden ausgestattet, wird es schwierig, großflächig, nass oder matschig zu arbeiten. Doch in jedem noch so kleinen Raum ist es möglich, Farbstifte, Wasserfarben, ein ansprechendes Wasserglas, ein Glas mit einer Auswahl an Pinseln, Wachsmalkreiden, Kreiden und eine Auswahl an unterschiedlichem Papier anzubieten; vielleicht sogar eine attraktive Schachtel oder Kiste, die verschiedene Bänder, Verpackungsmaterial, Federn u.v.a.m. enthält. Dieses sollte einladend sichtbar sein. Das Material bietet eine Projektionsfläche für innerpsychisches Erleben, für buchstäbliches Be-Greifen, sinnlich-haptische Erfahrungen, die die innere Welt mobilisieren. Die plastischen Gestaltungen und Bilder sind zunächst von der Sprache unabhängig, bieten aber die Chance, wichtige psychodynamische Prozesse in Worte zu fassen.

Therapeutische Haltung: Beim kreativen Tun geht es stets auch um Beziehung. Das Ziel ist, einen Prozess zu ermöglichen und/oder aufrechtzuerhalten, bei dem Patient und Psychotherapeut miteinander auf unterschiedlichen Ebenen in Verbindung stehen. »Kluge« Deutungen oder besonderes Wissen zählen dabei nicht viel. Eher wie es gelingt oder misslingt, respektvoll und achtsam die emotionalen Erfahrungen zu begleiten und für den Patienten Symbolisierung zu ermöglichen. Die sogenannte Anmutungsqualität des Bildes/der Gestaltung löst selbstverständlich eine Vielzahl von eigenen Einfällen und Assoziationen im Psychotherapeuten aus, zusätzlich initiiert durch das Übertragungsgeschehen. Doch – vergleichbar mit der therapeutischen Haltung beim Traum – liegt die therapeutische Kunst darin, die Schaffenden in ihrem eigenen Prozess zu unterstützen. Natürlich ist es möglich, spiegelnd und mentalisierend die ein oder andere Beobachtung einzubringen (»Mir fällt auf …«, »Ich sehe an dieser Stelle …«). Dabei geht es ausschließlich um Beschreibungen, keinesfalls um Bewertungen (i. S. v. »Das ist schön«). Das *Prinzip des Nicht-Wissens* hat immer Vorrang vor einem »Aha, das bedeutet …«. Bei der Betrachtung ist es hilfreich, in einer Art von fragender Haltung dem, was sich darstellt, nachzuspüren – Farben, Formen, Symbole, emotionale Qualität.

Empfehlenswert ist ein schrittweises Vorgehen, um vorschnelles Interpretieren zu unterlassen. Zuerst könnte der *Ausdruckswert* (Strichführung, Raumeinteilung, Farbausdruck…) betrachtet werden. Danach wäre es möglich, den *Projektionswert* aufzunehmen (i. S. v. einer Beobachtung, in welchen Details Aussagen über Szenen aus dem Leben, Absicht des Malenden, Ressourcen u. a. entdeckt werden können). Der nächste Schritt könnte der *narrative Wert* sein (zeigt sich ein Teil der Lebensgeschichte, der inneren Welt?). Zum Schluss wäre der Blick auf *symbolischer Ebene* möglich. Wichtig ist, dass der Psychotherapeut nicht auf einer Betrachtung oder Beschreibung besteht.

Das Bild/die Gestaltung braucht zudem einen guten Platz. Es sollte durch den Umgang gewürdigt werden. Dies bedeutet konkret, dass sich in dem äußeren therapeutischen Verhalten der Respekt vor dem, was das Innerste im Moment zeigt, spürbar ist.

Selbstverständlich spielt das strukturelle Niveau des Patienten eine entscheidende Rolle, wie mit einer Darstellung gearbeitet werden kann. Vor allem bei traumatisierten, vernachlässigten, bindungsgestörten und autistischen Kindern und Jugendlichen geht es primär darum, Zugang zu dem, was sich zeigt, zu finden. »Von der Art, wie der Psychotherapeut sein Verständnis verbalisiert und zum Ausdruck bringt und seine womöglich zutiefst verstörenden Gegenübertragungsgefühle verarbeitet, hängt es ab, ob Schritte in Richtung Symbolisierung gefördert oder behindert werden.« (Alvarez, 2014, S. 25)

Das Ich und der Gestaltungsprozess

Malende ahnen unbewusst, dass sie mehr von sich zeigen, als sie eigentlich möchten, und dass sie vielleicht dem Anderen einen Blick in innere Prozesse ermöglichen, die bisher von ihnen selbst noch nicht wahrgenommen wurden. Unter diesem Aspekt sind dann auch Blockaden zu verstehen, die sich äußern können in Formulierungen wie »Ich kann nicht gut malen«, »Mir fällt nichts ein«, »schon in der Schule«. Die letzte Äußerung verweist auf die Erfahrung der Bewertung und Beurteilung und ist häufig mit Scham verbunden.

Während des Malens unterliegt das Ich einer Labilisierung. Energie wird von außen abgezogen und wie eine Art Fokus auf das innere Geschehen gelenkt. In den Phasen der kreativen Prozesse entsteht manchmal fast eine Art von dissoziativem Zustand. Dabei ist es wichtig, die therapeutische Präsenz zu wahren, ohne jede Form von Übergriffigkeit (i. S. v. nachfragen: wo, was, weshalb?), obwohl ein solcher Impuls im Übertragungsgeschehen aufkommen könnte.

Selbstverständlich ist die Situation, in der Gestaltung und Bilder sich entwickeln, therapeutisch zu hinterfragen. Manchmal malen/gestalten Kinder/Jugendliche, weil sie davon ausgehen, dass dies dazu gehört und somit in einer Art von Abwehr/Anpassung erfolgt. Es kann sogar auch sein, dass Bilder primär zur Abwehr eingesetzt werden (Vermeidung des Kontaktes, Verschiebung). Dies kann man daran erkennen, dass eine Art Überschwemmung oder Bilderflut einsetzt, was in der Gegenübertragung spürbar wird.

Wirkmächtigkeit der Bilder und Gestaltungen

An der Grenze von Vorbewusstem und Bewusstem tauchen aus dem Unbewussten auch verdrängte Konflikte auf, die im Bild zum Ausdruck kommen. Ebenso können Gestaltungen/Bilder unbewusste Antworten und Aussagen im therapeutischen Beziehungsgeschehen sein. Sie sind dann materialisierte Spuren nach vorausgegangen Interventionen, zeigen möglicherweise sowohl Abwehrmechanismen, Anteile des Übertragungsprozesses als auch Ressourcen.

Ein Bild zu gestalten, ist an sich schon ein heilsamer Weg. Sich durch Betrachtung und Beschreibung darauf einzulassen und eventuell mit Hilfe spezieller Fragen des Psychotherapeuten in das Bild einzusteigen, lässt tiefe Erkenntnisse möglich werden.

Bei sich sein dürfen und gleichzeitig wie ein sicheres, zweites Ich neben sich zu stehen und zu erkennen, wo Hilfe nötig oder möglich ist, ohne explizit und verbal an Bild oder Bildinhalten arbeiten zu müssen, ist eine der großen Chancen des bildnerischen Gestaltens. Bild und Gestaltung sind Ausdrucksmittel und haben zusätzlich spezifische Eigenwirkungen. Die Kraft der Gestaltung kann sich unabhängig vom Wissen des Psychotherapeuten entfalten. Gleichschwebende Aufmerksamkeit, Respekt vor dem, was sich zeigt, und das Wissen um das Vertrauen, das der Malende einbringt, sorgen für den Rahmen, in dem sich innere Prozesse verbildlichen. Die achtsame Präsenz und der Blick, mit dem das Geschehen betrachtet wird, schafft Raum und Boden, oder verhindert, verunsichert, beschämt, entlarvt.

Manchmal ist es hilfreich, dass der Psychotherapeut sich als Übertragungsobjekt innerlich mit vorhandenen Ressourcen verbindet und sie auf diesem Weg über das therapeutische Feld dem Malenden zur Verfügung stellt.

Weiterführende Literatur: Alvarez (2014).

11.2 Baumtest – das Selbst[88]

Der Baum ist ein sehr prägnantes Symbol. Der Baum ist ubiquitär, jedes Kind weiß, was ein Baum ist, und oft kann das Kind seinen spezifischen eigenen Baum benennen. In der Bibel, in den Märchen und in alten Erzählungen hat der Baum einen zentralen Platz. Der einzelne Baum steht für das Selbst, der Wald dagegen steht für den Ort der Entwicklung und der Verwandlung, wie zum Beispiel bei Hänsel und Gretel. Der dunkle Wald deutet auch auf das Unbewusste hin. Auch in der bildenden Kunst erinnert der Baum mit seinen Wurzeln, dem Stamm, den Ästen und der Krone an die morphologische Darstellung eines Menschen. Der Baumtest eignet sich besonders als erste Zeichentestaufgabe, weil er verhältnismäßig einfach zu zeichnen ist, wodurch der erste Kontakt zwischen Patient und Psychotherapeut leichter hergestellt werden kann.

Als Material für das Kind benötigen wir nur ein weißes DIN-A4-Blatt und einen Bleistift, der nicht zu hart ist. Es werden in der Regel keine bunten Stifte angeboten und auch kein Radiergummi.[89] Die Strichführung kann bei einer schwarz-weißen Bleistiftszeichnung leichter zur Diagnostik genutzt werden und die Kinder sind schneller

[88] Siehe Kurzfassung das Manuals Baumtest – Menschtest – Verzauberte Familie (Anhang zu Kapitel 11.1).

[89] Dennoch werden Buntstifte und ein Radiergummi beim ausdrücklichen Wunsch des Kindes zur Verfügung gestellt.

mit dem Bild fertig. Fehler bei der Zeichnung gibt es im eigentlichen Sinne nicht. Sie sind möglicherweise Ausdruck eines inneren Geschehens (Konflikts). Auch ist der kindliche Umgang mit diesem vermeintlichen Fehler oft sehr aufschlussreich.

Der Psychotherapeut braucht einen Schreibblock, damit er die Kommentare des Kindes während des Zeichnens notieren und die Geschichte, die das Kind am Ende zu seinem Baum erzählt, aufschreiben kann. Er soll ganz besonders auf die Atmosphäre achten, in der der Test stattfindet, und das Übertragungs- und Gegenübertragungsgeschehen festhalten. Er hält sich insgesamt mit Äußerungen zurück und bewertet nicht.

Das Blatt wird hochkant vor den Patienten gelegt. Die Anleitung lautet: »Male bitte einen Baum.« Wenn das Kind fragt, was für einen Baum es malen soll, sagt der Psychotherapeut, dass es das selber entscheiden darf: »Wie du möchtest.« Auch wenn es fragt, wo auf dem Blatt der Baum gemalt werden soll, antwortet der Psychotherapeut: »Wo du möchtest.« Sollte das Kind einen Tannenbaum malen, sollte es gebeten werden, noch einen anderen Baum, einen Laubbaum zu zeichnen, da der Tannenbaum als Weihnachtsbaum symbolisch zu sehr festgelegt ist. Möglicherweise wird der Tannenbaum auch zur Abwehr verwendet. Das Gleiche gilt für den »Trivialbaum«, der mit einigen schnellen Strichen gezeichnet wird.

Während das Kind zeichnet, beobachtet es der Psychotherapeut. Es wird nicht gedeutet und der Psychotherapeut verhält sich eher zurückhaltend. Er notiert die Herangehensweise und die Kommentare des Kindes. Wenn das Kind fertig ist mit der Zeichnung, fragt der Psychotherapeut: »Erzähl mir doch mal eine Geschichte über diesen Baum.« Wenn das Kind noch zögert, kann der Psychotherapeut es ermutigen: »An was für einen Baum hast du gedacht? Wo könnte er stehen? Passiert da was?« Der Psychotherapeut schreibt die Geschichte und die Einfälle des Kindes zu der Zeichnung auf. Zum Schluss werden Datum, Name und Alter des Patienten auf der Rückseite notiert.

Zur Auswertung der Zeichnung betrachten wir den *Baum als Selbstdarstellung* des Kindes und schauen,

- wo der Baum auf dem Blatt seinen Platz bekommen hat;
- wie seine Größe und seine Seitendarstellung sind;
- wie die Größenverhältnisse zwischen Wurzeln, Stamm und Krone sind;
- ob der Stamm »Narben« wie zum Beispiel (abgeschnittene) Seitenäste oder Höhlen zeigt;
- ob der Baum abgebrochen oder gefällt ist, ob der Blitz in den Baum eingeschlagen ist (wie das bei traumatisierten Kindern häufig vorkommt);
- wie die Krone dargestellt wird;

- ob die Verästelung sichtbar ist;
- ob die Krone akribisch ausgemalt wird, oder innen ganz leer bleibt;
- ob der Baum verwurzelt ist, oder freischwebend in der Luft hängt;
- ob er organisch gewachsen oder aufgepfropft erscheint;
- ob er insgesamt gesund aussieht und gegebenenfalls Blätter und Früchte trägt;
- wie die Strichführung ist (zaghaft, zackig-aggressiv, kräftig);
- ob das Kind ergänzende oder stützende Gegenstände hinzugefügt hat (wie Landschaft, Tiere, Nest, Menschen, Leiter etc.).

Ganz wichtig ist es, das Malalter des Kindes zu beachten, denn danach richtet sich die Beurteilung des Reifegrades.

Die Auswertung der Baum-Geschichte erfolgt wie in Kapitel 9 beschrieben. Das szenische Verstehen, die Übertragung und Gegenübertragung, das Zeichenverhalten des Kindes, die Kommentare, wie zum Beispiel »Ich kann nicht malen«, und Abwehr und Widerstand werden beachtet.

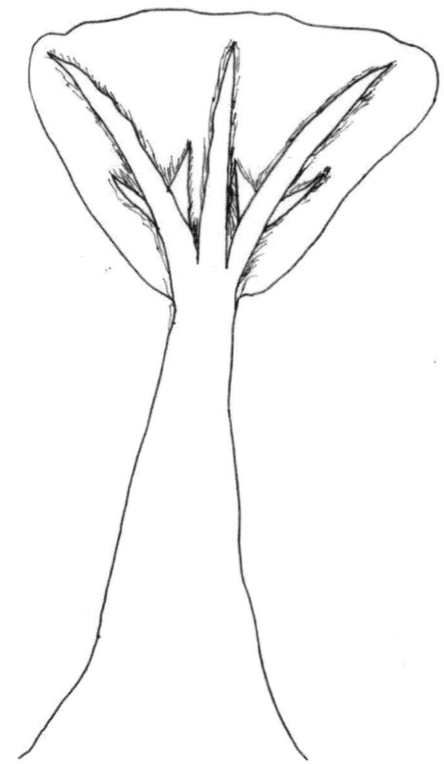

Abb. 11.1: Baumzeichentest

Manchmal kann es sinnvoll sein, mit Zustimmung des Kindes die Eltern mit einzubeziehen. Sei es, dass sie (simultan) auch einen Baum malen, sei es dass das Kind seinen Baum den Eltern zeigen will. Auch könnten die Einfälle und Kommentare der Eltern dem Psychotherapeuten helfen, ein besseres Verständnis für die Nöte des Kindes zu bekommen.

Vignette

Jana (Name geändert) ist acht Jahre alt. Sie ist ein Einzelkind mit relativ alten körperlich und psychisch erkrankten Eltern. Beide sind bereits berentet.

Symptomatik: Jana ist zu lieb, zu brav und zu angepasst. Sie kann nicht alleine schlafen, kann sich nicht trennen. Sie bekommt Panik, wenn sie auf eine Klassenfahrt mitfahren soll. Kontakte zu Gleichaltrigen gibt es nicht.

Jana malt einen kräftigen Stamm mit einer relativ kleinen, nur angedeuteten Krone. Die Äste sehen aus wie Zähne. Sie sind wie bei einem Hirschgeweih mit feinen Härchen überzogen (»falscher Pelz«).

Sie bringt damit, so vermute ich, ihre Wut über die kranken Eltern mit Hilfe der zahnähnlichen spitzen Äste zum Ausdruck, denen sie aber einen weichen Pelz überstülpt, weil sie die schwachen Eltern nicht verletzen und verlieren will. Sie erzählt, dass der Baum (eine Eiche) Geburtstag habe und viele Geschenke bekomme (Wunscherfüllung). In der Gegenübertragung erlebe ich sie ambivalent, oberflächlich angepasst aber unterschwellig aggressiv.

Weiterführende Literatur: Koch (1986 [1949]).

11.3 Mensch-Test – »Ich und Du« / Dyade

Der *Mannzeichentest* wurde schon Jahrzehnte lang als Intelligenz- bzw. Entwicklungstest verwendet. Erst Ada Abraham (1978 [1963]) eröffnete eine viel breitere, auch projektive Verwendbarkeit der Menschzeichnung und erweiterte die Arbeit von Karin Machover. Machover ließ einen Menschen (nicht primär einen Mann!) malen und dann auf einem zweiten Blatt den Menschen des anderen Geschlechts. Sie untersuchte einerseits den Inhalt der Zeichnung (Körperteile, Kleidung, Gesicht usw.) und andererseits den formalen und strukturellen Aspekt (Linienführung, Symmetrie, Anordnung auf dem Blatt usw.). Abraham bearbeitete insbesondere den Umgang mit diesen Mensch-Zeichnungen und untersuchte die Bilder unter psychoanalytischen Gesichtspunkten.

In der Verwendung als projektiver Test im Rahmen einer Testbatterie wird davon ausgegangen, dass das Kind sich selbst in der Form malt, in der es sich selbst wahrnimmt oder wie es gesehen werden möchte. Auf der Subjektstufe können verschiedene Aspekte der eigenen Persönlichkeit ausgedrückt werden.

Es hat sich im Laufe der Jahre gezeigt, dass die Darstellung des anderen Menschen auf einem gleichen Blatt noch deutlicher die Bezogenheit in der Dyade und die inneren Konflikte zeigen kann. Auf diesen anderen Menschen kann leichter projiziert werden, und in ihm kann der innere Konflikt mit weniger Hemmung zum Ausdruck kommen, wenn die beiden Figuren auf zwei Hälften eines einzigen Blattes gezeichnet werden.

Wir benötigen also auch hier nur ein DIN A4 Blatt weißes unliniiertes Papier und einen nicht zu harten Bleistift. Es werden wiederum keine Buntstifte und kein Radiergummi angeboten. Das Blatt wird vor den Augen des Kindes im Querformat in der Mitte gefaltet, wieder auseinandergefaltet und dem Kind auch im Querformat vorgelegt. Es wird aufgefordert: »Male bitte einen Menschen.« Bei Rückfragen, was für einen Menschen oder wohin auf dem Blatt der Mensch gemalt werden soll, sagt der Psychotherapeut: »Wie du möchtest.«

Wenn das Kind signalisiert, dass es fertig ist, wird es aufgefordert, dem Menschen einen *Namen* zuzuordnen und das *Lebensalter* anzugeben. Dadurch kann überprüft werden, ob das Kind sich, sein Geschlecht und sein Alter als erstes darstellt. Das Kind kann Name und Alter hinzufügen, oder der Psychotherapeut notiert diese Angaben selber.

Dann sagt der Psychotherapeut: »Male bitte den anderen Menschen«, oder »Male bitte das Gegenstück dazu.« Das kann also Junge/Mädchen oder Kind/Erwachsene sein. Bewusst wird dies offen gehalten, sodass das Kind bei seiner Zeichnung mehr Möglichkeiten der Projektion behält. Auch von der zweiten Figur werden *Name* und *Alter* notiert.

Nun wird das Kind aufgefordert, *eine Geschichte* zu den beiden Menschen zu erzählen. Der Psychotherapeut schreibt die Geschichte wieder kommentarlos auf. Datum, Name und Alter des Kindes werden auf der Rückseite vermerkt, damit die Zeichnung eindeutig diesem Kind zugeordnet werden kann. Auch bei diesem Test verhält der Psychotherapeut sich zurückhaltend. Er deutet nicht, achtet aber auf die Atmosphäre und die Übertragung und Gegenübertragung. Zur Auswertung der Zeichnung wird der gemalte Mensch wiederum als Selbstdarstellung des Kindes gesehen, allerdings hier im Bezug auf den bedeutenden anderen Menschen bzw. in Bezug auf zwei innere Zustände (Objektstufe bzw. Subjektstufe). Formal gilt es zu beachten:

- ob das eigene Geschlecht als erstes gemalt wird;
- wer der andere Mensch sein soll;
- ob das Alter passend ist und wie das Alter im Verhältnis zur zweiten Figur ist;
- ob die Darstellung des Körpers altersentsprechend ist (kleine Kinder malen noch Kopffüßler, Kindergartenkinder meist noch keinen Hals, Grundschulkinder noch keine Darstellung im Profil);
- wie die Strichführung ist;
- ob Körperteile fehlen oder besonders hervorgehoben sind, zum Beispiel durch Schwärzung;
- an welcher Stelle die beiden Figuren auf dem Blatt angeordnet sind (Mitte, Rand);
- ob und wie sie aufeinander bezogen sind;
- ob Gegenstände oder gar weitere Menschen hinzugefügt sind und welche;
- ob es Fehlversuche gab und wie damit umgegangen wurde (ausstreichen, Blatt wenden, andere kreative Lösungen).

Erst die Geschichte, die das Kind uns zu den beiden Menschen erzählt, gibt dann weiteren Aufschluss über die innere Befindlichkeit des Kindes. Wir können erkennen, ob es sich um einen bestimmten mehr oder weniger bewussten Konflikt handelt und wie sich die Beziehung vom Selbst und dem Anderen hier zeigt.

Die Auswertung der Geschichte erfolgt wie in Kapitel 9 beschrieben. Besondere Beachtung finden das szenische Verstehen, Übertragung und Gegenübertragung, das Verhalten des Kindes beim Malen und Erzählen, sowie gegebenenfalls erkennbare Abwehr oder Widerstand.

Für die Arbeit mit den Eltern gilt das Gleiche wie beim Baumtest.

Vignette

Gerda (Name geändert) ist 14 Jahre alt. Sie hat aufgrund eines genetischen Defektes von Geburt an nur einen rudimentären rechten Arm. Sie verweigert eine Prothese und vermeidet Sport und Schwimmen, damit die anderen ihre Behinderung nicht sehen. Sie hat kaum Kontakte außerhalb der fürsorglichen Familie.
In der Geschichte zur Zeichnung kommt der dreizehnjährige Tim (erste Person) neu in die Klasse. Er ist körperbehindert und wird (wie die Patientin real in ihrer Klasse) gemobbt. Die zwölfjährige Tina (zweite Person) hilft ihm. Sie werden Freunde.

In der Zeichnung sind seine deformierten Hände zu erkennen. Die von der Patientin selbst geschriebenen Namen Tim und Tina sehen sehr ähnlich aus! Sich selbst macht die Patientin in der Zeichnung ein Jahr jünger als Tim und zwei Jahre jünger, als sie real ist (Regressionsbedürfnis).

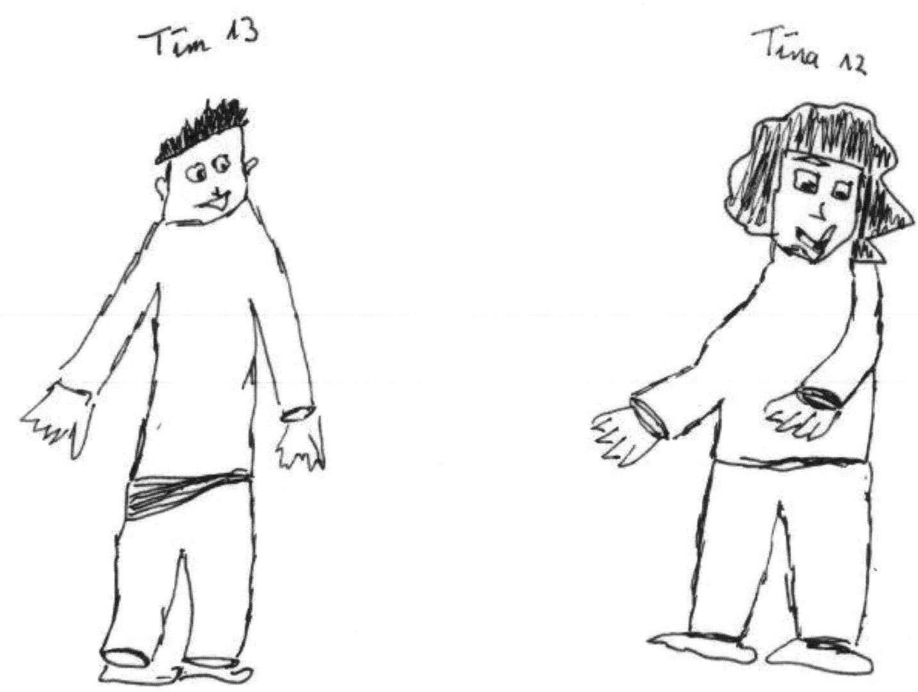

Abb. 11.2: Menschzeichentest

Ich denke, dass sowohl das Bild als auch die Geschichte dazu darauf hinweisen, dass es hier um den Wunsch nach einer zurzeit nicht vorhandene gegengeschlechtliche Beziehung geht, von der sie zwar träumt, die sie aber aufgrund ihrer Erkrankung für unrealistisch hält. Die eigene Behinderung der Patientin wird auf den Anderen verschoben und dadurch leichter zum Thema. Der Blick von beiden zeigt Neugier, Zurückhaltung und Scham. Das Mädchen schaut kess weg, bewegt aber die Hände und Arme »sehnsüchtig« in Richtung des Jungen. Der Junge ist sichtlich interessiert. Möglicherweise handelte es sich auch um einen Appell an die Psychotherapeutin: Heile mich, damit ich »normal« leben kann!

Im Laufe der Behandlung akzeptierte Gerda nun doch eine Armprothese, mit der sie normal Fahrrad fahren konnte und die sie mit Nagellack und Ringen verzierte. Sie outete sich in der Peergroup, ging mit zum Schwimmen und zeigte bzw. erklärte den anderen Jugendlichen, was mit ihr los ist.

Weiterführende Literatur: Abraham (1978 [1963]).

11.4 Verzauberte Familie – »Das Wir« als triadische Konstellation

Mit diesem Test soll das Kind in seinem Beziehungsgefüge, insbesondere in seiner Familie, dargestellt werden. Es handelt sich um eine Weiterentwicklung des Zeichentestes *Familie in Tieren* (FiT) von Brem-Gräser (2001).[90] Gerd Biermann und Marta Kos (2002 [1984]) erweiterten die Aufgabenstellung des FiT dahingehend, dass dem Kind eine größere projektive Freiheit eingeräumt werden soll, wodurch tiefere Einsichten in das Familienerleben bzw. das Beziehungserleben aufscheinen. Es muss zum Beispiel nicht die eigene Familie sein, sodass die Zahl der Personen von der eigenen Familie abweichen kann. Dann kann überlegt werden, weshalb Personen hinzugefügt oder weggelassen wurden. Auch müssen es nicht unbedingt Tiere sein, die gezeichnet werden, sondern auch Unbelebtes kann zur projektiven Darstellung verwendet werden. Ging es beim Menschtest um die Dyade, geht es hier um die Erfassung des Triadischen.

Das Kind bekommt wieder lediglich ein weißes DIN-A-4-Blatt, einen Bleistift und sonst nichts. Das Blatt wird quer vor das Kind gelegt. Verlangt das Kind nach Buntstiften oder einem Radiergummi, so wird dem Wunsch stattgegeben. Vermerken Sie aber, was das Kind ausradiert, es könnte wichtige Hinweise enthalten.

Der Psychotherapeut sagt: »Stell dir vor, es kommt ein Zauberer zu einer Familie, irgendeiner Familie. Der Zauberer verwandelt nun alle Familienmitglieder in was du willst, in Sachen, in Tiere oder in was du dir ausdenkst, aber keiner bleibt, was er war. Male bitte auf dem Blatt auf, in was sie verzaubert werden.«

Der Psychotherapeut notiert die Reihenfolge der gezeichneten Figuren. Das Kind benennt die einzelnen Figuren, gibt ihnen einen *Namen* und nennt ihr *Alter*. Dann wird es aufgefordert, *die ganze Geschichte* zu erzählen. Auf Nachfrage kann der Psychotherapeut sagen: »Wie war es, bevor der Zauberer das gemacht hat?« Oder: »Erzähl doch die Geschichte weiter. Was passierte dann?« Der Psychotherapeut notiert die Reihenfolge und die Namen der Figuren und schreibt die Geschichte auf, verhält sich aber auch hier eher zurückhaltend. Es wird in der Sitzung (noch) nicht gedeutet. Datum, Name und Alter des Kindes werden wieder auf der Rückseite der Zeichnung vermerkt.

Bei der Auswertung wird zunächst die Zeichnung betrachtet, wobei auch hier das Malalter des Kindes zu beachten ist. Wir schauen unter anderem:

---

[90] Siehe Kapitel 11.5.

- wie die Strichführung ist (Zacken als Zeichen von Aggression, offene Gestalten);
- wie mit der Begrenztheit des Blattes umgegangen wird;
- wie die Anordnung der verschiedenen verzauberten Personen auf dem Blatt ist (wichtige Person oft zentral);
- wie die Größenverhältnisse sind (Bedeutsamkeit);
- ob alle realen Familienmitglieder vorhanden sind, oder welche fehlen (Konfliktperson?);
- oder ob es Hinzufügungen gibt (Wunscherfüllung?);
- ob die Familienmitglieder gleichwertig erscheinen (Dominanz, Macht, wichtige Bezugsperson);
- ob Figuren missglückt und durchgestrichen sind (traumatische (Verlust-)Erlebnisse, Aggression);
- wer mit wem verbunden erscheint und wer wem wie nahe ist (Beziehung, hilfreiche Person);
- ob die Generationengrenze eingehalten wurde (Parentifizierung, Regressionen);
- ob eher leblose Gegenstände gewählt werden oder eher Tiere (Abwehrformen);
- ob alle in die gleichen Figuren verwandelt werden (mangelnde Individuation, Nähe-Distanz-Konflikt).

Durch die Geschichte, die das Kind zu der Zeichnung erzählt, kann der Symbolgehalt der dargestellten Figuren und ihre Bedeutung für diesen Patienten erfasst werden. Die Symbolik ist keine Einbahnstraße, wie weiter oben ausgeführt ist. Es gibt keine eindeutige Symbolschublade, sondern die Verwendung eines Symbols ist immer individuell und auf die jeweilige momentane Situation bezogen. Es gibt z. B. auch »liebe« Drachen (Aggressionsabwehr, Entwicklungsmotor) und nicht jeder Stock ist ein Phallussymbol.

Dennoch gibt es Symbole, die häufig auf bestimmte Probleme oder Konflikte hinweisen können, wie zum Beispiel ein Haus (»broken-home« Geborgenheitswunsch) oder eine Hexe (eine allmächtige Frau oder eine böse Frau, die für die Ablösung fordernde Mutter stehen kann). Der Identifikation mit dem Zauberer kommt ebenfalls eine wichtige Bedeutung zu. Er ist die Allmacht in Person, kann aber in der Geschichte zum Beispiel entmachtet oder entwertet werden.

Die Auswertung des Testes folgt wieder den Kriterien, wie in Kapitel 9 beschrieben. Auch bei diesem Test ist dem szenischen Verstehen, der Übertragung und Gegenübertragung und dem Verhalten des Kindes in der Testsituation besondere Beachtung zu schenken.

Bei der Deutung dieses Materials kann es ebenfalls weiterführend sein, von der Objektebene zur Subjektebene zu wechseln, um so die verschiedenen, zum Teil miteinander in Konflikt befindlichen seelischen Anteile des Kindes zu erfassen.

Vignette

Die fünfzehnjährige Janine (Name geändert) malt nur einen Vater (1.), eine dreizehnjährige Tochter (2.) und eine Mutter (3.). Ihre realen drei (wesentlich älteren) Brüder kommen nicht vor. Einer von ihnen, ihr Lieblingsbruder, ist ein Jahr zuvor bei einem Unfall ums Leben gekommen. Sie wurde zur Therapie angemeldet, weil sie bislang »keine Trauer gezeigt« hatte.

Janine vermeidet bei diesem Familientest das Thema Brüder. Zentral im Bild steht verhältnismäßig groß der geliebte Vater als ohnmächtiges Pferd, das auf einem Reiterhof zu stark belastet und gequält wird. Es wird geschlachtet und aufgegessen. Sie selber wird ein Fußball. Er wird solange zum Spielen benutzt, bis er kaputt ist und in den Müll kommt (Selbstwert).

Die Mutter ist ein Keks in der unteren linken Ecke, der ebenfalls »gegessen« wird. Der Ball ist weit entfernt von der Mutter, zeigt aber eine ähnliche Größe (Generationengrenze, Parentifizierung) und ein ähnliches Muster (Identifikation) auf: sechs große Flecken (entspricht sechs Familienmitgliedern), beim Keks noch ergänzt durch drei kleinere (die heutige Restfamilie). Alle drei dargestellten Figuren gehen zu Grunde (Tod und Trauer).

Weiterführende Literatur: Kos & Biermann (2002 [1984]).

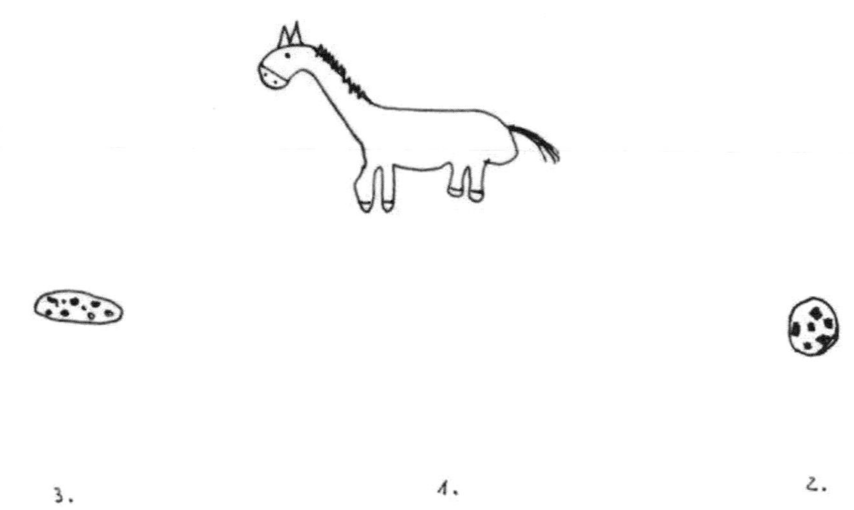

Abb. 11.3: Verzauberte Familie

11.5 Familie in Tieren

Wenn das Kind bei der *Verzauberten Familie* nicht die eigene Familie zeichnet, kann der Test *Familie in Tieren* noch weiter aufschlussreich sein, soll da doch gezielt das eigene familiäre Miteinander gezeichnet werden. Der Test geht auf Brem-Gräser (2001) zurück.

Das Kind wird aufgefordert, *die eigene Familie in Tieren* zu zeichnen. Der Psychotherapeut notiert sich die Namen, die Reihenfolge und die Zuschreibungen. Er lässt das Kind assoziieren, indem er nach Einfällen zu den gewählten Tieren fragt. Es kann auch eine Geschichte dazu *erfunden* werden, die der Psychotherapeut notiert. Auf der Rückseite der Zeichnung werden wieder Datum, Name und Alter des Kindes vermerkt.

Vignette

Die gleiche Patientin aus Kapitel 11.4 fragt: »Wie viele Tiere, auch meine Brüder?« »Wie du möchtest, das bleibt dir überlassen.« Der Vater wird ein Pferd, sie selber ein Hund, die Mutter eine ekelige Schlange, der zwanzigjährige Bruder eine Spinne. Sie hat Angst vor Spinnen und Angst vor dem Bruder, sagt sie, weil er sie immer schlagen würde. Der würde immer in Schutz genommen und würde nie aufhören, sie zu quälen. Der ältere 23-jährige Bruder (der Unfallfahrer) wird eine Schnecke (beim Schneckentempo wäre der Unfall nicht passiert), »weil der süß ist«. Der verstorbene Bruder wird ausgelassen. »Er wäre eine Katze geworden«, sagt Janine auf Nachfrage.

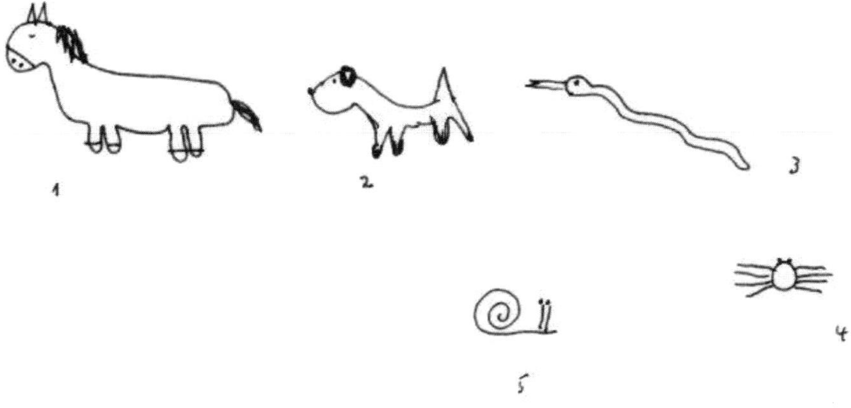

Abb. 11.4: Familie in Tieren

Bei dieser Zeichnung steht die eigene Identifikationsfigur (Hund) mit dem Vater-Pferd auf der linken Seite, verfolgt von der aggressiv anmutenden Mutter-Schlange. Alle drei schauen nach links. Der Hund ist wie das Pferd mit einem deutlich kräftigeren Strich gemalt, insbesondere sind die Nase, die Ohren, die Pfoten und der Schwanz hervorgehoben, so als ob besondere Aufmerksamkeit erforderlich ist. Die Brüder sind »eine Etage tiefer« unterhalb der Mutter angesiedelt und schauen jeweils in eine andere Richtung. Während der Vater und die Tochter als Pferd bzw. Hund kräftige Beine haben, werden die Mutter (als Schlange) und die beiden Brüder (als Spinne und Schnecke) dadurch abgewertet, dass diese nur kriechen können.

Weiterführende Literatur: Brem-Gräser (2001).

11.6 Pigem-Test

Unmittelbar nach Abschluss der *Verzauberten Familie* bzw. der *Familie in Tieren* sollte noch der *Pigem-Test* durchgeführt werden. Er geht auf den spanischen Psychiater Pigem-Serra zurück.

Hiermit werden Vorlieben und Ablehnungen in Bezug auf die in der *Verzauberten Familie* bzw. der *Familie in Tieren* dargestellten Tiere erfasst. Damit erhält der Psychotherapeut Hinweise auf die Tier-Identifikation des Kindes und ggf. auf die individuelle Bedeutung, die das Kind dem gezeichneten Tier gibt. Denn auch hier gilt der Grundsatz, dass es keine allgemein gültigen Bedeutungungen der gewählten Symbole gibt, die wir einfach zu Grunde legen könnten, sondern dass wir darauf angewiesen sind, dass das Kind uns seine Attribuierungen mitteilt.

Der Psychotherapeut fordert das Kind mit der Frage auf: »Wenn du selber vom Zauberer in ein Tier verzaubert wirst, in welches Tier möchtest du dann am liebsten verzaubert werden?« »Und in welches Tier möchtest du auf keinen Fall verzaubert werden?« »Und warum, oder warum nicht?«

Der Psychotherapeut kann sich gegebenenfalls die eigenen Tiergeschichten der Kinder erzählen lassen. Auch diese Äußerungen des Kindes werden protokolliert und möglichst nicht kommentiert.

Vignette

Die Patientin aus Kapitel 11.4 sagt, dass sie gerne ein Hund wäre: »Da setzt sich keiner drauf, und mit dem wird gespielt« (Identifikationsobjekt). Auf keinen Fall möchte sie ein Pferd sein (sie lacht): »Weil das wird gequält und geschlachtet.« Hier wird ihr (regressiver) Wunsch nach Zuwendung deutlich, aber auch Aggression thematisiert.

Weiterführende Literatur: Kos & Biermann, G. (2002 [1984], S. 272f.).

11.7 Wartegg-Zeichentest

Der *Wartegg-Zeichentest* (WZT) ist ein projektiver Gestaltungstest, der in den 1930er Jahren von Ehrig Wartegg entwickelt und in den 1950er Jahren von Auguste Vetter und Maria Renner aktualisiert wurde. Er basiert auf der experimentellen Gestaltpsychologie und bezieht die tiefenpsychologische Dimension mit ein. Jedoch werden die unbewussten seelischen Inhalte hier nicht frei projiziert, sondern durch anmutende Zeichen provoziert, die in acht umrandeten Feldern vorgegeben sind und im Vorhinein die sensorische Auffassung der Kinder und Jugendlichen ansprechen.

Die Zeichen sollen in ihrer Anmutungsqualität aufgenommen und zeichnerisch weitergeführt werden. Gleichzeitig sind die Zeichen in den acht Feldern so beschaffen, dass sie verschiedene Bereiche der Persönlichkeit ansprechen. Um einen relativ weiten Möglichkeitsraum aufzuspannen, in den möglichst viele Einfälle und vielfältigste Ausgestaltungen projiziert werden können, sind die Zeichen extra reiz- und strukturarm gestaltet. Provoziert wird aber nicht primär eine verbale Reaktion. Die Antwort des Kindes erfolgt vielmehr in Gestalt einer grafischen Ausführung.

Die Breite des schwarzen Rahmens um die Felder ist überdies so gewählt, dass Einzelbilder erlebt werden können, ohne sie aus dem Ganzen herauszulösen. Diese Vorgaben lassen den WZT vor allem für schwer zugängliche und/oder unsichere und gehemmte Kinder und Jugendliche ab dem achten Lebensjahr geeignet erscheinen.

Die Ausgestaltung kann nun die Anmutung der Zeichen aufnehmen und angemessen weiterführen. Wir können dann von Aufgeschlossenheit der Wahrnehmung und des Empfindens bei einer sensiblen Anlage und von angemessener Anpassungsfähigkeit ausgehen. Es ist aber auch möglich, dass die Vorgabe nur bruchstückhaft oder gar nicht beachtet wird. In so einem Fall muss überprüft werden,

- ob es sich eventuell um eine Funktionsstörung (Wahrnehmungsstörung) handelt,
- ob ein Hinweis auf Dominanz des Subjektiven vorliegt oder
- ob es sich um ein Widerstandsphänomen im Rahmen der psychotherapeutischen Begegnung handelt.

Durchführung

Das im Folgenden vorgestellte Vorgehen ist kein allgemeingültiges Rezept! Es geht vielmehr von didaktischen Überlegungen aus, um Auswertung und Interpretation vor allem für noch Unerfahrene zu erleichtern. Also Vorsicht vor vorschnellen Festlegungen und Generalisierungen! Denn auch dieser Test ist immer nur eine Momentaufnahme, subjekt- und situationsgebunden, und rechtfertigt keine eindeutigen Aussagen!

Dem Patienten wird ein Wartegg-Zeichentestblatt in DIN-A-5-Größe vorgelegt und dazu weiter nur ein Bleistift.[91]

Testanweisung

»Da sind acht Bilder schon angefangen, bitte male sie weiter – was dir gerade einfällt!«

Mögliche Nachfragen wie »Muss ich alle der Reihe nach malen?« und »Muss ich die genauso machen (die Zeichen)?« geben schon Aufschluss über die Charakteristika des Patienten.

Offene Antworten wären: »Was möchtest du?«, »Du kannst es machen, wie du willst!«, »Du entscheidest!«

Bitte alle Reaktionen und Anmerkungen des Patienten dokumentieren und die Gesamtatmosphäre registrieren: Wie bewältigt das Kind die Situation, die Anforderung, die Arbeit. Notieren Sie die Reihenfolge der Zeichen, wie der Patient die Aufgabe bewältigt, wo er zögert, welches er auslässt usw.

Reichern Sie anschließend mit folgenden Fragen an: »Welches Zeichen gefällt dir am besten? Welches Bild erscheint dir am gelungensten? Welches Bild mochtest du überhaupt nicht?« Lassen Sie Titel für die Bilder und/oder Geschichten zu den Bildern erfinden. Man kann auch eine Geschichte entlang der acht Bilder erzählen lassen. Dabei können mögliche Erinnerungen angesprochen werden.

Eine ausführliche Anleitung zur Auswertung und Interpretation befindet sich im Anhang 11.2.

[91] Bezugsquelle der Testblätter (WZT) unter www.testzentrale.de.

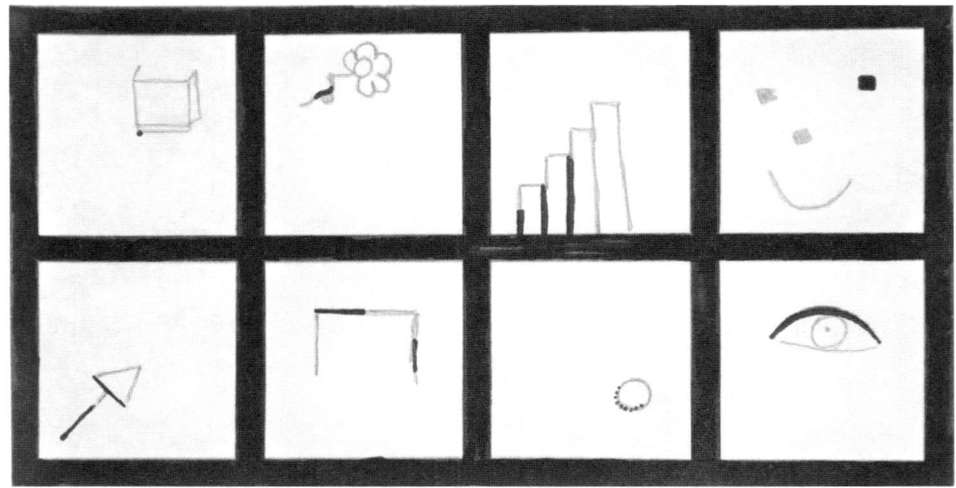

Abb. 11.5: Wartegg-Zeichentest. Aus: Avé-Lallemant (1994,15).

Vignette

Die Patientin aus Kapitel 11.4 bis Kapitel 11.6 malt etwas unwillig die Bilder in der Reihenfolge: 8-6-3-7-1-5 und nach einem Einwand »Muss ich zu allem was malen?« malt sie noch Bild 2 und 4.

Eine erste Orientierung gibt immer die Aufnahme und Integration der vorgegebenen Zeichen in das ausgeführte Bild. Sie können ignoriert, übermalt, ersetzt, oder wie hier, allesamt aufgenommen, aber nur minimalistisch realisiert werden. Hier ist vermutlich davon auszugehen, dass das Mädchen damit seine Ambivalenz deutlich werden lässt, ein verstecktes Nein, das a. a. O. bereits in ihrer Unwilligkeit aufschien und weiter spürbar wird, als sie sichtlich genervt, die Bilder zwar benennt, aber weiter nichts dazu erzählt, die Behandlerin also in gewisser Weise im Regen stehen lässt. Sie kann sich nur noch ihren eigenen völlig vorläufigen Reim machen, der sich im Rahmen eines hypothetischen Konstrukts bewegt, das an anderer Stelle wieder aufgenommen und evaluiert werden muss. Im Folgenden sind ihre Einfälle:

8. Das Auge, das den ursprünglichen Bogen aufnimmt, könnte für Wachsamkeit stehen, ihre Familie vor weiteren Unfällen schützen zu müssen – den Alkoholkonsum der Mutter zu kontrollieren u. v. m.

6. Der Tisch, der die vorgegebenen Striche aufnimmt, die sich zu einer Form schließen lassen, könnte die Hoffnung auf eine »Tischgemeinschaft« symbolisieren und damit die tatsächliche Zerrissenheit der Familie überwinden.

3. Mit dem Säulendiagramm übernimmt sie zwar die Steigerung in den aufsteigenden senkrechten Strichvorgaben auf und zeigt mit der aufstrebenden Form eventuell ihr Entwicklungsbedürfnis, wobei sie aber ihre Hemmungen überwinden und selbstwirksam werden müsste, um das zu realisieren.

7. An der Zartheit der Vorgabe des gepunkteten Halbkreises wird angesetzt, aber dann wird er überzeichnet, indem ein durchgehender Kreis festgeschrieben wird: der Ring als Symbol ersehnten Zusammenhaltes der Familie, aber so geschlossen, dass es kaum noch Bewegtheit gibt?

1. Der Würfel hebt die herausgeforderte Zentrierung als Symbol des Selbst ein Stück auf. Als würden die Würfel (das Schicksal, das Glück, die Anderen …) entscheiden und ihr die Selbstverfügung aus der Hand nehmen.

5. Der Pfeil könnte als symbolische Überwindung des angezeigten Drucks oder Staus verstanden werden. Tatsächlich braucht sie ja eine Angriffswaffe, wenn sie ihre Entwicklung in Angriff nehmen und jenseits des Schutzes von anderen bestehen will.

2. In der Blume wird zwar das Zarte der kleinen Welle aufgenommen, aber es bleibt schwebend ohne Erdung.

4. Das Zeichen der Schwere wird mit dem grinsenden Gesicht konterkariert und irgendwie abgetan, verbleibt aber im Blick, im Auge des Betrachters. Vielleicht gibt es ein Bewusstsein näheres Motto »Immer nur Lächeln«, keine Trauer aufkommen lassen?

Weiterführende Literatur: Avé-Lallemant (2010 [1994]).

11.8 Winnicotts *Squiggle* – Schnörkelspiel oder Kritzelspiel

D.W. Winnicott (2015 [1971]) entwarf und entwickelte sein Kritzelspiel als ein nützliches, Kontakt beförderndes und diagnostisches Instrument für seine psychotherapeutischen Begegnungen mit Kindern. Wie eine Art *Kontaktbrücke* kann es helfen, im Fall von Scheu, Angst und Abwehr das Eis zu brechen. Dieses an sich ganz einfache Spiel ermöglicht es, mit dem Kind zusammen eine psychotherapeutische Gesprächssituation anzubahnen und eine kreative Atmosphäre zu schaffen, in dem Sinne, dass das projektive und spielerische Potenzial der kindlichen Psyche angehalten ist, sich zu entfalten. In diesem Sinne dient es zu allererst dem Beziehungsaufbau sowie der Entwicklung eines »Möglichkeitsraumes« zwischen Psychotherapeut und Kind als Fundament der ersten Begegnungen. Es ist zunächst einmal eine Erstinterviewtechnik, aber nicht im Sinne standardisierter Testverfahren, sondern immer hoch subjektiv und interaktiv, die sich an den Kompetenzen der Beteiligten bemisst und immer interpretationsbedürftig ist.

Durchführung

Das Prozedere ist simpel. Der Psychotherapeut gibt dem Kind eine einfache und kurze Erklärung des Schnörkelspiels: »Ich schließe die Augen und fahre mit dem Stift über das Papier, und dann machst du irgendetwas aus meinem Schnörkel. Danach fängst du an, und ich verwandle deinen Schnörkel in etwas – ganz nach Belieben!«

Und schon befindet man sich mitten im Geschehen! Das Spiel wird mehrfach wiederholt, wobei Kind und Behandler abwechselnd assoziativ benennen, was sie in dem jeweiligen Kritzel des anderen erkennen. Man kann zusammen mit dem Kind die Darstellungen auch noch anreichern:

- durch weitere Einfälle/Erinnerungen;
- durch Assoziationen zu den Bildern;
- durch Ton (Sprechblasen, Drehbuch), Klima, Farben usw.;
- durch die Erfindung einer (spannenden) Geschichte zu den Bildern.

Wichtig ist, dass dem Kind die Führung in diesem dialogischen Schaffensprozess gelassen wird. Deshalb ist es hilfreich, jeden Leistungsdruck und jegliches Gefälle zu minimieren, damit sich das Kind ausreichend frei fühlen kann. Man kann z. B. nebenbei erwähnen, dass das Spiel keine Regeln hat, dass es unwichtig ist, ob und was als Ergebnis dabei rauskommt, weil Psychotherapie keine Schule ist; dass es egal ist, ob etwas schön gezeichnet ist, weil es eben hier keine Noten gibt. Wichtig sei nur, dass das Kind einfach etwas auf das Papier/die Tafel kritzelt. Das könnten Striche, Kringel oder Ähnliches sein und sollte das Kritzeln des Psychotherapeuten ergänzen. Zur Not könnte man auch zusammen schauen, ob die Kritzel nach irgendetwas aussehen oder was man aus dem Kritzel des anderen machen könnte.

Der Psychotherapeut ist also hier Teil des gemeinsamen Prozesses. Er ist dabei, wie das Kind entdeckt, »was schon in ihm vorhanden war«, wie Winnicott betont und wie es das Gefundene erlebt, besetzt und verwendet. Der Psychotherapeut bekommt Hinweise auf die emotionale Entwicklung des Kindes ebenso wie auf seine strukturellen Gegebenheiten, insbesondere seine Spielfähigkeit und Begegnungs- und Bewältigungsstrategien. Wir können gegebenenfalls verschiedene Abwehrformen erkennen, beispielsweise Vermeidung oder Hemmung. Das alles wiederum kann Aufschluss geben über die innere Befindlichkeit des Kindes und seine Behandlungsbedürftigkeit, vorausgesetzt dass es dem Psychotherapeuten gelingt zu verstehen, was bewusst und unbewusst in Szene gesetzt und symbolisch in der Begegnung mit dem Kind kommuniziert wird. Das geschieht:

- im Bild (grafische Gestaltung und symbolische Ebene);
- im Umgang miteinander (spielen/malen im Beisein eines Anderen, Verwendung des Anderen, Übertragung, Gegenübertragung und Widerstand. Welche Rolle bekommt der Psychotherapeut? Wird er evakuiert? Bleibt er Zuschauer? Wird er instrumentalisiert als verlängerter Arm des Kindes i.S. eines Hilfs-Ichs? Oder behält das Kind als Bestimmer die alleinige Kontrolle?).

Die diagnostisch-therapeutische Begegnung findet im sogenannten »Übergangsraum« statt. Sie stellt gleichermaßen Anforderungen an die kommunikative Kompetenz und Spielfähigkeit des Kindes und an die des Psychotherapeuten. Auch der Psychotherapeut lässt sich in seiner persönlichen und spontan-assoziativen Art auf den zeichnerischen Dialog ein, ebenso wie das Kind, dem er, könnte man sagen, seine Beziehungsfähigkeit, seine Konfliktfähigkeit, seinen Einfallsreichtum und seine Spielfähigkeit vorübergehend zur Verfügung stellt (Alvarez, 2014). So entfaltet sich neben der bewussten Kommunikation und der Kommunikation auf der Beziehungsebene ein unbewusster Dialog zwischen Kind und Psychotherapeut, der die innere Situation des Kindes wiedergibt.

Eine therapeutische Verwendung des Erlebten wird vor allem durch das »stille Denken« des Psychotherapeuten ermöglicht, parallel zu seiner spielerischen Bereitschaft, wenn er versucht, das, was kommuniziert wird, was sich abspielt, was sich in den erstellten Kritzeln thematisiert, zu verstehen.

Vignette

Paula (Name geändert) ist 13 Jahre alt. Sie kann nicht alleine einschlafen und nicht woanders übernachten. Sie bekommt dann heftige Panikattacken. Die Probleme sind erstmals nach dem Abschiedsfest aus der vierten Klasse aufgetreten. Bis dahin war ihre Entwicklung unauffällig verlaufen. Bei diesem Fest stolperte Paula so unglücklich, dass sie sich den Arm brach. Kommentar des Vaters dazu: »Ja, die ist paddelig und fällt über jeden Stein!«

Paula will nicht älter werden, sondern möchte für immer ein Kind sein (Regression). In der Schule (8. Klasse Gymnasium) und der Peergroup ist sie unauffällig, abgesehen davon, dass sie bei Klassenfahrten nicht mitfahren kann. Bei den bisherigen Versuchen mussten die Eltern sie mehrfach nachts abholen kommen, weil sie völlig panisch wurde.

Paula malt ihre Krickel zügig, verwandelt meine auch ohne lange zu überlegen. Sie gibt mir Anweisungen, was ich aus ihren Krickeln machen soll. Sie ordnet anschließend die Bildchen in der unten dargestellten Reihenfolge und erzählt die dazugehörende Geschichte freimütig.

Sie erzählt: »Ein Hase kommt aus dem Gebirge. Er sucht ein Eis, er hat Hunger und Durst. Er begegnet unterwegs einem Schaf, das nicht weiß, wo das Eis ist, genauso wenig wie die Schlange. Er kommt zu einer Pfütze, um zu trinken. Da ist aber ein Raubvogel, der gerade aus der Pfütze hochfliegt. Er bekommt Angst. Dann steigt er auf sein Steckenpferd und reitet schnell weg.« Paula sagt spontan, dass sie sich wirklich ein Eis wünscht, weil es ein warmer Sommertag ist.

Ich denke: Sie ist selber der (Angst-)Hase, der aus dem zackigen und ungemütlichen Gebirge kommt (vielleicht Abwehr von Ablösung, Aggressions-/Fortschrittvermeidung). Weder die Mutter (Schaf), noch der Vater (Schlange) können ihr dabei helfen, ihre regressiven Wünsche (weiter) zu befriedigen. Beim Versuch, sich selbst zu helfen (Autonomie zu wagen), macht ein Raubvogel ihr Angst, sodass sie nicht trinken kann (orales Thema). Es könnte sich auch um einen Phönix aus der Asche/Wasser handeln (Wunsch nach Erlösung). Der Raubvogel symbolisiert hier eventuell eine Befreiungssehnsucht samt Entwicklungsangst, die ihre Autonomieentwicklung und altersgerechte Ablösung wiederum behindert. Nun versucht sie zu entkommen

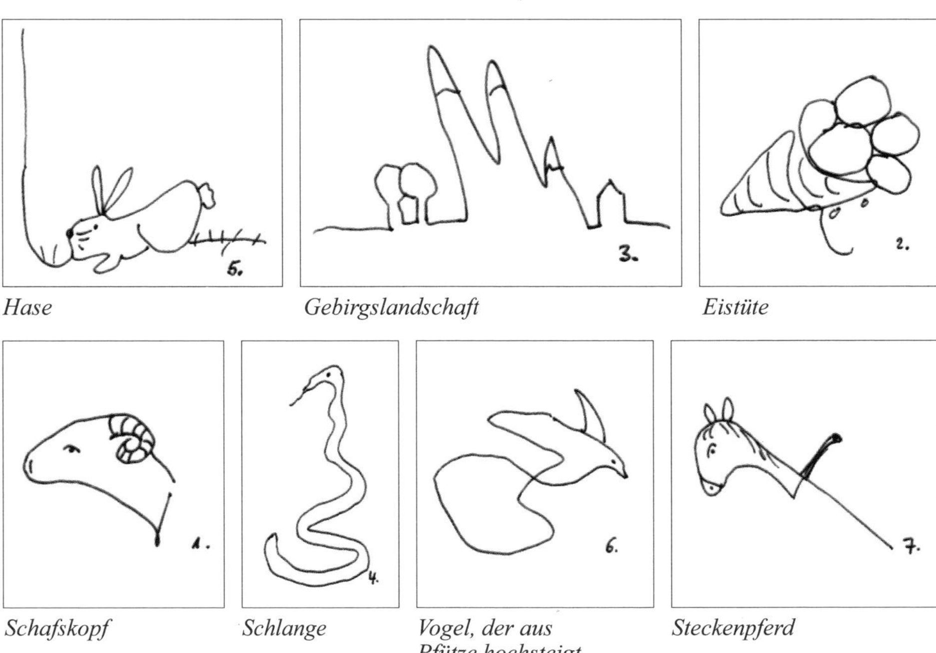

Abb. 11.6: Winnicotts Squigglespiel

und nutzt dazu ihr »Steckenpferd«. Das ist das Symbol aller Viertklässler in Osnabrück, mit dem sie an den Westfälischen Frieden von 1648 erinnern. Mir fällt ein, dass die Symptomatik erstmalig am Ende der vierten Klasse auftrat, wo sie sich von dem Kindsein verabschieden sollte (Autonomieangst)! Genau an diesem Tag brach sie sich den Arm und konnte dadurch beim gemeinsamen Übernachten der alten Klasse nicht teilnehmen und vermied dadurch nicht nur den Abschied, sondern auch das gemeinsame Erleben in der Peergroup.

Weiterführende Literatur: Günter (2003).

12. Erzähltests

Neben den Zeichentests bieten Erzähltests eine weitere Möglichkeit zur Erfassung unbewusster Vorgänge. Wir Menschen haben oft das Herz auf der Zunge und verraten zum Beispiel in Versprechern und in der freien Assoziation vieles von unserem Innenleben. Bildkarten regen insbesondere die Kinder zu solchen spontanen Äußerungen an, aber auch Satzanfänge oder Geschichtenanfänge können Unbewusstes hervorrufen. Es handelt sich bei diesen Tests um semistrukturierte projektive Verfahren, bei denen den Patienten Themen vorgegeben werden, die zur nicht-gelenkten projektiven Weiterarbeit anregen sollen. Sie finden in diesem Kapitel sowie in Kapitel 14 eine Auswahl dieser Tests.

Der beliebteste Bildkartentest ist der *Schwarzfuß-Test* (Corman, 2013). Im Gegensatz zum *Rohrschachtest*, oder den Kindern eher angepassten *Zulliger-Tafel-Test*, wird dieser Test noch immer gerne angewandt und erscheint uns kindgerechter als andere Bildkartentests. Der *Satzergänzungstest* (nach Biermann) regt spontane Äußerungen über das Selbst, den Anderen und den Projektionen auf Andere an. Ein weiteres Verfahren, das wir hier vorstellen, ist der *Düss-Fabeltest* (Düss, 1956).

Auch bei diesen Tests gilt, dass nicht eine oder einige wenige der vorgestellten Tests so ausreichend aussagekräftig sind, dass sie zu einer gesicherten Diagnose führen können. Erst eine *Zusammenstellung der Ergebnisse* aus den verschiedenen Testarten kann bei der Diagnosefindung behilflich sein.

12.1 Schwarzfuß-Test

Sibylle Moisl

Der *Schwarzfuß-Test* ist ein semi-strukturierter *projektiver Persönlichkeitstest*, der sich auf das triebtheoretische Entwicklungsmodell, ebenso wie auf das Freud'sche Strukturmodell (Ich–Es–Über-Ich) stützt. Er kann bei Kindern hilfreich sein für die Bildung von Hypothesen in Bezug auf:

- den Stand ihrer psychosexuellen Entwicklung;
- ihre Beziehung zu den Eltern ebenso wie ihr Bindungsverhalten;
- ihre Beziehung zu den Geschwistern;
- die zentralen unbewussten Konflikte, die dem kindlichen Verhalten zugrunde liegen.

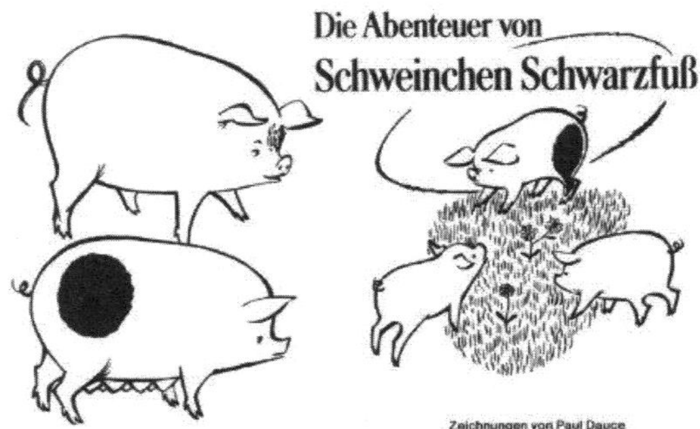

Abb. 12.1: Titelkarte.* Louis Corman: *Der Schwarzfuß-Test.*
© Ernst Reinhardt Verlag München (5. Auflage 2013).

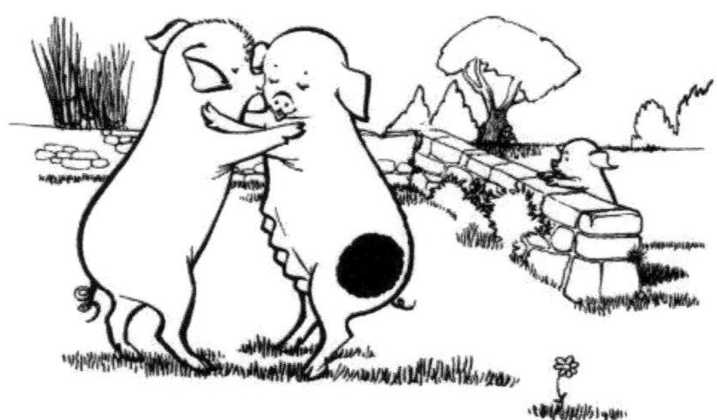

Abb. 12.2: Kuss. Louis Corman: *Der Schwarzfuß-Test.*
© Ernst Reinhardt Verlag München (5. Auflage 2013), S. 36.

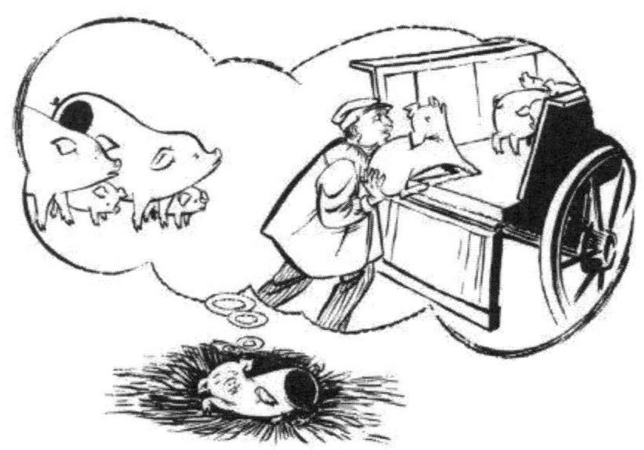

Abb. 12.3: Karren. Louis Corman: *Der Schwarzfuß-Test.*
© Ernst Reinhardt Verlag München (5. Auflage 2013), S. 38.

* Abbildung 12.1–12.3 mit freundlicher Genehmigung des Ernst Reinhardt Verlag München.

Der Schwarzfuß-Test wurde zwischen 1959 und 1961 am medizinisch-pädagogischen Zentrum in Nantes (Frankreich) von Corman (1977) als projektiver Test für die Diagnostik psychoneurotischer Störungen im Kindes- und Jugendalter entwickelt. Es handelt sich um einen *Geschichten-Erzähltest,* der aus 18 Bildtafeln[92] besteht. Die Bilder sind betont neutral gezeichnet, sodass Identifikationen des Kindes mit den Protagonisten angeregt werden.

Zum Kartenmaterial:

- *Titelkarte:* Das Kind soll Alter und Geschlecht von Schweinchen Schwarzfuß sowie die Funktion aller anderen Schweine benennen.
- *Bild 1: Trog:* Thema: Analität, urethrales Erleben. Es gefällt einem hohen Prozentsatz der Kinder, aber wenige Kinder identifizieren sich hier mit Schwarzfuß. Häufig sind Ausweichthemen.
- *Bild 2: Kuss:* Thema: ödipal, ödipaler Neid. Das Bild ist sehr beliebt, vor allem bei Mädchen.
- *Bild 3: Streit:* Thema: Aggressivität, Streit, Schuldgefühle.
- *Bild 4: Karren:* Thema: Aggressivität, Schuldgefühls-, Bestrafungsthematik. Das Bild wird von einem Großteil der Kinder als Traum, von anderen als Wirklichkeit gesehen. Es ist eines der vier unbeliebtesten Bilder. Dennoch ist die Identifikation mit Schweinchen Schwarzfuß sehr hoch.
- *Bild 5: Ziege:* Thema: oral, auch das Thema Adoptiv- oder Ersatzmutter; gibt Hinweise auf die Übertragungsbereitschaft des Kindes.
- *Bild 6: Aufbruch:* Thema: Abhängigkeit versus Unabhängigkeit. Die Mimik des Schweinchens ist nicht zu erkennen. Aus dieser Unbestimmtheit ergeben sich zwei unterschiedliche Konnotationen: freudiger Aufbruch und trauriger Aufbruch. Das Bild ist ziemlich beliebt. Hier gibt es die zweithöchste Identifikation mit »niemand«.
- *Bild 7: Zögern:* Thema: oral, Ambivalenz, auch Thema des Ausgeschlossenseins.
- *Bild 8: Gänserich:* Thema: Aggressivität, Bestrafung, Schuldgefühl, Kastration, Angst vor Beschädigung.
- *Bild 9: Schmutzspiele:* Thema: aggressive Analität gegenüber den Eltern. Die Wahl des weißen Schweinchens, das abseits steht, deutet oft auf Abwehr durch Verschiebung hin.
- *Bild 10: Nacht:* Thema: ödipal (Urszene). Das Bild ist nicht sehr beliebt, häufig sogar das Unbeliebteste.

92 Bezugsquelle des Schwarzfuß-Tests unter www.testzentrale.de.

- *Bild 11: Wurf:* Thema: Oralität, Versorgung. Verknüpfung mit dem Thema Geschwisterneid. Das Bild wird selten abgelehnt. Es wird häufig als erstes beschrieben.
- *Bilder 12 und 13: Traum Vater/Traum Mutter:* Thema auf der Subjektstufe: Identifikation mit den Eltern; auf der Objektstufe: Beziehung zu den Eltern.
- *Bild 14: Säugen I:* Thema: geglückte Oralität. Das Bild ist sehr beliebt, aber selten das beliebteste.
- *Bild 15: Säugen II:* Das orale Thema ist hier noch direkter verknüpft mit dem Thema Geschwisterrivalität.
- *Bild 16: Loch:* Thema: Aggression, Strafe, Einsamkeit und Alleingelassenwerden. Dieses Bild lädt am wenigsten zur Identifikation ein.
- *Bild 17: Fee:* Hier kann der *Drei-Wünsche-Test* hinzugenommen werden. Frage 1: Was würde sich Schweinchen Schwarzfuß wünschen, wenn es drei Wünsche frei hätte? Frage 2: Was würdest du dir wünschen, wenn eine Fee käme und dir sagen würde, dass du drei Wünsche frei hast?

Freie Geschichte (1)

Der Test besteht aus *drei Testdurchgängen:* freie Geschichte, Kartenspiel, Identifikationsfrage. Am Anfang des ersten Teils stehen die Fragen zur Titelkarte: »Siehst du Schweinchen Schwarzfuß? Wie alt ist Schweinchen Schwarzfuß? Ist es ein Junge oder ein Mädchen? Wer sollten die anderen Schweine sein?«

Anschließend wird das Kind aufgefordert, zu den Karten, die es zuvor aus dem Gesamt der Karten ausgewählt hat, eine Geschichte zu erzählen.

Mögliche Aufforderung zur freien Erzählung: »Hier sind Bildkarten von den Abenteuern eines Schweinchens mit einem schwarzen Fuß. Ich möchte, dass du daraus ein eigenes Bilderbuch machst. Du kannst die Karten aussuchen, die du für deine Geschichte brauchst. Die anderen legst du beiseite.«

Bei älteren Kindern: »Ich möchte, dass du ein Bilderbuch für jüngere Kinder machst.«

Dieser erste Testdurchgang fördert die Projektion. Die Geschichten sind ähnlich wie Träume zu interpretieren. In diesem ersten Teil stellt der Interviewer möglichst keine Zwischenfragen, schreibt wortwörtlich alles mit, vor allem sollte auf alle affektiven Signale und Äußerungen geachtet werden.

Kartenspiel (2)

Aufgabe des zweiten Teils ist es, die Bilder zu sortieren und jedes Bild zu beschreiben. Zusatzfragen des Interviewers sind nun möglich. Dieser zweite Teil gibt Aufschluss über das Verhältnis von Triebtendenzen versus Abwehr. Mögliche Testanweisung: »Jetzt machen wir ein Kartenspiel. Ich mische die Karten und du kannst die Karten sortieren, wie du magst. Erzähle mir bitte, was du auf jedem Bild siehst, was dir gefällt, was dir nicht so gefällt.«

Wichtig bei diesem Teil ist nicht das Sortieren, viel mehr zählen die Aussagen zu jedem Bild.

Frage nach der bevorzugten Identifikation (3)

Im Anschluss an die Besprechung jeder Karte im zweiten Teil wird die Frage nach der bevorzugten Identifikation gestellt: »Wenn wir einen Comic-Film machen würden, wen würdest du spielen? Du kannst dir jede Figur auf der Karte aussuchen oder auch keine Rolle übernehmen.« Die Bevorzugte Identifikation wird mit BI verschlüsselt.[93]

Abschlussfragen (4)

Zum Abschluss des gesamten Tests werden folgende Fragen gestellt: Warum hat Schweinchen Schwarzfuß seinen schwarzen Fuß? Was denkt Schweinchen Schwarzfuß über seinen schwarzen Fuß? Wem geht es am besten? Wem geht es am schlechtesten?

Auswertung

Die Auswertung erfolgt entsprechend der Hinweise im Kapitel 9.

Auswertung der Titelkarte

Die meisten Versuchspersonen sehen in der Titelkarte ihre Wunschfamilie. Wenn die Großen nicht als Eltern gesehen werden, kann nach einer Störung in der *Eltern-Kind-Beziehung* oder in der Wahrung der *Generationengrenzen* gesucht werden. Bei der Betrachtung der Konstellationen sind die realen Familienverhältnisse mit einzubeziehen. Es handelt sich häufig um »Rollen«, nicht um reale Personen. Oft handelt es sich aber eher um Vorstellungen, Wünsche, Fantasien.

---

93 Eine detaillierte Auswertungsanleitung sowie ein entsprechender Auswertungsbogen befinden sich im Anhang 12.1.

Auswertung der wichtigen Themenkomplexe

Die Auswertung der wichtigen Themenkomplexe erfolgt nach den Kriterien, wie sie in Kapitel 9.1 dargelegt sind. Insbesondere geht es um die Untersuchung der Hauptphasen der *Libidoentwicklung*: orale, anale und ödipale Themen.

Das Thema der *Aggressivität* wird phasenübergreifend untersucht, zum Beispiel für die orale Phase die oral-sadistische Aggression, für die ödipale Phase die ödipale Rivalität, die sich auch im Geschwisterneid manifestiert.

Das dritte große Themenfeld kreist um *Abhängigkeit und Unabhängigkeit*, die sich zum Beispiel in der Fantasievorstellung des Weggehens konkretisieren. Das Schuldthema kommt ebenfalls in allen Phasen vor und kann sich zur Depression steigern.

Hinzu kommen *Zusatzthemen* wie die Umkehr des Geschlechts oder das Thema vom schwarzen Fleck, das Hinweise auf Invalidität und depressive Verarbeitungsweisen liefern kann.

Der Schwarzfuß-Test im Rahmen der OPD-KJ-2: Achse Konflikt

Wie in Kapitel 9.2 dargelegt, unterscheidet die OPD-KJ-2 verschiedene Konflikte. Jedem Konflikt können bestimmte Bildkarten[94] direkt zugeordnet werden. Allerdings können auch weitere Karten durch die Art der Geschichte auf einen der Konflikte hinweisen.

- *Nähe versus Distanz* (Beziehungsmodalität): Aufbruch, Zögern, Wurf, Säugen 1, Säugen 2;
- *Unterwerfung versus Kontrolle* (anale Modalität): Trog, Streit, Karren, Schmutzspiele;
- *Selbstversorgung versus Versorgtwerden* (orale Modalität, Beziehungsmodalität): Aufbruch, Zögern, Wurf, Säugen 1, Säugen 2, Loch;
- *Selbstwertkonflikte* (narzisstische Modalitäten): Streit, Ziege, Aufbruch, Gänserich, Traum Mutter, Traum Vater, Loch, Fee;
- *Schuldkonflikte:* Streit, Karren, Gänserich, Trog (selten);
- *Ödipale Konflikte:* Kuss, Streit, Nacht, Wurf, Säugen 2;
- *Identitätskonflikte:* Ziege, Zögern, Traum Mutter, Traum Vater, Fee.

[94] Zur Bezeichnung der einzelnen Bildkarten, siehe Corman (1977), S. 176f.

Ein *Ausschlusskriterium* für den Test ist die Zugehörigkeit zu ethnischen und/oder religiösen Gruppen, die Schweine ablehnen (Muslime, Juden, Hindus). Als Alternative gibt es in Frankreich eine Version mit Schäfchenbildern.

Weiterführende Literatur: Corman (2013).

12.2 Satzergänzungstest

Der Satzergänzungstest gehört zu den in der Kinderpsychotherapie am häufigsten eingesetzten Tests. Es liegen verschiedene nicht offizielle Fassungen vor. Wir haben die von Gerd Biermann, dem Begründer der Ärztlichen Akademie, bevorzugte Version ausgewählt.[95]

Es wird eine Liste mit unvollständigen Sätzen vorgelegt oder vorgelesen. Der Patient soll diese Sätze spontan ergänzen. Über die provozierte Assoziation zu den vorgegebenen Schlüsselreizen sollen die Konflikte und Nöte des Patienten erfasst werden. Damit dies gelingt, ist es wichtig, in der Anweisung von einem Kind oder Jugendlichen mit dem gleichen Alter und Geschlecht wie der Patient selber auszugehen. Das erleichtert dem Patienten die Identifikation (Rauchfleisch, 2001).

Die Anweisung könnte lauten: »Hier sind einige unvollständige Sätze. Stelle dir vor, dass ein Junge/ein Mädchen in deinem Alter diese Sätze weiterführt. Bitte ergänzen sie, so wie es für dich passt. Alles ist richtig. Denke nicht zu lange nach, sondern schreibe/sage das, was dir gerade einfällt.«

Durch die Wahl einer solchen Instruktion soll dem Kind ein gewisser projektiver und kreativer Spielraum geöffnet werden. Sollte das Kind nicht selber schreiben wollen oder können, kann der Psychotherapeut anbieten, diese Aufgabe zu übernehmen.

Es werden bei diesem Test verschiedene Lebens- und Erlebensbereiche des Kindes angesprochen: Familie, Schule, Gleichaltrige, aber auch Schuldgefühle usw. So können gegenbenfalls sowohl reale Gegebenheiten im Hier und Jetzt als auch unbewusste Themen mitgeteilt werden. Die Ergebnisse sind Mosaiksteine, die der Hypothesenbildung dienen können und wieder nur in der Zusammenschau der verschiedenen Tests aussagekräftig sind (vgl. zum Vorgehen Rauchfleisch, 2001, S. 74ff.).

[95] Den Testbogen nach Biermann finden Sie im Anhang 12.2. Siehe auch Wienand (2016), S. 158.

Beispiel

Es handelt sich hier um die zehnjährige Andrea (Name geändert), die sich kurz vor dem Wechsel auf die weiterführende Schule befindet. Symptomatik: soziale Desintegration, Leistungsprobleme. Familiäre Situation: gewalttätiger Stiefvater, kein Kontakt zum leiblichen Vater.

Vater	enttäuscht – traurig.
Ich habe Angst	dass die doch wieder streiten, und es noch grober wird, und es viel Blut gibt.
Wenn ich älter bin	werde ich Reittherapeutin oder Pferdetierärztin.
Meine Schularbeiten	sind anstrengend – immer!
Ich finde es scheußlich	dass es so viele ekelhafte Zecken gibt. (Sie schildert ausführlich ihre Angst vor einem Körper voller Bakterien.)
Manchmal träume ich	dass alles wieder gut ist und wir alle zusammen auf einem Reiterhof leben (ohne Stiefvater).
Es ist mir peinlich	wenn die sich streiten. Ich bin die einzige in der Klasse mit so was.
Es tut mir schrecklich leid	dass ich Oma und C. (Bruder) im Streit so ausgesperrt habe (weitere Ausführungen zu ihrem schlechten Gewissen).
Andere Kinder	sind nett.
Die Lehrer	nerven manchmal, manche mag ich aber.
Die meisten Jungen	sind doof, sehr doof!!!!
Im Dunkel	habe ich Angst; vor allem wenn ich eingeschlafen bin, dann habe ich Angst vor Einbrechern.
Mich ärgert es	dass so oft Streit bei uns ist, mehrmals täglich, immer R. (Stiefvater) und Mama.
Meine Geschwister	sind nett, C. (♂) ist zweieinhalb.
Die Schule	finde ich schön.
Die Erwachsenen	sind anstrengend, manchmal aber auch nett.
Ich brauche	eine bessere Rechtschreibung und besser in Rechnen werden.
Mutter	ist sehr nett.

Ich kann nicht	einschlafen, das ist oft, alles läuft durch … versinkt, versickert im Kopf.
Das einzige Dumme ist	dass ich nicht neben Claire (ihr Pflegepferd) wohne.
Die meisten Mädchen	sind nett.
Hoffentlich	wird alles wieder gut: Mama und R. wieder friedlich.
Meine größte Sorge ist	dass ein Atomkraftwerk wie in Japan strahlt.
Ganz im Geheimen	spreche ich mit meinen Kuscheltieren, wenn ich Ärger habe. Wenn ich traurig bin, glaube ich, dass sie lebendig sind. Die reden mir dann gut zu, sagen mir, ich soll mir nicht so viele Sorgen machen.

Die Antworten des Mädchens zeigen, wie alles von der familiären Gewaltproblematik eingefärbt ist. Sie spiegeln gute Ressourcen, eine klare Zukunftsperspektive, aber eine vielleicht zu erwachsene Haltung mit regressiver Tendenz (Kuscheltiere als tröstende imaginäre Gefährten). Aggression wird schuldhaft erlebt, ist deutlich zurückgenommen und angstbegleitet gegen das eigene Selbst gerichtet. Ihr wird so eine altersangemessene Lebensbewältigung kaum gelingen, wobei aber altersspezifische Wünsche durchaus vorhanden sind.

Das Kind oder der Jugendliche kann im Satzergänzungstest also projektiv seine inneren Einstellungen und Bewegungen äußern, wobei er möglicherweise durch das direkte Ansprechen der Themen auch gelenkt und eingeschränkt wird. Das kann zu Widerstand gegen den Test führen. Auf jedem Fall ist darauf zu achten, dass die Anzahl der Items des SET beschränkt bleibt, da es sonst schnell zu Überforderung und Verweigerung kommen kann.

Weiterführende Literatur: Rauchfleisch (2001): Dort befindet sich eine längere Version.

12.3 Düss-Fabeltest

Mit dem *Düss-Fabeltest* (Düss, 1956) kann der Psychotherapeut in einer entspannten und spielerischen Weise mit dem Patienten in Kontakt kommen. Er erlaubt einen entwicklungsangemessenen Zugang zur Erlebniswelt von Kindern und dient der psychodynamischen Hypothesenbildung. Louisa Düss hat 1956 zehn unvollständige Geschichten entworfen, die der Erfassung von typischen Konfliktsituationen dienen, wie sie in der Kindheit auftreten können.

Bei diesem projektiven Test sollen also nicht Sätze, sondern kurze Geschichtsanfänge weitererzählt werden. Die Geschichten kreisen um kindheitsspezifische Konfliktsituationen wie Bindung und Trennung, Autonomie, Rivalität, Aggression, Angst und Schuld. Der Kinderpsychotherapeut liest oder erzählt den Beginn der Geschichte und fordert das Kind auf, frei zu Ende zu erzählen. Die Antworten werden wortgetreu notiert, ebenso wie das sonstige Geschehen.

Beispiel

Zur Illustration hier das Beispiel von Luisa (Name geändert). Sie ist zum Zeitpunkt der diagnostisch-probatorischen Begegnungen 5;10 Jahre alt. Luisa kommt nach Notaufnahme und kurzer Bereitschaftspflege, nachdem sie mit langfristiger Perspektive bei einer sehr kompetenten Pflegemutter untergekommen ist. Vorher hat sie mit ihrer drogenabhängigen, jetzt inhaftierten, aber kooperativen Mutter, an die sie sehr eng gebunden war, vorübergehend auf der Straße gelebt. Pflegemutter, Kindergarten ebenso wie die betreuende Klinik sind hochbesorgt wegen ihrer Auffälligkeiten im Bereich sozial-emotionaler Kompetenzen: Sie reagiere hypersensibel mit heftigen Stimmungsschwankungen. Sie rede unendlich viel und verliere dabei häufig den Faden. Das, ebenso wie ihre Egozentrizität, ihre Impulsdurchbrüche und ihr oppositionelles Verhalten, verhinderte immer wieder die Realisierung ihres Kontaktwunsches. »Ich suche Freunde«, sagte sie ihrer Behandlerin. Aber sie habe »immer nur Streit«. Es falle ihr so schwer, »zu machen, was die anderen wollen«. Auch dem Wunsch der Psychotherapeutin, kleinen Geschichten zu lauschen und sie zu Ende zu erzählen, begegnet sie sofort unterschwellig mit Skepsis. Ihr Widerstand artikuliert sich in ihrer distanzierenden Abwehrhaltung und Einsilbigkeit.

- *Fabel vom Vogel*[96] (Bindung versus Unabhängigkeit): Ein Vogelkind fällt zusammen mit den Eltern vom Baum herunter. Was macht es? »Es fliegt auf den nächsten, untersten Ast, es kann ja noch nicht so hoch fliegen wie die Eltern!« Die Psychotherapeutin nimmt ihre Selbstzweifel und ihre Leistungsangst wahr.
- *Fabel vom Hochzeitstag* (Gefühl des Ausgeschlossenseins und Eifersucht auf die Verbindung der Eltern): Am Hochzeitstag der Eltern sieht das Kind, wie die beiden feiern, und fühlt sich einsam. »Es geht allein in den Garten, weil es ihm zu laut geworden ist.« Beiläufig erzählt sie, wie ihr im Kindergarten alles zu laut ist: zu viele Gruppen und in ihrer Gruppe zu viele Kinder. Die Psychotherapeutin greift die Überforderung mitfühlend auf: dass man ja auch die Ohren nicht

[96] Zum genauen Wortlaut der Fabeln, siehe Düss (1956), S. 9ff.

zumachen könne. Dass sie aber miteinander vielleicht schauen könnten, wie sie sich anders schützen kann.

- *Fabel vom Lämmchen* (Entwöhnung und Geschwisterneid): Ein Schafjunges muss einem jüngeren Schäfchen bei den Zitzen der Schafmama Platz machen. Hier reagiert Luisa extrem distanziert, versteht erst nicht, meint dann wegwerfend: »Das würde Gras fressen.« Die Behandlerin erlebt Anpassung und Progressionsorientierung nur auf der Oberfläche, Luisa selbst scheint woanders.
- *Begräbnis* (Aggressivität, Todeswünsche, möglicherweise Schuldgefühle und Selbstbestrafung): Bei einer Beerdigung fragen die Leute sich, wer das wohl gewesen sein könnte. »Die Oma!«, meint Luisa spontan. Die ältere Behandlerin hat in ihrer Gegenübertragung das Gefühl, ausgelöscht worden zu sein.
- *Fabel vom Sich-Fürchten* (Angst und mögliche Selbstbestrafung): Ein Kind sagt, dass es sich so fürchtet. Wovor wohl? »Es hat Angst im Dunklen! Ein Geist könnte kommen.« Etwas später erzählt sie von ihrem Schlafwandeln, wehrt die mitfühlende Begleitung der Psychotherapeutin bezüglich möglicher eigener Ängste sofort wieder ab: »Ich kann mich wehren!« Nach einer Pause erzählt sie dann triumphierend, wie sie nachts Spinnen jagt: »Ich hasse die!«, indem sie sie nass spritzt (passiv in aktiv). Wieder nach einer Pause differenziert sie ihre Techniken der Spinnenbeseitigung: »Mit Papier – in Matsche drücken – in Mull einbinden, oder ich feg' die mit Zweigen weg!« (Aggressionsproblematik).
- *Fabel vom Elefanten* (Angst vor Veränderung, möglicherweise Kastrationsangst): Der Lieblingsspielelefant eines Kindes scheint auf einmal anders auszusehen. Was ist passiert? »Der hat sich umgezogen, andere Hose, anderes Oberteil, Kinder möchten doch nie immer das Gleiche anhaben!«
- *Fabel vom selbstgemachten Gegenstand* (Verzichtsbereitschaft, möglicherweise Abgrenzungsfähigkeit): Ein Kind hat etwas gebastelt, was es selber gerne behalten möchte, das aber auch die Mutter gerne bekommen würde. Was macht das Kind? »Sie packt das Geknetete auf den Tisch.« (Abwehr einer Konfliktentscheidung).
- *Spaziergang mit Vater oder Mutter* (möglicherweise ödipale Projektion): Nach einem schönen Spaziergang mit Mama alleine (beim Jungen) oder mit Papa alleine (beim Mädchen) ist der andere Elternteil/Mama bzw. Papa irgendwie anders, als sie wieder zurückkommen. Was ist los? »Die fand den Spaziergang zu lang. Die hat sich Sorgen gemacht.«
- *Fabel von der Nachricht* (Wünsche und Befürchtungen): Als das Kind von der Schule/vom Spaziergang nach Hause kommt, sagt die Mutter, dass sie eine Neuigkeit für das Kind habe. Was hat sie wohl mitzuteilen? »Es gibt gleich Mittagessen.«

- *Schlechter Traum* (Wünsche und Befürchtungen): Ein Kind sagt nach dem Aufstehen, dass es einen bösen Traum gehabt hat. Was hat es wohl geträumt? »Dass Geister im Zimmer waren und was aus dem Zimmer geklaut haben.« Sie lässt keine vertiefenden Einlassungen seitens der Psychotherapeutin zu.

Hier ist offensichtlich eine traumatisierende Situation angesprochen: Auch sie wurde plötzlich ohne Vorbereitung von »bösen Geistern« von ihrer Mutter entfernt. Eine Stunde später erzählt sie in einem Spiel, dass man erst als Erwachsener wieder zurückkehren könne.

Noch deutlicher scheint ihre Verletztheit im spontanen und selbstgewählten Arztspiel auf, das den Düss-Fabeln folgt: Als Kinderärztin verarztet sie umsichtig ein zweijähriges Kind nach einem Sturz. Sie braucht viele Pflaster, damit nicht alles Blut rausläuft. Es geht um Leben und Tod.

Deutlich ist im Hinblick auf eine OPD-KJ-2-Auswertung für die Psychotherapeutin der Konflikt Unterwerfung versus Kontrolle, der sich im Hier und Jetzt der Begegnung nach dem Motto »entweder Du oder Ich« konstelliert und die Patientin in eine Vermeidungshaltung der Behandlerin gegenüber treibt. Ein Anpassungswunsch, es recht zu machen, um gesehen zu werden und dazuzugehören, der aber von ihrer Fixierung an Egozentrizität in Schach gehalten wird, ist ebenso ablesbar. Es wird deutlich, wie schnell sie Herabsetzung fürchtet und gereizt oder mit Gegenmaßnahmen reagiert. Die gefürchtete Minderwertigkeit wird dann durch Überbetonung des Selbstvermögens abgewehrt. Auch die Selbstabgrenzung scheint ein neuralgischer Punkt. Ein weiteres Konfliktfeld, das durchgearbeitet werde muss, aber noch gemieden wird, sind die schweren Lebensbelastungen. Strukturell geht es um Defizite der Affektdifferenzierung, der Mentalisierung, der Selbstwertregulation und Impulssteuerung, die aber wie hinter einem Wandschirm verborgen erscheinen, den ihre bindungsorientierte ebenso wie distanzierende Anpassungsneigung bereitstellt. Ängste scheinen auf, werden aber abgewehrt. Kognitiv scheint sie eher gut begabt. Strukturell ist die (emotionale) Kontaktaufnahme durch ihre Sicherungsstrategien der Vermeidung und Verleugnung sehr behindert und lässt noch keine Reziprozität zu. Ein Krankheitskonzept wird noch bei vorhandenem Leidensdruck und auch durchaus gegebener Veränderungsmotivation abgelehnt.

13. Imaginative Verfahren

»Wo Worte nicht ausreichen, beginnt die Welt der inneren Bilder und Symbole.« Nicht nur für die Diagnostik, sondern auch für die Behandlung von Kindern und Jugendlichen haben sich in der Praxis daher auch imaginative Verfahren bewährt.

Auf den folgenden Seiten befindet sich die ausführliche Fallbeschreibung einer Katathym-Imaginativen Behandlung eines Knaben von acht Jahren mit der Baum-Imagination. Es ist ein Beitrag von Margret d'Arcais, die viele Jahren lang eine curriculare Fortbildung in Kathathym-Imaginativer Psychotherapie im Rahmen der ärztlichen Ausbildung angeboten hat.

Die darauf folgende Rosenbuschfantasie ist ein gestalttherapeutisches Verfahren. Dieses Verfahren wird von Christiane Pennecke vorgestellt. Sie war ebenfalls als langjährige Dozentin in der ärztlichen Ausbildung für den Bereich Gestalttherapie mit Kindern und Jugendlichen tätig.[97]

13.1 Das Motiv Baum in der Katathym-Imaginativen Psychotherapie (KIP)

Margret d'Arcais

Hanscarl Leuner (2005), der als Psychoanalytiker der Freud'schen Schule ausgebildet wurde, stellte sich in den 1950er Jahren die Frage, welche therapeutische Wirkung von Bildern ausgehen könne. Er machte systematische Versuche mit gesunden und neurotischen Patienten und kam zu der Entdeckung, dass es mit Hilfe von therapeutisch eingesetzten Imaginationen (Tagträumen) möglich war, schnell einen Zugang zu unbewussten Vorgängen im Seelenleben zu finden. Er publizierte diese Befunde im Jahre 1954 unter dem Titel *Das Katathyme Bilderleben*. Durch den sehr systematischen Aufbau machte er die Methode didaktisch zugänglich. Es folgten viele Veröffentlichen zur Anwendbarkeit des katathymen Bilderlebens auf den verschiedensten Gebieten. Um nur einige zu nennen: Katathymes Bilderleben bei psychosomatischen Störungen, bei Magersucht, in der Traumatherapie, Katathymes Bilderleben mit Kindern und Jugendlichen, Einsatz von Katathymem Bilderleben bei der psychotherapeutischen Arbeit mit Familien.

[97] Für beide Verfahren konnte eine Vignette mit einem entsprechenden Bild abgedruckt werden. Wir bedanken uns bei den beiden Referentinnen und ihren Patienten bzw. deren Eltern für die Überlassung dieser Bilder.

Die Arbeiten von Winnicott, Stern, Fonagy und Siegel sowie die Ergebnisse aus der neurobiologischen Forschung haben zur Fundierung und Weiterentwicklung des Katathymen Bilderlebens beigetragen.

Das Kathathyme Bilderleben kann in vielen Fällen zweifellos überraschende und schnelle Ergebnisse liefern und kreative Möglichkeiten öffnen. Als psychotherapeutisches Verfahren bedarf es jedoch gründlicher Ausbildung, um sich der eigenen Übertragungsneigungen bewusst zu sein, und um den Pateinten beim Prozess der Einbettung der Imagination in dessen persönliches Leben und das soziale Umfeld begleiten zu können.

In der Katathym-Imaginativen Psychotherapie lädt der Psychotherapeut den Patienten ein, sich in entspanntem Zustand und mit geschlossenen Augen ein Motiv, hier einen Baum, vorzustellen.

Er begleitet auf empathischer Weise in ständigem Dialog den Entstehungsprozess des inneren Bildes. Besonderer Wert wird dabei auf die Sinneswahrnehmungen und auf das emotionale Erleben des Patienten gelegt. Beide geben schon während der Imagination Anstoß zu weiteren Entwicklungsmöglichkeiten und Handlungen. Anschließend wird das Traumerleben der Imagination mit Hilfe einer Zeichnung festgehalten.

Hinweise zum Setting

Man bietet dem jüngeren Kind einen Stuhl am Tisch an, dem älteren evtl. einen Entspannungsstuhl und fragt etwa: »Sitzt du so bequem?«, »Kannst du die Beine gut ausstrecken oder möchtest du sie lieber ein wenig anziehen?« Damit gibt der Psychotherapeut von Anfang an zu verstehen, dass es nicht um eine schulische Leistungssituation geht, sondern eher um eine freundliche Unterhaltung zwischen Erwachsenem und Kind.

Bei größeren Kindern kann man hinzufügen: »Lass die Schultern ein wenig locker und atme dann schön ruhig ein und aus … ein und aus. Der Blick richtet sich langsam nach innen, und wenn du dann ein wenig entspannt bist, dann kannst du die Augen langsam schließen.« Auf diese Weise entsteht ein leicht hypnoïdes Bewusstseinsniveau.

»Und wenn du dann ein bisschen entspannt bist, dann stell dir doch mal einen Baum vor, und guck mal, wie der so aussieht, lass die Augen noch zu und erzähl mal, was du siehst! Alles, was kommt, ist gut! Später kannst du es noch malen, dann können wir auch sehen, ob ich es richtig verstanden habe.«

Die Anweisung kann mit ruhiger Stimme noch einmal wiederholt werden: »Einen Baum … erzähl mal, was so kommt.«

Im Tonfall des Psychotherapeuten wird sozusagen eine »doppelte Botschaft« vermittelt: »So was Einfaches kann sich ja jeder vorstellen«, »Es geht nicht um eine schulische Leistung oder Beurteilung«.

Und gleichzeitig vermittelt er: »Ich bin einfach neugierig, was du so siehst, wie deine Welt aussieht.«

Für viele Kinder, bei denen die eigene Meinung und der eigene Wille unterdrückt wurden, kann das allein schon eine heilsame Erfahrung sein. Diese Haltung ist tragend während des ganzen Tagtraumes.

Hinweise zur Begleitung des Tagtraumes und Hilfen, die der Psychotherapeut zur Entfaltung des Tagtraumes sowie beim Abschluss geben kann.

Bei der Begleitung geht es darum, gut auf den Inhalt dessen abgestimmt zu sein, was das Kind sieht und erlebt, sowie auf das, was nonverbal mitgeteilt wird.

Der Psychotherapeut sollte die Fähigkeit entwickelt haben, beide Formen der Kommunikation aufmerksam zu registrieren und auch auf beide gleich adäquat reagieren zu können. Das erfordert eine entspannte Haltung, gepaart mit hoher Konzentration. Die gute Abstimmung ist so wichtig, weil im hypnoïden Zustand bei geschlossenen Augen der »Respons« des Psychotherapeuten besonders feinfühlig wahrgenommen wird. Der Psychotherapeut ist ein aktiver, lebendiger Gesprächsteilnehmer während des Tagtraumes, aber er sollte in seiner Haltung nicht direktiv sein. Es bedarf einiger Übung, um darin eine gute Balance zu finden.

Im Folgenden werden einige konkrete Hinweise gegeben, auf welche Weise der Verlauf des Tagtraumes stimuliert und seine Wirkung optimiert werden kann.

Indem der Psychotherapeut *Fragen* nach den verschiedenen sinnlichen Wahrnehmungen stellt, hilft er, das Traumniveau zu vertiefen und die Szene zu bereichern. Die Fragen sollten jedoch immer nah an dem Bild vom Baum, das der Patient gerade entwickelt, und an dem anschließen, wohin seine Aufmerksamkeit gerichtet ist. Fragen können in etwa sein: »Kann man die Wurzeln sehen, die Krone, wie sind die Äste? Gibt es da Farben? Kann man den Baum eventuell anfassen? Wie fühlt sich das an? Rau, glatt? Wie riecht es da? Kann man da auch was hören?«

Wenn sich das Bild entwickelt, kommen Fragen dazu wie: »Ist noch etwas von der Umgebung zu sehen? Was erregt deine Aufmerksamkeit? Was ist da für Wetter?« Oder: »Wie geht es dem Baum eigentlich, braucht er vielleicht etwas?« Oder (und das ist eine Umkehr der Aufmerksamkeit von der Betrachtung der Szene zur Selbstwahrnehmung): »Wie fühlst du dich jetzt? Möchtest du etwas tun, dich bewegen? Etwas unternehmen? Das kannst du gerne tun.«

Wird der Baum vor allem im Sinne der Objektrepräsentanz, als Repräsentanz der Eltern erlebt, dann können entsprechende Fragen in etwa sein: »Wie weit bist du von dem Baum weg? Wie fühlst du dich da bei dem Baum? Möchtest du lieber ein wenig weiter weg oder gerade näher daran sein? Kann man in den Baum klettern? Wie sitzt es sich da oben?«

Auf keinen Fall sollte man ein Feuerwerk von Fragen auf den Patienten loslassen. Wenn das Motiv oder die Szene im Begriff sind sich zu zeigen, ist ein einfaches »Mmh« ausreichend. Das kann jedoch in den verschiedensten Intonationen geschehen. Entsprechend dem Lied *Fifty ways to leave a lover* gibt es *fifty ways to say »Mmh«*: fragend, beruhigend, stimulierend, bestätigend, neugierig, miterlebend.

Zum Beispiel sagt der Patient: »Das Kind sitzt oben im Apfelbaum und ein Apfel fällt auf den Kopf des Nachbarjungen.« Mit einem kurzen, kräftigen »Mh« bestätigt der Psychotherapeut ihn, so als wollte er sagen: »So! Das geschieht ihm recht!«. Oder das »Hmmm?« wird lang gezogen, fragend (»Was jetzt?«). Oder es ist ein »Mhm-mhm!«, beinahe lachend.

Der Psychotherapeut orientiert sich dabei stets an den auftauchenden Emotionen des Patienten, die sich ablesen lassen an der Intensität, mit der er sich äußert, in feinen Veränderungen der Körpersprache, wie Erröten, Spiel der Hände, Anspannung, oder der Intensität, mit der er seiner Beschreibung Ausdruck verleiht, in Pausen, im Schweigen.

Diese Form der Begleitung erinnert an die frühe Kommunikation zwischen Mutter und Kind. Sie bietet die Möglichkeit, frühe Bindungsmuster zu aktivieren, und eine mangelhafte Kommunikation zwischen Mutter und Kind aufzufüllen. Das Kind kann sich durch korrekt abgestimmte Interventionen gespiegelt, bestätigt und ermutigt fühlen und kann so ein gesundes Selbstvertrauen aufbauen.

Zu beachten sind auch Veränderungen in der Wortwahl, z. B. im Gebrauch von kindlichen Wörtern, die dem Alter nicht entsprechen, Wörter aus einer Fremdsprache, der früheren Muttersprache, Versprecher. Sie können auf eine Regression auf eine bestimmte frühere Lebensphase hinweisen, die während des Tagtraumes lebendig geworden ist und nun emotional zugänglich wird.

Im »Now-Moment« (Stern, 2010) dieses intensiven Kontaktes zwischen Patient und Psychotherapeut vollzieht sich die Öffnung zur Veränderung. Es tauchen neue Möglichkeiten des Kontaktes mit der Welt auf, eine neue Erfahrung dessen, wer man selbst ist, was man imstande ist zu tun, zu sein. Die gesunde Neugierde des Kindes wird wach. Sie kann im Tagtraum in einer Art »Probehandeln« (Leuner, 2005) gedanklich ausprobiert werden, um dann in die Realität umgesetzt zu werden.

Entwicklungen dieser Art können sich manchmal schnell vollziehen und dann (darauf ist zu achten) unerwartete Interaktionen zu Hause oder in der Schule aufrufen:

Veränderungen vom scheuen zum heftigem Kind, vom unkonzentriert abwesenden zum interessierten Kind. Diese Veränderungen müssen begleitet werden. Nicht jeder Elternteil ist glücklich über ein nun so deutlich anwesendes Kind.

Es ist zu empfehlen, dass der Psychotherapeut sich die Zeit nimmt, sich zu vergegenwärtigen, welcher Stellenwert ihm selbst und seiner eigenen Aktivität in diesem Prozess zukommt. Er ist der Katalysator, der Geburtshelfer, der während des Imaginationsprozesses neue Erfahrungen ermöglicht und Ressourcen quasi anbohrt. Seine Selbstreflexion fördert die Freude am Verfahren und bietet zugleich die beste Möglichkeit, die eigenen Mängel kritisch zu hinterfragen: »Es hätte ja noch besser sein können! Warum habe ich im Bild selbst so einschränkend reagiert?! Wo liegen meine eigenen ängstlich-negativen Übertragungen, die das Kind in seinem Unternehmensdrang, z. B. während der Imagination über eine Hängebrücke zu klettern, eingeengt haben?« Oder: »Wo und warum bin ich über die Trauer oder den Zorn des Kindes unempathisch hinweggeeilt, indem ich neue Fragen gestellt oder nach Bilddetails gefragt habe, an denen das Kind in dem Moment nicht interessiert war?« Hierzu ist Supervision notwendig.

Die Phase des Zeichnens

Der Übergang von Tagtraum zur Zeichnung ist von großer Bedeutung. Häufig besteht ein geradezu deutlicher Drang, das Erlebte aufs Papier zu bringen, um sich so des Eindrucks zu entledigen. Im Fall von unangenehmen bis traumatischen Erfahrungen hat die Zeichnung eine deutlich befreiende Funktion. Einmal auf dem Papier steht das Erleben außerhalb des eigenen Inneren. Man hat es sozusagen im Griff. In der Heftigkeit der Strichführung oder in der Farbwahl kommt noch eine Kraft hinzu, die den bloß verbalen Ausdruck übersteigt. Danach kann man das Bild ad acta legen.

Das Beschriebene hat Konsequenzen für die Art und Weise, wie die Zeichnung aufzuheben ist. Manche Kinder wollen, dass sie weggelegt wird, weit weg in die Schublade des Psychotherapeuten. Manchmal ist die Abweisung so heftig, dass man sie gerade noch retten kann, bevor sie in Stücke gerissen wird. Im anderen Fall birgt die Zeichnung ein so kostbares Erleben, dass sie mit größter Sorgfalt behandelt werden muss. Sie muss gegebenenfalls in einer besonderen Hülle oder Mappe aufbewahrt werden. Die Sorgfalt, mit der der Psychotherapeut mit dem Produkt der Imagination umgeht, wird auch gleichzeitig als eine besondere Wertschätzung des Patienten selbst erfahren.

Fallbeispiel

Kurzzeitbehandlung des achtjährigen Piet (Name geändert) nach einmaligem Trauma. Piet wird wegen Schlafstörungen, Alpträumen, Enuresis, Verhaltensstörungen in der Schule, viel Streit mit anderen Kindern und Konzentrationsschwierigkeiten in der Erziehungsberatungsstelle angemeldet. Seine Schulleistungen lassen nach.

Piet ist vor einem halben Jahr von einem älteren Jungen gewaltsam sexuell missbraucht worden. Er hat es sofort seinen Eltern erzählt, die sehr erschrocken waren und bei der Polizei Anzeige erstatteten. Im Zuge der Ermittlungen wurde Piet verhört, was ihn belastet hat. Die Eltern konnten ihn gut trösten und waren der Überzeugung, dass Piet den Vorfall langsam vergessen würde. Als die Eltern ein halbes Jahr später sehen, dass die Schwierigkeiten eher zu- als abnehmen, machen sie sich Sorgen. Sie wissen nicht weiter und melden ihn bei der Erziehungsberatungsstelle an. »Unser Pietje ist Pietje nicht mehr«, sagen sie.

Piet ist das älteste von zwei Kindern, aufgewachsen in einer intakten Familie. In seiner Anamnese sind keine Auffälligkeiten zu berichten. Bis zum Zeitpunkt des Missbrauchs war er ein fröhliches, gesundes Kind, das sozial und intellektuell gut funktionierte.

Die Eltern haben ihm vor der Therapiestunde gesagt, dass er bei einer freundlichen Frau, die ihm helfen will, von dem Vorfall erzählen soll. Piet hat Angst, hereinzukommen, geht aber dann doch (ein wenig widerwillig) mit. Die Psychotherapeutin erwähnt kurz, dass ihm da etwas sehr Unangenehmes passiert ist, ohne weiter auf ihn einzudringen. Sie sagt, dass man manchmal von solchen Sachen belastet sein kann, auch wenn man nicht mehr daran denkt.

Sie fragt ihn dann, worunter er leidet. Piet sagt, er habe so viel Ärger auf dem Schulhof, und am Abend könne er nicht so gut einschlafen, weil er dann immer farbige Flecken vor den Augen habe. Die Psychotherapeutin sagt, dass er jetzt hier sei, um zu schauen, ob man daran vielleicht was ändern kann. Sie sagt, dass sie probieren wollen, eine Art Fantasiespiel zu spielen, und dass er dann erzählen möge, was er da so sehe. (Die weitere Vorbereitung erfolgt wie im Text oben beschrieben.)

Piet gewinnt schnell Vertrauen, hört der Psychotherapeutin aufmerksam zu und kann sich vertrauensvoll darauf einlassen, die Augen zu schließen; ein Hinweis auf eine vermutlich gute frühe Bindung. Die Mitwirkung der Eltern ist garantiert. Beides sind wichtige Voraussetzungen für eine Tagtraum-Behandlung.

Tagtraum – Der Baum

Piet sieht einen »Baum mit einem geriffeltem Stamm, er hat verwelkte kleine Blätter, ganz lange Wurzeln, mit so einem Loch da drin, in der Mitte«. Auf die Frage nach dem Wetter sagt er: »Es stürmt, die Luft ist ganz dunkel, es ist kalt. Es blitzt da auch; in der Nähe ist ein Sumpf, ganz grün, mit lauter Treibsand.« Auf die Frage, was der Baum vielleicht braucht, sagt er: »Wasser braucht er und Dünger und Luft!« Der Psychotherapeut sagt: »Dann kannst du ja jetzt mal die Augen aufmachen und malen, was du gesehen hast.«

Der Tagtraum geht unmittelbar in das Zeichnen über und wird während des Malens weiter kommentiert und angefüllt: »Dem Baum gefällt es da gar nicht! Er will eigentlich eine grüne Wiese.« Während er grüne und blaue Farben nimmt, äußert er: »Schon besser! Ein bisschen nass darf es wohl sein. Es ist Wasser drauf, denk ich, grüne Blättchen. In dem Loch ist ein Eulennest mit ein bisschen Stroh. Da sind auch noch ein paar Eierschalen.«

Psychotherapeut: »Wozu hast du denn Lust, wenn du das so siehst?«

Er: »Hab' Lust da reinzuklettern, den Fuß so in das Loch, so auf die Äste, ganz hoch! Das ist schön!«

Während des Zeichnens sagt er weiter: »Da sind lauter Blätter am Baum und weiße, kleine Wolken in der Luft, grade waren sie noch grau!« Nun malt er Schmetterlinge, Blumen und Bienen.

Psychotherapeut: »Was ist denn so das Schlimmste?«

Piet: »Wenn er nicht auf dem schönen Gras steht. Die Blumen waren braungelb, der Baum hatte keine Knospen! Die kleine Eule ist weggeflogen. Es ist dreckige Luft, Bum Bum!« Mit Nachdruck weiter malend: »Blitze, schmutzige Wolken, es ist ganz neblig, das ist immer so beim Sumpf. Die Wurzeln sind ganz dreckig vom Schlamm. Ohne Wurzeln kann er nicht leben. Es ist kein Vogel im Baum und auch keine Menschen. Und auch keine Knospen, er ist ganz allein. Da sind so Linien im Stamm, da kann Wasser und Nahrung durch wie hier bei mir.« Er zeigt die Adern an seinem Puls. Er kommt wieder auf den Sumpf zurück: »Der Sumpf ist immer dunkel. Nie ein Stück, um schön zu picknicken, es regnet noch und es blitzt.« Während er mit Nachdruck die dunkle Luft und die Blitze malt: »Nebel ist Dampf … Nebel ist Dampf … Es dauert gaaaanz lange. Es regnet in den Sumpf … Es hagelt auch. Da ist kein helles Wasser, um drin zu schwimmen! Es ist nicht so frisch!«

Unvermittelt sagt er: »Ich kann am besten zeichnen von der ganzen Klasse! Ich spiel auch Fußball, links hinten und ich bin Reservekeeper.«

Der Psychotherapeut fragt: »Willst du dem Bild einen Titel geben?«

Piet: »Ein schlechter Tag! Fertig!«

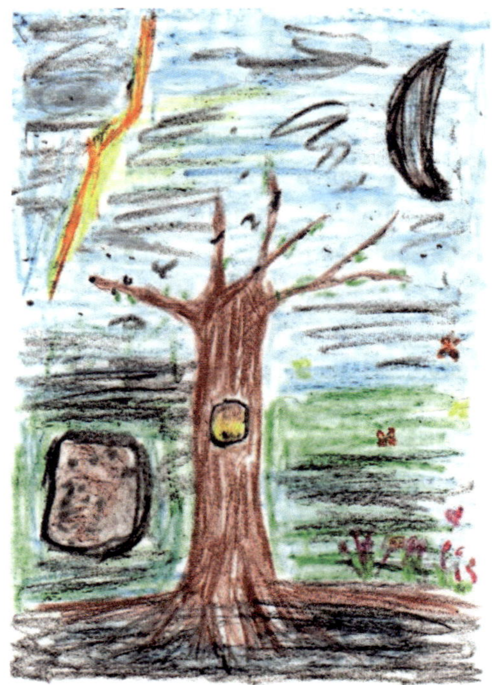

Abb. 13.1: KIP »Ein schlechter Tag«

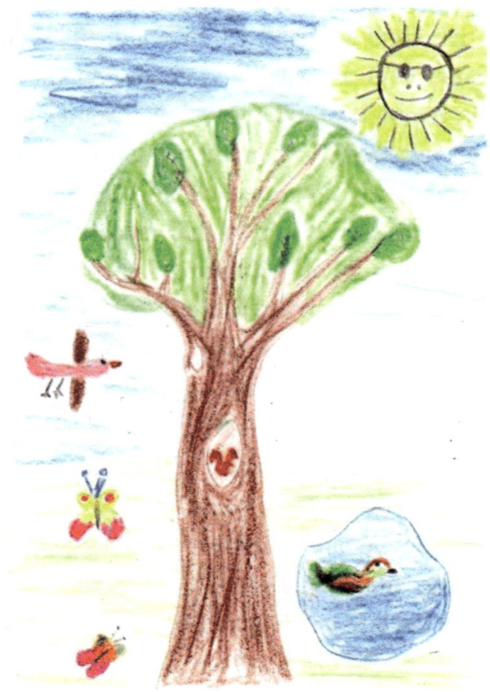

Abb. 13.2: KIP »Ein besserer Tag«

Dann sagt er: »Und nun der bessere Tag!«, und zeichnet spontan auf einem zweiten Blatt weiter: »Er ist wieder ganz gesund. Die Gemeinde hat ihn aus dem Sumpf geholt, sonst wäre er tot gegangen. Er kriegte ja keinen Dünger da. Endlich ein gutes Leben! Das Loch, das findet er nicht schlimm, da ist ein Eichhörnchen drin eingezogen. Grüne Blätter!« Er denkt: »Ich lass mich nicht treffen durch den Blitz!« Als Titel für das zweite Bild sagt er: »Was danach war! Es ist Frühling.«

Kommentar

Aufgrund einer gesunden Basis verläuft die Übertragung auf den Psychotherapeuten reibungslos, kann die Imaginationsebene im Traum schnell erreicht werden und damit die emotionelle Ladung des Geschehens aufscheinen. In der Begleitung werden die sinnlich-emotionalen Erlebnisse verstanden. Über die Imagination wird die innere Einsamkeit der traumatischen Situation in die Außenwelt projiziert. Der Zugang zum primär-prozesshaften Denken liegt offen: Der Spielraum der Imagination macht das zeitlich ungebundene Hin- und Herspringen von traumatischen Erfahrungen zu lustvollen Erinnerungen und hin zu eigenen Fähigkeiten möglich (Fußballspielen, Zeichenkunst). Das fördert die Integration des Traumas und wirkt ichstärkend.

Im Elterngespräch zwei Wochen später sagt die Mutter: »Ich habe mein altes Pietje zurück.«

Weiterführende Literatur: Ullmann & Wilke (2012), Dieter (2015).

13.2 Rosenbusch – Eine gestalttherapeutische Imagination

Christiane Pennecke

Einführung

Vor dem Hintergrund des unfassbaren Leids, ausgelöst durch den Ersten und Zweiten Weltkrieg, den Holocaust und die eigene Immigration, erst nach Südafrika und schließlich in die USA, suchte Fritz Perls nach einem Psychotherapie-Verfahren, das den Patienten helfen sollte, im Hier und Jetzt ihr Leben bewusster zu gestalten. Er hatte als Psychiater im Ersten Weltkrieg gedient und danach seine psychoanalytische Ausbildung am Berliner Institut absolviert. (Er hat bei Wilhelm Reich »gelegen«.) Auf der Grundlage seiner langjährigen Arbeit als Psychoanalytiker entwickelte Perls dann gemeinsam mit Hefferline und Goodman die Gestalttherapie (Perls et al., 1951).

Der Schwerpunkt des therapeutischen Prozesses liegt bei diesem Verfahren auf der »Struktur der aktuellen Situation« im Hier und Jetzt, dem Experimentieren, der Förderung der kreativen Kraft des Patienten zur Neuintegration der abgespaltenen bzw. nicht gelebten Teile (Goodman, zit. nach Wheeler, 1993, S. 83). Gestalttherapie basiert auf der Philosophie und Methode der Phänomenologie. Sie konzentriert sich auf das Erkennen des unmittelbaren Erlebens durch eine möglichst naive und vollständige Beschreibung von unmittelbarer Erfahrung (vgl. Koffka zit. in Yontef, 2004). In der Arbeit mit dem Patienten liegt daher der Fokus auf »dem was ist und nicht auf dem, was war oder sein sollte« (Perls et al., 1951, S. 93). Es bedarf keiner Interpretation, wenn im Hier und Jetzt mit dem gearbeitet werden kann, was in der aktuellen Bewusstheit (awareness) von Patient und Psychotherapeut zur Verfügung steht und zum Experimentieren anregt. Indem die Wahrnehmung geschärft wird, kommen Veränderungen im Erleben der Patienten zur eigenen Person und seiner Umwelt zustande.

Bei der gelenkten Bewusstheit (awareness) nimmt der Patient in diesem Moment seine Innen- und Außensicht wahr. Dadurch wird diese erweitert und vertieft, und das, was ausgelassen oder vermieden wird, tritt deutlicher hervor. Der Patient wird lebendiger, da blinde Flecke erkannt und integriert werden können. Dies führt zu mehr Bewusstheit. Joseph Zinker nennt dies »das Wahrnehmen des lebendigen Augenblickes« (Zinker, 2005, S. 83). Dieser beginnt im Hier und Jetzt, im Fokussieren der Aufmerksamkeit auf die Sinneswahrnehmung.

John O. Stevens, ein direkter Schüler von Fritz Perls, erweiterte das Konzept der »awareness«. Er differenzierte zwischen der *Wahrnehmung der äußeren Welt* (hören, riechen, sehen, schmecken usw.), der *Wahrnehmung der inneren Welt* (fühlen, spüren, usw.) und der *Wahrnehmung, die sich auf die Aktivität der Fantasie* bezieht. Dazu gehören alle mentalen Aktivitäten. In der Gestalttherapie werden verschiedene Übungen – wie zum Beispiel die nachstehende Imaginationsübung – angeboten, um das Wahrnehmungsvermögen zu erforschen, zu erweitern und zu vertiefen. Die Konzentration der Aufmerksamkeit in eine Richtung vertieft das eigene Erleben – egal worauf sich die Aufmerksamkeit richtet. »Die Welt ist voll und ganz hier – alles was wir zu tun haben, ist dies: unseren Sinn leer zu machen und uns selbst zu öffnen, um die Welt in Empfang zu nehmen.« (Stevens, 1990, S. 11)

Rosenbusch-Imagination

Das Experiment der *Identifikation mit dem Rosenbusch* ist eine Selbsterforschung, vermittelt durch die Identifikation mit einer Fantasie, hier dem Rosenbusch (Zinker, 2005, S. 48).

Was für ein Rosenbusch taucht vor meinem inneren Auge auf? Ein Busch oder ein Rosenstamm, ist er tief oder flach verwurzelt oder hat gar keine Wurzeln? Steht er allein, in einer Ecke oder mit anderen Blumen zusammen? Diese Einfälle ergeben ein Bild, in dem sich der Patient wiedererkennen kann.

Die *ursprüngliche Quelle* dieser Fantasiereise[98] ist unbekannt. Erstmalig erwähnt wurde »der Rosenbusch« in der von Hanscarl Leuner (2005) in den 1970er Jahren entwickelten Katathym-Imaginativen Psychotherapie (KIP). Leuner bietet dem Probanden ein Standardmotiv wie zum Beispiel den Rosenbusch an, zu dem sich Bilder im Sinne eines Tagtraums einstellen. Später beschreibt der Gestalttherapeut John O. Stevens das Motiv des Rosenbusches in seinem Buch *Die Kunst der Wahrnehmung* (Stevens, 1990). Für ihn ist die Imagination des Rosenbusches ein »schöpferischer Akt«. Wenn dieser in die Wahrnehmung und in die Beziehung mit anderen Menschen zur »existierenden Wirklichkeit« einfließt, dann entsteht »etwas Neues in der Welt« (Stevens, 1990, S. 44).

Psychodynamisch gesehen ist die Imagination eine Einladung an das Unbewusste, den »Geist von seinen Fesseln zu befreien«, um in die Innenwelt einzutreten. Die Fantasie setzt den »freien Fluss von Gefühlen, Gedanken, Vorstellungen« in Gestalt unbewusster Bilder in Gang (Müller & Müller, 2003). Sie verbindet so das Bewusste mit dem Unbewussten. Auf diesem Wege werden neue Einsichten und Einstellung geschaffen. Die Fantasietätigkeit bezeichnete C.G. Jung als das »hohe Dritte«, das durch die »Vereinigung der Gegensätze von Denken und Fühlen entstehen könne« (Müller & Müller, 2003, S. 119). Das Unbewusste gilt bei ihm als Quelle aller Emotionen. Es sei zudem für unser Gedächtnis und unsere Bewegungsabläufe zuständig. Es regelt unsere vegetativen Funktionen und steuert das Verhalten. Es drückt sich in Bildern und Symbolen aus.

Fantasien sind geistige Prozesse und als solche neuronale Aktivitäten, die (nach Roth, 1996) an bestimmte Hirngebieten gebunden sind. Neurophysiologisch entspricht jede geistige Aktivität einem neuronalen Prozess, und jede Veränderung des Gedankens hat strukturelle und funktionelle Veränderung im Verschaltungsmuster von Nervenzellen zur Folge.

---

[98] Fantasiereise und Imagination werden synonym verwendet. Es wird zwischen der geführten und der freien Imagination/Fantasiereise unterschieden. Beim Rosenbusch handelt es sich um eine geführte Imagination.

Anwendungsmöglichkeiten

Die Rosenbusch-Imagination ist in der Eingangsdiagnostik ein hervorragendes Medium, um mit dem Kind ins Gespräch zu kommen. Ich beginne mit der Imagination, die im Anschluß vom Kind gemalt wird. Hat das Kind einen Rosenbusch gemalt, kann dessen Beschreibung als Einstieg dienen, um mit dem Kind über einzelne Aspekte des Bildes und seine Bedeutung zu sprechen. Im Laufe der Behandlung bietet die Imagination »Der Rosenbusch« dem Kind die Möglichkeit, sich anhand des Bildes mit dem Rosenbusch zu identifizieren und darüber hinaus Geschichten zu erzählen. Über den entstehenden Dialog mit dem Psychotherapeuten drückt das Kind innerseelisches Geschehen aus. Das Sprechen über das gemalte Bild und die daraus entstehenden Geschichten öffnen den Raum für die weitere Behandlung und Integration der abgespalteten Teile.

Testanweisung

»Lege dich auf den Boden. Lass die Beine locker liegen, kreuze sie nicht. Die Arme liegen kraftlos neben dem Körper. Mache es dir ganz bequem. Räkle dich ein wenig, sodass es nicht irgendwo drückt oder klemmt. Lasse es dir vollkommen gut gehen. Konzentriere dich ganz auf dich selbst.

Spüre jetzt deinem Atem nach, wie er tief in die Lunge fließt und langsam deinen Körper wieder verlässt. Versuche zu spüren, wo dein Körper den Boden berührt. Entspanne dich.

Konzentriere dich jetzt auf deinen rechten Arm. Er wird schwerer und schwerer, ganz schwer. Konzentriere dich jetzt auf deinen linken Arm. Er wird schwerer und schwerer, ganz schwer. Auch die Schultern werden schwerer und schwerer. Sie sind ganz schwer. Konzentriere dich auf dein rechtes Bein. Es wird schwerer und schwerer, ganz schwer. Konzentriere dich jetzt auf dein linkes Bein. Es wird schwerer und schwerer, ganz schwer. Spüre auch dein Becken, wie es den Boden berührt. Du bist ganz entspannt. Atme tief ein und aus. Finde deinen eigenen Rhythmus.

Wir begeben uns gleich auf eine Reise in der Fantasie. Ich lade dich dazu ein.

Ich bitte dich nun, stell dir vor, du bist ein Rosenbusch. Du bist ein Rosenbusch und entdeckst, wie das ist, ein Rosenbusch zu sein …

Lass deine Fantasie sich einfach entwickeln. … Was für eine Art Rosenbusch bist du? … Wo wächst du? … Wie sind deine Wurzeln? … In was für einem Boden steckst du? … Versuche nachzufühlen, wie deine Wurzeln in den Boden hinunterreichen. … Wie ist dein Stamm, wie sind deine Zweige? … Entdecke alle Einzelheiten darüber, ein Rosenbusch zu sein. … Wie fühlst du dich als Rosenbusch? … Wie ist deine Umgebung? … Wie ist dein Leben als Rosenbusch? … Was erlebst du und was geschieht, wenn die Jahreszeiten wechseln? … Versuche, immer mehr über dich als Rosenbusch zu entdecken, wie du dein Leben empfindest und was dir zustößt. … Lass' die Fantasie hierbei verweilen …

Gleich werde ich dich bitten, die Augen zu öffnen und in den Raum zurückzukommen.

Spüre deine Finger, deine Beine, deinen Körper. Komm langsam hier an und öffne deine Augen. Nun bist du wieder hier.

Bitte nimm nun ein Blatt Papier und Malstifte mit den Farben, die du benötigst, um deinen Rosenbusch zu malen. Fang nun an.«

Haltung des Psychotherapeuten

Grundsätzlich ist der Psychotherapeut zurückhaltend, im Sinne eines Begleiters. Er bemüht sich, sich auf die Haltung der Kinder einzulassen. Es empfiehlt sich, die Instruktion frei sprechend vorzutragen und den Sprechfluss an die Situation anzupassen – zum Beispiel hinsichtlich der Sprechpausen, in denen die Kinder das Bild entstehen und auf sich wirken lassen können.

Im anschließenden freien Dialog bemüht sich der Psychotherapeut, das Kind zum freien Sprechen zu animieren.

Fallvignette 1

Martha ist ein neunjähriges Mädchen, das nach der Trennung seiner Eltern wegen massiver Masturbation in Behandlung gekommen ist. Sie ist ein zartes kleines, sehr aufgewecktes Kind, das im Kontakt sehr zurückhaltend ist. Sie braucht einige Zeit, bis sie sich öffnen kann. Sie wirkt traurig. Sie spricht jedoch nicht gerne über ihre Sorgen. Sie zieht sich in sich zurück. Ihre große Leidenschaft gilt dem Reiten, wo sie sehr erfolgreich ist. Schulisch gibt es keine Probleme.

Ich habe ihr die Imagination *Rosenbusch* vorgeschlagen, um mit ihr ins Gespräch zu kommen.

Martha malt einen relativ kleinen Rosenbusch in die Mitte des Bildes. Der Rosenbusch hat grüne Blätter, Dornen und weiße Rosen. Seine langen Wurzeln sind flach. Neben ihm steht eine Prinzessin mit einer weißen Rose in der Hand. Der Rosenbusch und die Prinzessin stehen im Hof eines Schlosses. Auf den Zinnen des Schlosses sitzt ein Feuer speiender Drache. Etwas weiter entfernt stehen zwei Strichmännchen.

Auswertung

Bei der Beschreibung des Bildes in der Ich-Form gibt es Folgendes zu beachten:

- Was wird zuerst beschrieben? Was ist das Offensichtliche?
- In welcher Stimmlage wird erzählt (leise, laut, verhalten)?
- Gibt es in der Beschreibung Brüche (Auslassungen, Wechsel in der Stimme)?
- Gibt es Wiederholungen? Was wird wiederholt?
- Welche Assoziationen kommen auf?
- Welche Gefühle werden ausgelöst?

Im Anschluss an die Imagination wurde Martha aufgefordert, sich mit dem Rosenbusch zu identifizieren und sich in der ersten Person Präsens zu beschreiben. Zunächst fällt auf, dass Martha mit kräftiger Stimme den Ort beschreibt, wo sie steht: in einem Hof, der in einem Schloss liegt. Sie wächst im Schutz dieser Mauern in der Mitte des Schlosshofes, einem zentralen Ort. Sie beschreibt mit Stolz in ihrer Stimme ihre weißen Blüten und »großen, langen Wurzeln«. Zu den weißen Rosenblüten fällt mir sofort die Assoziation zu dem Märchen *Schneeweißchen und Rosenrot* ein, in dem sich die Handlung um das sexuelle Erwachen der Mädchen hin zur erwachsenen Liebe dreht (Drewermann & Neuhaus, 1992). Sie wiederholt, dass die weiße Rose im Sommer blüht, wodurch die Aussage bedeutsam wird. Sie assoziiert mit der Farbe Weiß den Sommer (Wiederholungen verstärken die Aussage). Weiß ist für Martha ein Ausdruck von Lebendigkeit. Sie ist ganz groß – und damit bedeutend. Der Rosenbusch (Martha) ist nicht alleine. Neben ihm steht eine Prinzessin, das Symbol für die »glückliche, sich erfüllende Liebe«, die den Rosenbusch bewundert. Die Prinzessin hat viele Rosenbüsche – aber dem weißen ist sie zugeneigter. Sie hat eine Blüte von ihm in der Hand.

»Bei mir ist ein Drache, der bewacht mich.« In Marthas Stimme ist keine Angst oder Bedrohung zu hören. Sie ist eher erleichtert, dass der Drache auf dem Dach sitzt und sie beschützt. Damit bekommt der Drache menschenähnliche Züge. Er ist kein Ungetüm, sondern erinnert eher an einen verwunschenen Prinzen, der sich um die Prinzessin und den Rosenbusch sorgt.

Martha beendet ihre Beschreibung und scheint zufrieden. Die zwei Strichmännchen spielen keine weitere Rolle.

Die Dynamik liegt offenbar zwischen dem Rosenbusch (dem Ich), der Prinzessin (dem Wunsch) und dem Drachen (dem Retter). Das Ich ist eng mit dem Wunsch verbunden. Sexualität wird wahrgenommen, stellt aber im Moment keine Gefahr dar.

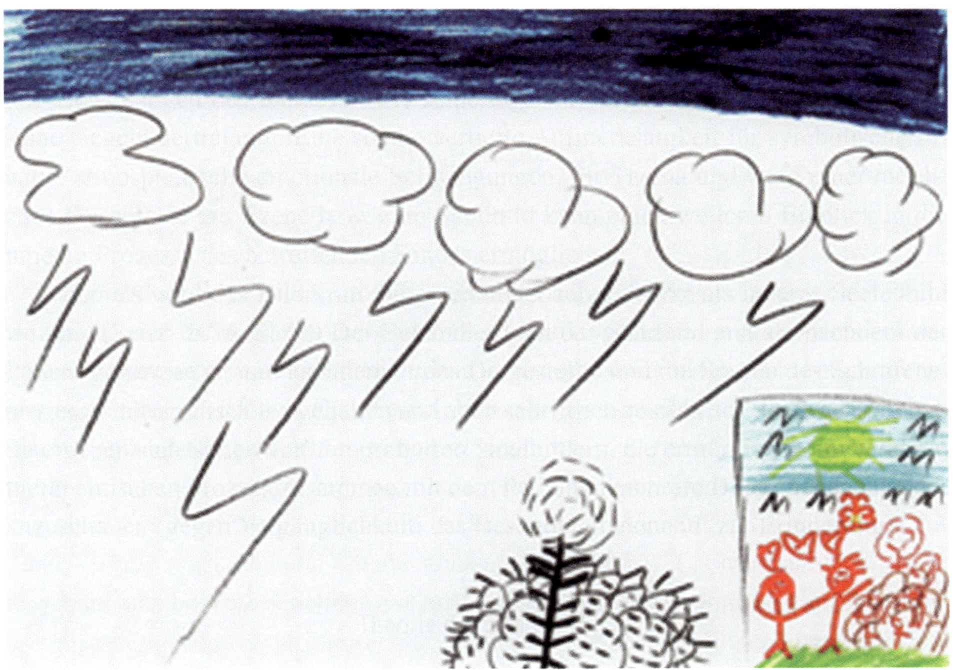

Abb. 13.3: Rosenbusch

Fallvignette 2

Es handelt sich um den Rosenbusch einer dreizehnjährigen depressiven Patientin, die nach zwei Klinikaufenthalten wegen selbstverletzenden Verhaltens und suizidaler Absichten in die ambulante Psychotherapie kommt. Deutlich wird die düstere bedrohliche Umwelt, die sich in einer hochbelasteten, gespannten und gewalttätigen Familiensituation bestätigt, die ihr das Vitale zu rauben und sie in Abwehrposition zu bringen scheint. Sie sei in der Mitte die »Dornenrose« im Rosenbusch. Drumherum gibt es nur dunkel und Gewitter. Rechts unten, noch unverbunden, malt sie die »Sonnenvariante«, die als Möglichkeit vorstellbar, aber noch nicht integriert ist.

Weiterführende Literatur: Anger & Schön (2012), Stevens (1990), Oaklander (2013).

14. Geschichtenergänzungsverfahren (die Story Stem Technik)[99]

Florian Juen und Bertke Reiffen-Züger

Geschichtenergänzungsverfahren haben mittlerweile sowohl in der klinischen Praxis als auch in der Forschung eine lange Tradition. Im Vorschul- und Schulalter bieten sie eine hervorragende Möglichkeit, Zugang zur Innenwelt von Kindern zu bekommen. Es werden dabei jeweils verschiedene, meist konflikthafte Geschichtsanfänge präsentiert und das Kind wird aufgefordert, die Geschichte weiterzuerzählen und (mit Spielgegenständen und -figuren) weiterzuspielen. Im Gegensatz zum freien Spiel lässt sich mit dieser Interviewtechnik das Ausmaß an emotionalem Arousal gut steuern (Bindungsaktivierung, Stress auslösen …), was wichtig sein kann, um das Integrationsniveau struktureller Fähigkeiten erkennen zu können sowie auch, um Einblick in die kindliche Innenwelt zu bekommen.

Die Ursprünge der Story Stem Technik reichen weit in die psychoanalytische Tradition und jene der Spieltherapie zurück (Emde et al., 2003; Winnicott, 2015 [1971]). Ihr liegt das Bestreben zu Grunde, die psychische Innenwelt (Repräsentanzen) einer Person und insbesondere eines Kindes zu erfassen und zu verstehen. Bereits Melanie Klein hat über das Puppenspiel versucht, Kinder dazu zu animieren, Handlungen und Gefühle der Puppen zu erzählen und zu zeigen (Klein, 1932). Diese versteht sie als Projektionen, welche die eigenen Gedanken und Gefühle des Kindes symbolisieren. Es wurde seither viel mit dieser Art der Gesprächsführung experimentiert und in weiterer Folge vermehrt auch Standardisierung eingefordert.

Als Meilenstein der Entwicklung der Story Stems gilt die Arbeit der MacArthur Narrative Group, die in den 1990ern das Verfahren etabliert und auch systematisch untersucht hat. Diese Arbeit ist zusammengefasst im Buch *Revealing the Inner World of Young Children* (Emde et al., 2003). Die so genannte MacArthur Story Stem Battery (MSSB) als Standardverfahren der Story Stem Technik entstand zunächst aus drei Richtungen: der Attachment Story Completion Task (ASCT) (Bretherton et al., 1990), dem Attachment Doll Play Interviews (ADI) (Oppenheim, 1990) und Robert N. Emdes umfassenden Untersuchungen zur Moralentwicklung bei Kindern (Emde, 2001). Die ursprünglich daraus entstandene MSSB beinhaltet 13 Story Stems (*Verschütteter Saft, Verlust und Wiederkehr des Familienhundes, Mutters Kopfschmerzen, Geschenk*

[99] Siehe hierzu Anhang 14.2).

für Mama/Papa, Drei ist eine Gruppe, Heiße Suppe, Verlorene Schlüssel, Süßigkeiten stehlen, Abreise und Wiederkehr der Eltern, Badezimmereregal, das verletzte Knie, Ausschluss, Keksdose).[100]

In diesem Kapitel wird die Verwendung der Story Stems im Rahmen der Bindungsdiagnostik, der OPD-KJ-2 und zur Erfassung der Mentalisierungsfähigkeit dargestellt. Je nach Forschungsschwerpunkt wurde bei den verschiedenen Diagnoseverfahren eine Auswahl der bekannten Geschichten vorgenommen, zum Teil wurden sie etwas modernisiert, es wurden aber auch einzelne spezielle, neue Story Stems entworfen.

Zunächst wird als Beispiel für die Arbeit mit den Story Stems das Verfahren zur Bindungsdiagnostik ausführlicher dargestellt. Es handelt sich um das Geschichten-Ergänzungs-Verfahren (GEV-B) von Gloger-Tippelt und König (Gloger-Tippelt & König, 2009), eine deutschsprachige Version der Attachment Story Completion Task ASCT. Dabei fokussiert die Zusammenstellung der Geschichtsanfängen auf die Aktivierung des Bindungssystems und die Erfassung der zugrundeliegenden inneren Arbeitsmodelle.

14.1 Story Stems zur Bindungsdiagnostik- GEV-B

Das Geschichtenergänzungsverfahren (GEV-B) nach Gloger-Tippelt und König (2009) ist ein zu Forschungszwecken entwickeltes semi-strukturiertes projektives Verfahren, mit dem das Bindungsverhalten von Kindern von fünf bis acht Jahren untersucht wird. Auf der Basis des symbolischen Spiels und des Narratives des Kindes soll das innere Arbeitsmodell der Bindung erfasst werden.

Es handelt sich um ein standardisiertes Verfahren (Bretherton et al., 1990), das 2009 von den beiden Autorinnen für deutsche Verhältnisse zur Erfassung des Bindungsverhaltens adaptiert wurde.

Das hier vorgestellte Verfahren besteht aus sieben Geschichtsanfängen, die ein Bindungsthema enthalten und in der Intensität ansteigen. Es geht darum, wie das Kind den vorgelesenen Anfang der Geschichte interpretiert, ein Narrativ daraus entwickelt, und welchen Fortgang es der Geschichte gibt.

Jede einzelne Geschichte kann nach einem komplexen Kodierschema ausgewertet werden, wobei Hinweise auf sichere und unsichere Bindungsmuster quantitativ erfasst werden (Gloger-Tippelt & König, 2009, S. 90ff.). Neben einer quantitativen Auswertung insbesondere für Forschungszwecken ist für die psychotherapeutische Praxis vor allem die Erfassung der Bindungsstrategie zu empfehlen.[101]

---

[100] Die Anleitung kann im Internet kostenlos heruntergeladen werden: https://www.academia.edu/14313441/The_MacArthur_story_stem_battery.

[101] Siehe hierzu: Diagnostikverfahren zur Bindung im Entwicklungsverlauf (Anhang 14.1).

Diese orientiert sich daran, ob das Bindungsthema angenommen wird und welche Lösungen bzw. Abwehrformen erkennbar sind. (Gloger-Tippelt & König, 2009, S. 113ff.)

Für den Test wird eine Auswahl an Spielmaterial benötigt, dessen Beschaffenheit nicht standardisiert ist. Wir empfehlen Playmobil-Figuren. Sie können stabil stehen und überfordern in der Regel auch nicht die motorischen Kapazitäten der Kinder. Gebaut wird auf einem Tisch. Am besten sitzen Psychotherapeut und Patient »über Eck«.

Folgendes Material wird benötigt:[102]

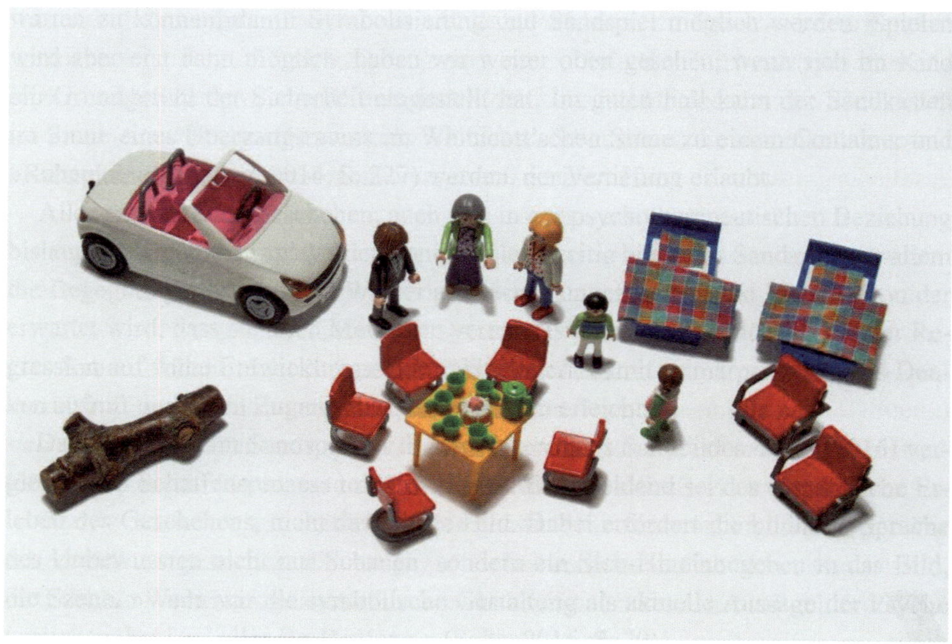

Abb. 14.1: Geschichtenergänzungsverfahren (GEV) – Material

Eine Familie: *Vater, Mutter, Sohn, Tochter, Oma*; diese Anzahl auch dann, wenn das Kind selber zum Beispiel in einer Einelternfamilie lebt, oder in einer Familie mit mehr als zwei Kindern. Es soll darauf geachtet werden, dass die Hauptfigur das Kind mit dem eigenen Geschlecht ist und zur gleichen Ethnie gehört wie der Patient (Kind 1).

Weiter wird bestimmtes Zusatzmaterial für die einzelnen Geschichten gebraucht: Möbel: 5 Stühle, 2 Sessel, 1 Tisch, 2 Betten mit Decken; Geschirr: 5 Becher, 1 Kanne, 1 kleiner Kuchen; weiter: ein *Ast/Baumstamm* und ein *Auto*, in das die Familie gesetzt

[102] Das hier abgebildete Material befindet sich mit geringer Modifikation in jedem Plämokasten (vgl. Kapitel 15.3). Es gilt als Beispielmaterial, das auch durch Figuren in anderen Formen und Farben ersetzt werden kann.

werden kann. Es wird bewusst nur wenig Material verwendet, weil zu viel Material das Kind von den Geschichten ablenken könnte und es nicht ins freie Spielen verfallen soll.

Die Geschichten der Kinder werden wortwörtlich protokolliert, die Spielszenen können fotografiert werden, oder die Geschichte kann per Video aufgezeichnet und dann transkribiert werden.

Testdurchführung[103]

Der Psychotherapeut erklärt: »Wir spielen sieben Geschichten zusammen, wir machen das auf eine ganz besondere Weise und zwar so, dass ich dir immer den Anfang vorspiele und du die Geschichten dann weiter spielst und mir sagst, wann sie zu Ende sind.« (Gloger-Tippelt & König, 2009, S. 81)

Die einzelnen Figuren werden vom Psychotherapeuten vorgestellt. Die Vorstellung kann wie folgt kommentiert werden: »Schau, wen haben wir denn da? Das ist die Mama, das ist der Papa, das ist die Oma, und hier sind die zwei Kinder. Die sind Geschwister. Das Mädchen heißt Susanne, der Junge heißt Jan.« (Gloger-Tippelt & König, 2009, S. 82) Die Namen Jan und Susanne sind vorgegeben. Es ist darauf zu achten, dass sie nicht dem wirklichen Namen des Kindes entsprechen. Kind 1 ist das Kind des eigenen Geschlechtes.

Die Abfolge der Geschichten ist standardisiert und in der Reihenfolge unbedingt einzuhalten. Anfang und Ende einer Geschichte sollten ganz deutlich gemacht werden zum Beispiel: »Wenn du fertig bist mit deiner Geschichte, sagst du es mir.« (Gloger-Tippelt & König, 2009, S. 83)

Bei den Geschichten ist es wichtig, die Möbel genau wie vorgegeben aufzustellen. Bei der Monstergeschichte und der Wiedersehensgeschichte soll vor allem ein erheblicher räumlicher Abstand zwischen den Elternfiguren und der Kinderfigur eingehalten werden. Bei unverständlichen Spielhandlungen kann nachgefragt werden. Aber wie bei den meisten projektiven Tests gilt: so wenig wie möglich nachfragen, da dadurch das Narrativ gestört wird.

Standardmäßig wird *am Ende jeder Geschichte* oder bereits zuvor an geeigneter Stelle gefragt: »Wie geht es Susanne/Jan jetzt?« (Gloger-Tippelt & König, 2009, S. 83), »Denkt Susanne/Jan sich etwas?« (Gloger-Tippelt & König, 2009, S. 83). Juen (2014, S. 726) ergänzt den Aspekt der »emotional reflectiveness« (»Wie fühlt sie/er sich?«) noch um den Aspekt der »intentional reflectiveness« (»Warum hat er das jetzt/so gemacht?«).

[103] Alle Arbeitsanweisungen aus: Gloger-Tippelt & König: *Bindung in der mittleren Kindheit.* © 2016 Programm PVU Psychologie Verlags Union in der Verlagsgruppe Beltz – Weinheim Basel, S. 81–87.

1. Geschichte: Geburtstagsfest (Aufwärmgeschichte)

Das Thema wird als positiv konnotiertes Anwärmthema vorangestellt. Eine richtige Einführung ist von zentraler Bedeutung. Wenn das Kind nicht spontan mit dem Nachspielen einer Geburtstagsgeschichte reagiert, hat das immer Gründe, die zu eruieren sind. Sollte es einfach nur zu schüchtern oder zurückhaltend sein, kann der Psychotherapeut versuchen, den Spielprozess anzuregen, indem er vorführt, dass die Figuren handeln und miteinander sprechen können, oder er kann das Kind auf andere Weise zur aktiven Mitgestaltung ermuntern und so den Erzählraum öffnen. Dies sollte er allerdings nur bei dieser ersten Geschichte tun.

Requisiten: Tisch, 5 Stühle, 5 Becher, 1 Kanne, Geburtstagskuchen; Figuren: alle 5. Vom Therapeuten wird eine kurze Geburtstagsszene vorgespielt. Er übernimmt die Rolle der Mutter: »Ich spiele den Anfang der Geschichte, du spielst sie weiter. Oma, Papa und die Kinder feiern Susannes (Jans) Geburtstag. ›Ich habe einen leckeren Kuchen gebacken, und den können wir jetzt essen.‹ Nun spiele die Geschichte weiter und zu Ende.« (Gloger-Tippelt & König, 2009, S. 84)

Wenn das Kind fertig ist, bittet der Psychotherapeut das Kind: »Zeig' mir und erzähl' mir mal, was als nächstes passiert.« Oder: »Wie geht es Susanne (Jan) jetzt?« »Denkt Susanne (Jan) sich etwas?« (Gloger-Tippelt & König, 2009, S. 83)

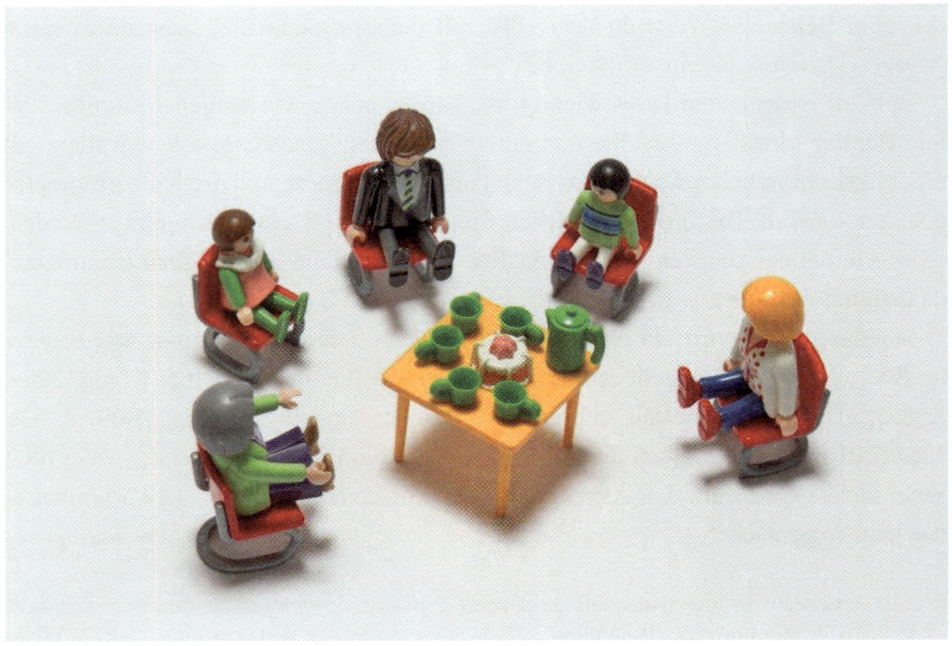

Abb. 14.2: GEV Geburtstagsfest (Foto: Connie Bork)

Vignette

Paula (Name geändert) ist 13 Jahre alt.[104] Sie kann nicht alleine einschlafen und nicht woanders übernachten (sie bekommt Panik). Sie will nicht älter werden, sondern möchte für immer ein Kleinkind sein. In der Schule und der Peergroup ist sie unauffällig, abgesehen davon, dass sie bei Klassenfahrten nicht mitfahren kann. Die Eltern mussten sie mehrfach nachts abholen kommen.

Paula sagt zu dem Geburtstagsbild: »Sie essen alle zusammen den ganzen Kuchen auf.« Sie erzählt: »Susanne kriegt die meisten Stücke, zwei Stücke; die anderen bekommen nur ein Stück. Es gibt Kaffee und Kakao. Susanne bekommt viele Geschenke. Es kommen auch noch viele Freunde, die bringen auch Geschenke. Auch in der Schule hat es schon Geschenke gegeben. Der Bruder hat ihr so eine Karte geschenkt.

Sie bekommt von den Eltern das große Playmobilhaus und ein Fahrrad und eine Lernwerkstatt. Sie fahren mit dem Auto in ein Restaurant und essen da viele leckere Sachen. Sie lassen den Abend ausklingen. Dann fahren sie nach Hause. Es ist schon 11 Uhr. Sie ist müde und alle gehen ins Bett. Oma fährt nach Hause. Gute Nacht!« (Paula spielt und erzählt freimütig.)

2. Geschichte: Verschütteter Saft

Diese Geschichte reflektiert die *Reaktion der Eltern auf Missgeschicke* des Kindes. Requisiten: Tisch, 4 Stühle, Flasche oder Krug, Becher für alle; Figuren: Vater, Mutter, Kind 1 und Kind 2.

Der Psychotherapeut beginnt die Geschichte: »Heute ist ein heißer Tag, und die ganze Familie hat Durst, und deswegen wollen sie jetzt Saft trinken. Die Mutter (der Vater) gießt allen Saft ein, die ganze Familie trinkt ihren Saft. Susanne (Jan) hat auch großen Durst und greift nach dem Becher um zu trinken, aber – oje – jetzt hat sie (er) ihren (seinen) Saft auf dem Boden verschüttet. Bitte spiele auch diese Geschichte weiter und zu Ende.« (Gloger-Tippelt & König, 2009, S. 85–86)

Vignette

Paula: »Der Becher fliegt auf den Boden. Susanne (das bin ich) steht auf. Die Mutter wird sauer. Der Vater will, dass Susanne einen Lappen holt. Aber die Mutter geht selbst und wischt. Susanne will helfen, sie wischen alles auf. ›Typisch Susanne‹, sagt

[104] Es handelt sich um die gleiche Patientin wie bei der Squiggle-Vignette in Kapitel 11.8. Das GEV ist auch für ältere Kinder anwendbar.

der Vater. Dann nimmt der Vater die Kanne und will nachschenken und die Mutter dann auch. Dann kleckert die selber. Sie holen den Lappen wieder. Susanne ist sauer: ›Bei mir wird immer gemeckert, aber wenn die selber Saft verschütten, ist es nicht schlimm!‹«

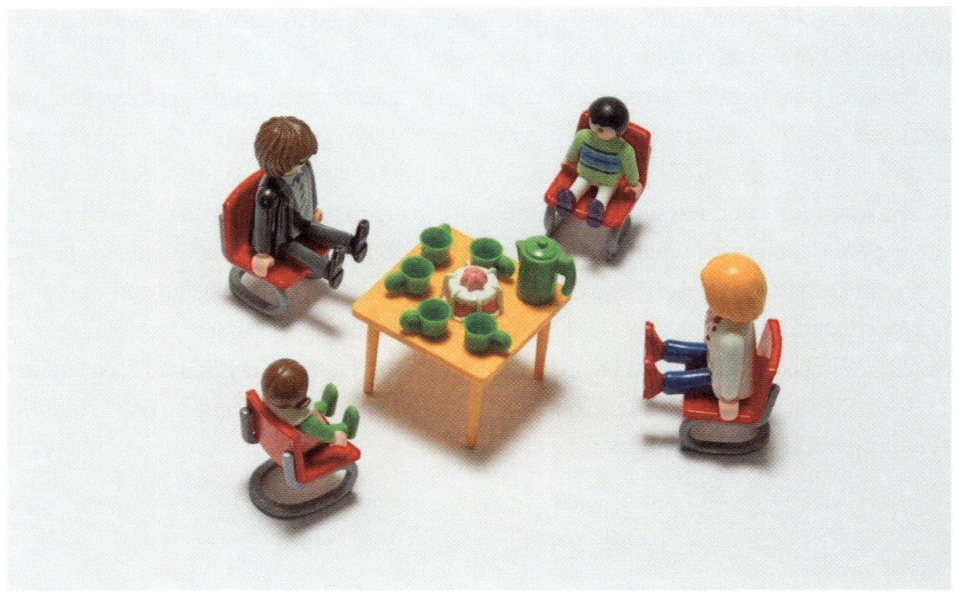

Abb. 14.3: GEV Verschütteter Saft (Foto: Connie Bork)

3. Geschichte: Verletztes Knie

Hier geht es um *Schmerz als Auslöser* von Bindungsverhalten und Fürsorge. Requisiten: ein Ast oder Baumstamm; Figuren: Vater, Mutter, Kind 1, Kind 2. Das Kind wird aufgefordert, die Familie schon einmal aufzustellen.

Der Psychotherapeut übernimmt die Rolle des Kindes, das das gleiche Geschlecht hat wie der Patient. Er erklärt: »Dies soll ein Baumstamm sein, der im Wald liegt. Gehst du auch manchmal mit deinen Eltern im Wald spazieren? Also, hier ist unsere Familie, und sie gehen auf einem Weg im Wald spazieren und da liegt ein dicker Baumstamm. Kind 1: ›Mama, Papa, guck mal!« Die Figur versucht auf dem Baumstamm zu balancieren, rutscht ab und fällt hin: ›Aua, aua, mein Knie tut weh, mein Knie blutet!‹ (schrille Stimme). Bitte spiele du nun die Geschichte weiter und zu Ende!« (Gloger-Tippelt & König, 2009, S. 86)

Vignette

Paula: »Mama geht zu ihr und der Papa auch. Der Bruder stellt sich dazu. Die Mutter setzt das Kind auf den Baumstamm. Sie krempelt ihr die Hose hoch und guckt. Dann pustet sie kurz, damit es nicht mehr so brennt. Die Mutter nimmt Susanne an die Hand, dann gehen die weiter. Sie spazieren weiter zu Ende, weil die zum Auto müssen. Zu Hause wird das Knie verarztet.«

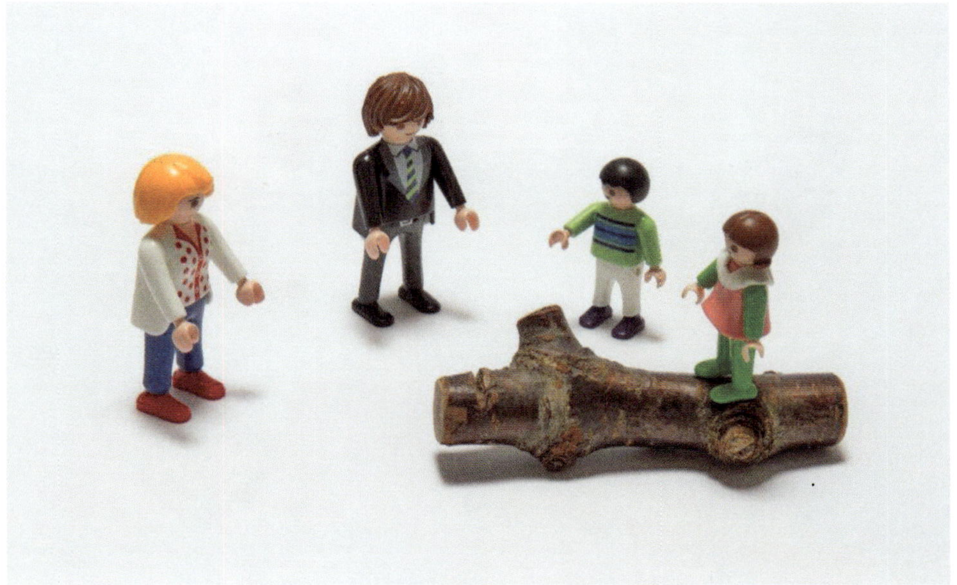

Abb. 14.4: GEV Verletztes Knie (Foto: Connie Bork)

4. Geschichte: Monster im Kinderzimmer

Die Geschichte hat das Thema *Furcht als Auslöser* von Bindungsverhalten und Fürsorge. Requisiten: 2 Betten, 2 Sessel für die Eltern; Figuren: Mutter, Vater, Kind 1, Kind 2. Die beiden Sessel mit den Eltern sollen in einem größeren Abstand von dem Bett stehen, in dem Kind 1 liegt.

Der Psychotherapeut sagt: »Es ist Abend und Schlafenszeit. Beide Kinder sind schon im Bett. Die Eltern sitzen im Wohnzimmer.« Kind 1, gespielt von dem Psychotherapeuten, springt aus dem Bett, hüpft aufgeregt vor dem Bett hin und her und ruft ängstlich: »Mama, Papa, in meinem Zimmer ist ein riesiges Monster!« – »Nun spiele die Geschichte weiter und zu Ende.« (Gloger-Tippelt & König, 2009, S. 87)

Vignette

Paula: »Die Mutter geht hoch, der Vater guckt weiter TV. Die Mutter sagt: ›Nein, da ist kein Monster! Lege dich schlafen, ich bleibe bei dir, bis du eingeschlafen bist.‹ Dann schläft Susanne ein.«

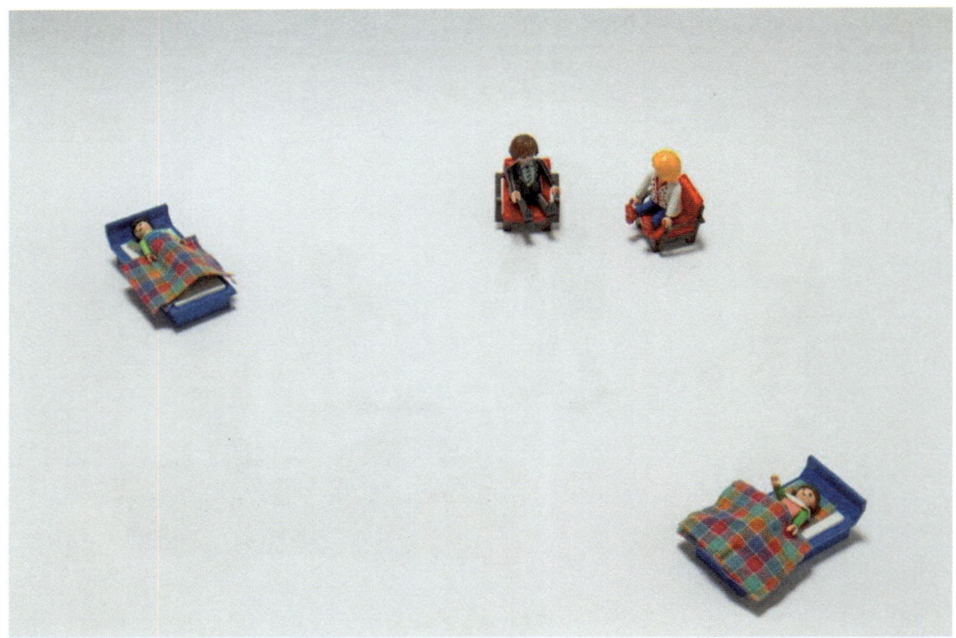

Abb. 14.5: GEV Monster im Kinderzimmer (Foto: Connie Bork)

5. Geschichte: Trennungsgeschichte

Die Geschichte behandelt das Thema der *Trennung von den Eltern.* Requisiten: Auto, Tisch, 5 Stühle; Figuren: Mutter, Vater, Oma, Kind 1, Kind 2.

Der Psychotherapeut sagt: »Es sieht so aus, als ob Mama und Papa gleich eine kleine Reise machen. Das Auto steht schon vor dem Haus.«
Der Psychotherapeut holt das Auto. Er übernimmt spielend die Mutterfigur: »Hört mal, Kinder, euer Papa und ich gehen jetzt auf eine kleine Reise. Wir bleiben über Nacht weg und kommen morgen wieder. Oma bleibt so lange bei euch.« – »Nun spiele die Geschichte weiter und zu Ende.« (Gloger-Tippelt & König, 2009, S. 87)

Vignette

Paula: »Mama und Papa fahren weg. Die beiden Kinder gehen auf ihr Zimmer. Dann essen sie noch was und gucken TV. Oma macht ihnen Käsebrötchen. Abends müssen sie schlafen gehen. Oma setzt sich zu Susanne und sagt ihr gute Nacht. Dann sagt sie auch Jan gute Nacht. Oma hält dann der Susanne die Hand. Oma geht nach unten. Dann hat Susanne Angst. Oma kommt wieder hoch und bleibt dann bei ihr, bis sie schläft. Oma geht zu sich nach Hause, wenn sie schlafen.«

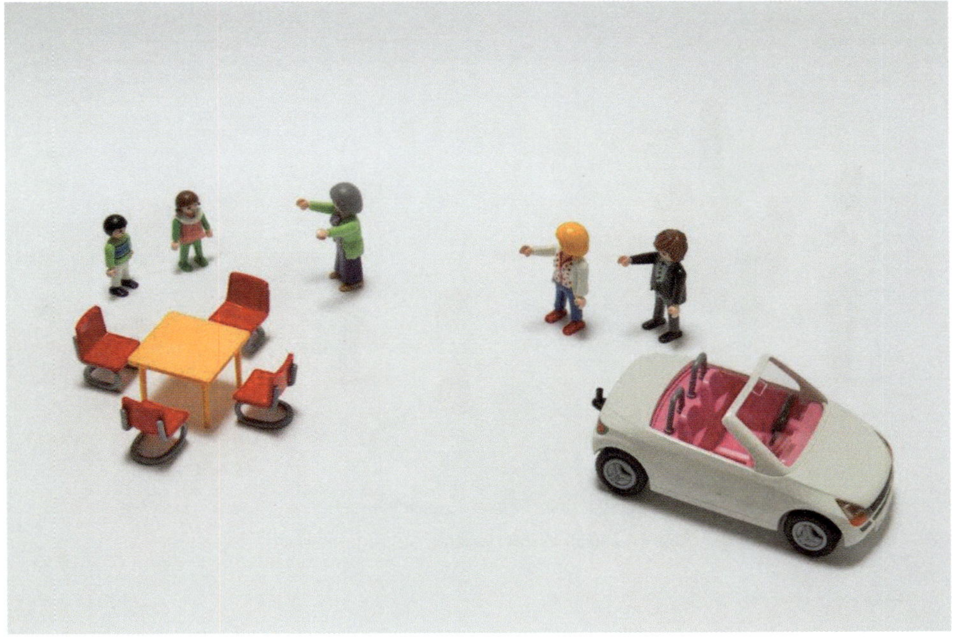

Abb. 14.6: GEV Trennungsgeschichte (Foto: Connie Bork)

6. Geschichte: Wiedersehen

Die Geschichte beschäftigt sich mit dem Thema *Trennung und Wiederannäherung*. Requisiten: Auto, Tisch, 5 Stühle; Figuren: Oma, Kind 1, Kind 2, Mutter, Vater. Das Auto wird in einiger Entfernung von den Kinderfiguren hingestellt.

Der Psychotherapeut sagt: »Jetzt ist der nächste Tag, und Oma guckt aus dem Fenster und sagt: ›Seht mal, Kinder, ich glaube, eure Mutter und euer Papa kommen von ihrer Reise zurück. Ich glaube, ich kann ihr Auto schon sehen.‹ – Nun spiel die Geschichte weiter und zu Ende!« (Gloger-Tippelt & König, 2009, S. 88)

Vignette

Paula: »Susanne und Jan freuen sich. Sie rennen zur Tür und machen auf. Sie umarmen die Eltern und fragen: ›Wie war es?‹ Sie setzen sich hin und erzählen von der schönen Reise. Oma geht wieder nach Hause, und die Kinder gehen wieder spielen.«

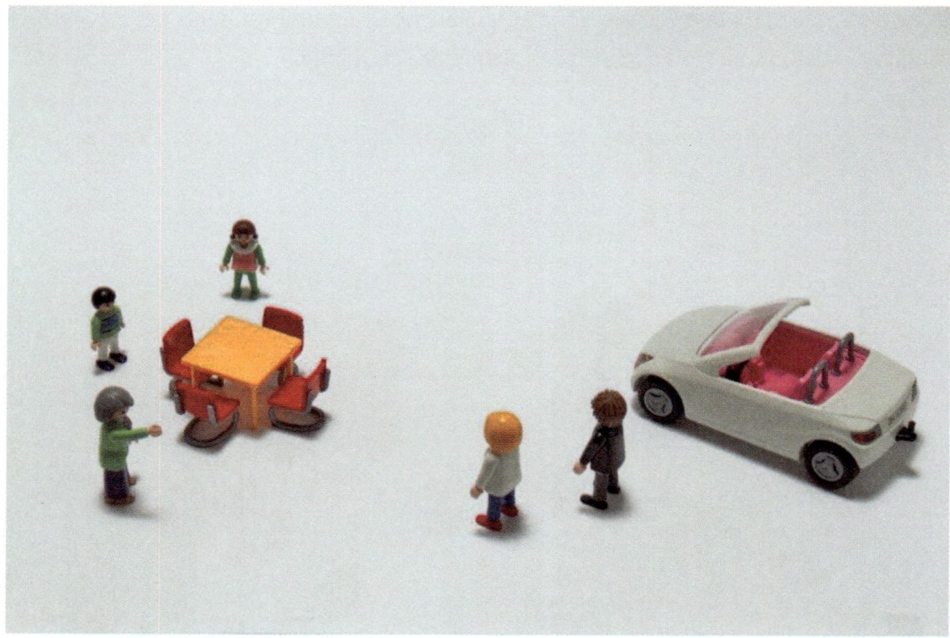

Abb. 14.7: GEV Wiedersehen (Foto: Connie Bork)

7. Geschichte: Familienausflug

Die Familie unternimmt irgendetwas, das *Spaß* macht. Ein entspanntes Ende. Requisiten: Tisch und Stühle und weitere Requisiten, die das Kind sonst noch will; Figuren: Vater, Mutter, Kind 1, Kind 2.

»Hier ist die ganze Familie nach dem Frühstück in der Küche«, sagt der Psychotherapeut als Mutterpuppe. »Heute haben wir einen freien Tag, lasst uns doch alle etwas Schönes unternehmen!«

Dann nimmt der Psychotherapeut die Vaterpuppe: »Oh ja, lasst uns was unternehmen! Das wird toll für die ganze Familie!« Psychotherapeut als Mutter oder Vater: »Kinder, was würdet ihr heute gerne machen?«

Mit eigener neutraler Stimme sagt der Psychotherapeut: »Bitte spiel die Geschichte weiter und zu Ende!« (Gloger-Tippelt & König, 2009, S. 89)

Vignette

Paula erzählt: »Jan will in den Dinopark, weil er da länger nicht war. Susanne möchte in die Playmobilworld, weil sie schon so oft im Dinopark waren. Sie streiten sich. Die Eltern wollen eigentlich gar nicht in einen Freizeitpark, weil es zu kurzfristig ist. Die Mutter schlägt vor, dass sie zusammen mit der Oma und dem Hund zu dem Schloss fahren, wo sie schon immer mal mit ihren Freunden hinfahren wollten. Jan sagt, dass er sich dann eigentlich lieber mit seinen Freunden verabreden möchte. Aber dann sagt er, dass es ok ist, wenn es sein muss. Also kommen alle mit. Susanne hat aber eigentlich auch keine Lust. Als sie dann losgefahren sind und dort ankommen, wird es doch noch ganz schön. Das Schloss ist schön, hat einen schönen Garten. Mittags essen sie im Schloss. Die Kinder wollen dann aber endlich nach Hause. Dann spielen die Kinder noch in ihren Zimmern. Die Eltern sitzen noch etwas mit Oma zusammen. Die fährt dann nach Hause. Beim Abendessen sagen alle, dass es ein gelungener Tag war. Die gucken noch TV, dann fertig.«

Real war die Patientin mit ihrer Familie mal in einem solchen Schloss. Im Park waren ein König und eine Königin und es gab ein Schwanen-Boot. Damit sei sie aber nicht gefahren. Es waren viele Touristen dort. In der Playmobilworld war sie auch schon mal gewesen, das war ganz toll. Sie sagt: »Ich liebe Playmobil!«

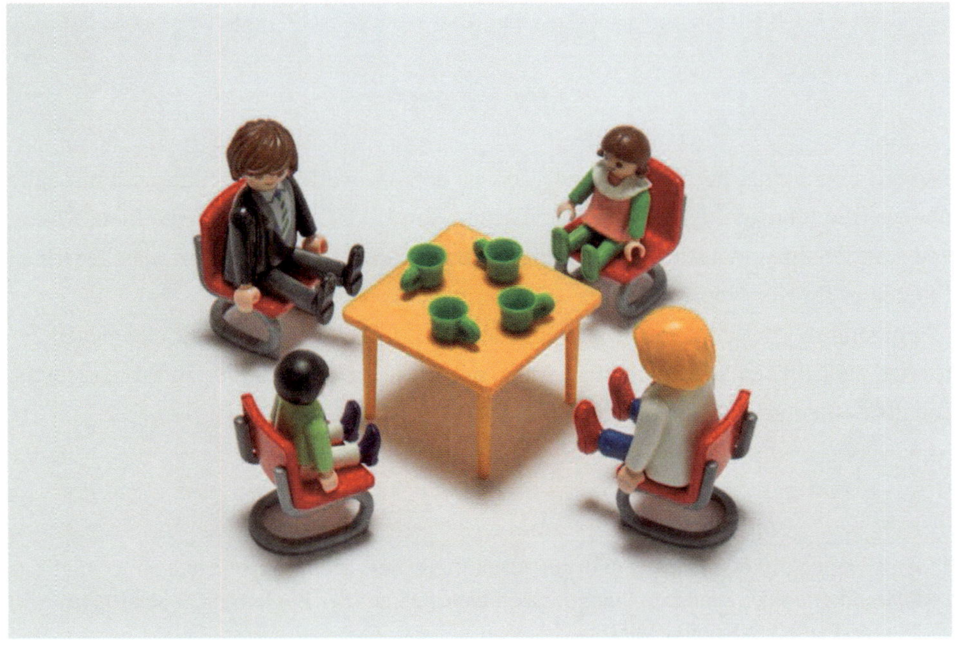

Abb. 14.8: GEV Familienausflug (Foto: Connie Bork)

Auswertung

Für die Einschätzung der *Bindungsstrategie* befindet sich im Anhang 14.2 ein Auswertungsschema. Dabei geht es bei einer sicheren Bindung z. B. darum, ob das Bindungsthema akzeptiert bzw. thematisiert wurde, ob Schmerz, Angst, Trennung und Wiedersehen angesprochen wurden, und ob es eine Lösung, Tröstung und so weiter gab.[105]

Oberflächlich gesehen handelt es sich demnach bei Paula zwar um eine sicher gebundene Jugendliche, die in einer »heilen Familie« lebt. Die Hilfe der (weiblichen) Erwachsenen kommt zwar prompt, aber alle Figuren wirken emotional unterkühlt und wenig empathisch. Vater und Bruder interessieren sich nicht für sie und werten sie sogar ab. Auch wie es der Susanne in den Geschichten wirklich geht, wird nicht thematisiert, ihr Schmerz und ihre Angst werden eher pragmatisch »abgestellt«, in der Tiefe aber nicht verstanden. Dadurch persistiert die Angst und eine altersgemäße Entwicklung wird behindert.

Bei Paula findet sich dementsprechend eine regressive Abwehr. Nach dem Motto: *»Ich will klein bleiben«*, vermeidet sie Ablösung und Weiterentwicklung, wodurch sie auch ihre aufkeimende Sexualität (vorübergehend) zurückdrängen kann.

Weiterführende Literatur: Gloger-Tippelt & König (2009).

14.2 Story Stems zur Diagnostik nach OPD-KJ-2[106]

Florian Juen

Neben dem Fokus auf Bindung werden in der Auswertung der Story Stems auch andere Bereiche analysiert. Das Mac Arthur Narrative Coding System (MNCS) von Joe Ann Robinson wurde zwar immer wieder ergänzt und modifiziert, das Vorgehen blieb aber im Kern dasselbe.

Folgende Systematik wird bei Juen (Juen et al., 2009) beschrieben. Jede Geschichte wird zunächst einzeln in den folgenden drei Kategorien analysiert in Prozesscodes, Inhaltsthemen und Strukturmerkmale.

[105] Formblätter zur Kodierung und zur Ermittlung des Bindungssicherheitswert und zur Klassifikation der Bindungsstrategien befinden sich auf der Begleit-DVD des Buches von Gloger-Tippelt & König (2009).

[106] Zur Beschreibung der OPD-KJ-2 sei auf Kapitel 9.2 in diesem Buch verwiesen.

1. *Prozesscodes* beziehen sich auf die Art des Spieles, auf das Sich-Einlassen und auch auf die Beziehung zum Interviewer: die unmittelbare Reaktion, das Beziehungsverhalten (gehemmt, locker, ...), das Ausmaß an Kontrolle, das Engagement (gering, hoch, ...) und die narrative Kohärenz, als Fähigkeit ein in sich logisches, zusammenhängendes und nachvollziehbares Narrativ zu entwickeln (gering bis hoch).
2. *Inhaltsthemen* beziehen sich auf den Inhalt der gespielten Szenen und bezeichnen qualifizierbare Handlungen. Darunter fallen aggressive Modi, die verbal, physisch dysreguliert in Erscheinung treten können, wie Zerstörung und Verletzung, ebenso wie empathische Handlungen wie Helfen, Zuneigung, Mitgefühl. Weitere Kategorien können Ausschluss (andere und selbst), Elternverhalten (positiv, negativ), Compliance und Non Compliance, Zusammenschluss und Trennung sein, die aufgrund von Einzelelementen kodierbar werden.
3. *Strukturindikatoren* beziehen sich ebenfalls auf den Inhalt des Spiels, bezeichnen aber übergeordnete Merkmale, zu deren Kodierung der Kontext der Geschichte benötigt wird. Hierunter fallen übermäßige Fantasien, Wiederholungen, Leugnung, sensumotorisches Spiel, Eskalieren des Konflikts, Schlussinhalt, Größenfantasien, keine oder unpassende Lösung, Affektvermeidung, Affektübertreibung oder traumatische Inhalte.

Diese Art der Analyse bietet eine gute Möglichkeit, ergänzend zu anderen Informationen (Selbstbeschreibung, Objektbeschreibung, Interaktionsverhalten im Interview, ...) auch mithilfe der Story Stem Technik einen OPD-KJ-2 Befund zu erstellen und zu nutzen, da sich in den konstruierten Narrativen wichtige Anhaltspunkte für Konflikte und strukturelle Fähigkeiten, aber auch für Beziehungsrepräsentanzen verbergen können.

Die Durchführung vom Geschichtenergänzungsverfahren ist an sich einfach und richtet sich nach dem üblichen Vorgehen psychodynamisch orientierter Interviews. Wichtig ist es, dabei ein gewisses Maß an Strukturierung beizubehalten, womit sich das Vorgehen deutlich vom spontanen und freien Spiel unterscheidet. Neben der Orientierung am Gesprächsleitfaden gilt es, eine wertschätzende, offene und gleichzeitig eher zurückhaltende Haltung einzunehmen. Das Kind soll in einem gewissen Maß emotional aktiviert werden (Bindungssystem aktivieren), dabei aber keinesfalls so gestresst werden, dass es nicht mehr in der Lage ist zu spielen. Selten kommt es vor, dass Kinder (v. a. aus klinischen Stichproben) durch die Situation an sich bereits so bindungsaktiviert sind, dass eine Durchführung der Story Stems nicht möglich ist. Üblicherweise haben Kinder Spaß an Story Stems und konstruieren bereitwillig Narrative entlang des Leitfadens. Wichtig dabei ist zu erwähnen, dass sich das Ausmaß an Strukturierung der Interviewführung je nach Rolle und Auftrag deutlich unterscheidet: anders als in der Forschung bestehen in der vorrangig klinischen Diagnostik zur Anbahnung oder auch Evaluation einer Psychotherapie deutlich mehr Freiheiten. Insbesondere mit Blick auf die Diagnostik struktureller Fähigkeiten ist es wichtig, Frustrationen (z. B. durch Spielabbruch oder Materialbegrenzung) nicht gänzlich außen vor zu lassen, bzw. zu vermeiden, damit die Einschätzung des Integrationsniveaus überhaupt möglich wird.

Ablauf: Um Kinder an das Vorgehen zu gewöhnen und zu sehen, ob sie zur Mitarbeit in der Lage sind, beginnt jedes Interview mit dem Vorstellen der Figuren und einer Aufwärmgeschichte (»Der Geburtstag«). Im Anschluss werden die konflikthaften Geschichtsanfänge entsprechend der gewählten Reihenfolge präsentiert. Jedes Story Stem besteht mithin aus einer Präsentationsphase und einer Narrativentwicklungsphase. Die Präsentation erfolgt dem Inhalt der Geschichte angemessen authentisch. Die emotionale Färbung des jeweiligen Konflikts sollte dabei deutlich zum Ausdruck kommen. Jede Präsentation endet mit dem Satz: *»Zeig und erzähl mir, was jetzt passiert«*.

In der Erzählphase des Kindes ist es wichtig, alles vom Kind zu akzeptieren, auch wenn es sehr wenig ist oder eigenartig anmutet. Auch sollte das Kind die Geschichten von sich aus beenden, eventuell kann man bei Unsicherheit nachfragen, ob die Geschichte beendet ist oder noch etwas passiert. Das Material wird nach jeder Geschichte komplett weggeräumt und dann entsprechend neu aufgebaut. Die Spielfiguren dienen als Unterstützung. Je nach Alter der Kinder kann es auch sein, dass die Requisiten vom Kind kaum oder gar nicht verwendet werden. Dennoch sollte der Untersucher die Figuren zur Präsentation des Konflikts auf jeden Fall heranziehen. Es erleichtert die Auswertung, wenn der Interviewer die mit den Spielfiguren dargestellten Szenen wie vorgegeben in Worte fasst. Das Kind kann sich dagegen beliebig ausdrücken. Es kann nur erzählen, oder nur die Figuren bewegen und mit ihnen etwas darstellen, oder beides.

Nachfragen können bei Unklarheiten gestellt werden, z. B.

- beim Konfliktthema, wenn es nicht aufgegriffen wird,
- beim Beenden der Geschichte, wenn das Ende nicht offensichtlich ist,
- beim Fragen nach emotionalen Zuständen, wenn auf die Frage beim ersten Mal nicht eingegangen wird.

Zur OPD-KJ-2 Diagnostik empfehlen wir, ein Set von Story Stems als Teil einer gesamten Test-Batterie zu verwenden. Außerdem empfehlen wir, den speziell zu den Story Stems entwickelten *Interviewleitfaden* für Kinder von ca. vier bis zwölf Jahren, der sich auf der Homepage der OPD-KJ befindet, zu verwenden. Dieser Leitfaden enthält auch einige neu formulierte Story Stems (Juen, 2014; König & Benecke, 2021). Bei der Formulierung der Story Stems wurde insbesondere darauf geachtet, dass die Konflikte der OPD-KJ-2 Achse thematisch abgebildet werden.

Folgende Story Stems werden empfohlen:[107]

- Aufwärmgeschichte: *»Der Geburtstag«* – Das Kind hat Geburtstag und die Mutter hat seinen Lieblingskuchen gebacken.
- *»Die Regel«* – Die Mutter fordert das Kind dazu auf, sein Spiel am Handy abzubrechen, weil es den Tisch decken soll. Das Kind widerspricht kurz. Die Mutter verweist darauf, dass das Kind sich an die Regeln halten müsse.
- *»Ein schlechter Tag«* – Das Kind hat sich in der Schule mit seinem besten Freund gestritten. Es möchte das der Mutter sofort mitteilen, diese liegt aber krank im Bett, weist das Kind ab und fordert selbst Versorgung ein.
- *»Die Abreise und Rückkehr der Eltern«* – Abreise: Die Eltern müssen auf unbestimmte Zeit verreisen, die Kinder bleiben so lange bei der Oma. – Rückkehr: Die Eltern kehren von ihrer Reise zurück.
- *»Das selbst gebastelte Geschenk«* – Das Kind hat seiner Mutter etwas zum Muttertag gebastelt und möchte es ihr sofort überreichen. Diese führt ein wichtiges Telefonat und legt das Geschenk achtlos zur Seite.
- *»Der verlorene Schlüssel«* – Das Kind sieht wie die Eltern sich um einen verlorenen Schlüssel streiten und sich gegenseitig beschuldigen.
- *Zu dritt ist man eine Gruppe:* Das Kind spielt mit dem besten Freund/der besten Freundin Ball. Da möchte der kleine Bruder/die kleine Schwester mitspielen aber der Freund/die Freundin möchte das nicht.
- *»Der Ausschluss«* – Der gegengeschlechtliche Elternteil schickt das Kind aus dem Raum, weil die Eltern eine Weile allein sein wollen. Als das Kind den Raum verlassen hat, küssen sich die Eltern.

Nachdem das Kind mit einer Geschichte fertig ist, wird zusätzlich nachgefragt, wie sich der Protagonist bzw. wie sich die anderen Beteiligten jetzt fühlen. Des Weiteren wird nach der Handlungsintention gefragt: »Was meinst du, warum hat die Figur so gehandelt?« Diese Fragen dienen der Erfassung der Mentalisierung (siehe Kapitel 14.3).

Achse Beziehung: Zur Einschätzung der Beziehungsachse können sowohl die im Spiel dargestellten Interaktionen als auch der Kontakt zum Interviewer herangezogen

[107] Die genaue Anleitung (benötigtes Material, Vorgehen, Wortlaut der Anweisungen etc.) ist in diesem Interviewleitfaden enthalten, der kostenlos heruntergeladen werden kann unter: https://www.opdkj.eu/files/Uploads/pdf/20220221 opdkj_AS2_interviewleitfaden.pdf

werden. Dabei wird darauf geachtet, wie das Kind aktiv die Beziehung gestaltet. Macht es von sich aus wenig, bietet es aktiv Hilfe an oder fordert es etwas ein? Zeigt es sich und die Figuren offen und interessiert, oder verschlossen und abwartend? Weiter betrachtet man das Gegenüber innerhalb des Spiels/der Erzählung: Ist dieses fordernd, strafend, freundlich zugewandt, oder auch unsicher? Indem man die Items so kodiert, wie sie im Kapitel 9 beschrieben sind, kann man ein Bild über typische Beziehungsrepräsentanzen des Kindes bekommen.

Achse Konflikt: Zur Einschätzung des Konflikts ist es zunächst wichtig, die zentrale intrapsychische Thematik zu identifizieren und anschließend zu schauen, ob es sich dabei um eine entwicklungshemmende Ausprägung handelt. In welchen Bereichen (bei welcher Geschichte) kommt das Kind innerlich in Not? Zeigt es sich über das Interview hinweg aktiv offen und unbefangen, kommt aber dann, wenn die Eltern in der Geschichte »Der verlorene Schlüssel« streiten, kein kohärentes oder kreatives Narrativ zustande? Derartige Kontraste sind in der Konfliktdiagnostik nutzbar, weil sie die themenbezogene innere affektive Spannung anzeigen können.

Achse Struktur: Zur Einschätzung der Strukturachse müssen wir ein Bild über intrapsychischen Fähigkeiten des Kindes in den Bereichen Steuerung, Identität, Interpersonalität und Bindung gewinnen. Das Vorhandensein oder der Mangel an diesen Fähigkeiten zeigt sich meist über das gesamte Narrativ und erlaubt, zwischen (themenbezogener) Konfliktproblematik oder (fähigkeitsbezogener) Strukturproblematik zu differenzieren. Leitende Fragen können sein: Gibt es Impulsdurchbrüche oder sonstige affektbedingte Eskalationen, bzw. werden Affekte eher vermieden und Impulse unterdrückt? Bekommt man Einblick in das Selbsterleben, oder das Objekterleben des Kindes und entsteht dabei ein differenziertes lebendiges Bild der Figuren? Zeigt sich die Möglichkeit des Kindes, einen fantasmatischen Raum zu gestalten und zu nutzen? Sind empathische Fähigkeiten vorhanden? Sind die Figuren miteinander in Kontakt? Können bei Aktivierung Bindungsbeziehungen flexibel genutzt werden (v. a. in der Geschichte Abreise) und besteht eine Möglichkeit, sich innerlich wieder zu beruhigen?

14.3 Story Stems zur Erfassung der Mentalisierungsfähigkeit

Florian Juen

Mithilfe der Story Stems kann auch die Mentalisierung eingeschätzt werden. Mentalisierung ist die Fähigkeit, das eigene Verhalten oder das anderer Menschen durch Zuschreibung mentaler Zustände (Bedürfnisse, Wüsche, Gefühle, Annahmen, Überzeugungen, Ziele, Absichten, Gründe …) zu interpretieren und der psychischen Verarbeitung, der Reflektion und Kommunikation zugänglich zu machen (vgl. Kapitel 5 in diesem Buch). Juen beschreibt in seiner Arbeit *»Aspekte der Mentalisierungsdiagnostik bei Kindern«* (Juen, 2014) wie Mentalisierung erfasst werden kann. Dabei ergänzt er den Aspekt der »emotional reflectiveness« (»Wie fühlt sie/er sich?«) um den Aspekt der »intentional reflectiveness« (»Warum hat er das jetzt/so gemacht?«).

Eine Voraussetzung zur Erfassung von Mentalisierung ist nach Juen (2014) eine Aktivierung des Bindungssystems. Daher eignen sich in diesem Zusammenhang die bindungsrelevanten Story Stems besonders gut. Anschaulich stellt er die Narrative von zwei sechsjährigen Kindern nach der Präsentation der Geschichte »Der verschüttete Saft« einander gegenüber:[108]

Kind 1 – Beispiel für geringe Ausprägung von Mentalisierungsvermögen: »Der Georg bleibt einfach sitzen und geht dann mit seinem Bruder raus Fußball spielen. Die Mama macht die Scherben weg.« Antwort auf die Zusatzfrage: »Warum hat Georg das gemacht?«: »Er war einfach fertig mit dem Trinken.« Antwort auf die Zusatzfrage: »Wie fühlt sich Georg denn jetzt?«: »Der schießt jetzt gleich ein Tor!«

Kind 2 – Beispiel für hohe Ausprägung von Mentalisierungsvermögen: »Der Georg erschrickt und sagt: ›Es tut mir leid‹, und die Mama tröstet ihn. Der Bruder springt auf und tritt in eine Scherbe und tut sich weh. Den bringen sie dann in die Klinik. Da ist dann Blut auf dem Boden, die Mama macht das alles weg, und der Papa kommt dann mit dem Bruder wieder aus dem Krankenhaus, und dann gehen sie ein Eis essen, und alle freuen sich.« Antwort auf die Zusatzfrage: »Wie fühlt sich Georg denn jetzt?«: »Jetzt ist er froh, weil nichts Schlimmes passiert ist.«

Nach Juen werden zunächst die einzelnen Antworten auf die Zusatzfragen nach folgendem Schema geratet:

---

[108] Die Bewertung erfolgt hier in einer eigentlich unzulässigen Verkürzung nur zu Illustrationszwecken. Beurteilungen können immer nur anhand eines kompletten Interviews über die Präsentation aller Geschichten und möglichst ergänzt um weitere projektive Verfahren erfolgen.

Wert	Beschreibung
0	*Fehlen der Möglichkeit, emotionale Zustände zuzuschreiben* In diese Kategorie fällt die offensichtliche Unfähigkeit, auf die entsprechenden Fragen zu antworten. Diese äußert sich einerseits in einem Ignorieren der Aufforderung oder einer Feststellung des Nicht Wissens *Beispiel*: Und wie fühlt sich die Susanne/der Georg jetzt? Ich weiß nicht/keine Antwort.
1	*Aktive Blockade/Ausweichen* Hier ist ersichtlich, dass das Kind die Aufforderung wahrgenommen hat, aber keine Möglichkeit hat, dieser nachzukommen und ihr ausweicht, indem es etwas völlig anderes sagt. *Beispiel*: Und wie fühlt sich das kleine Kind jetzt? Dann ist er umgefallen/vier mal.
2	*Inadäquate Gefühlszuschreibung* Hier ist ersichtlich, dass das Kind zwar fähig ist, die Frage zu beantworten, dies aber entgegen der erwarteten Ausprägung oder mit unangemessenen Worten tut. *Beispiel*: Wie fühlt sich denn die kleine Schwester/der kleine Bruder jetzt? Ganz gemein/tot.
3	*Gefühlsbezogene Handlung* Hier ist ersichtlich, dass das Kind zwar fähig ist, Gefühlszustände zuzuschreiben, dies aber nicht ausdrücken kann und nur gefühlsbezogene Verhaltensweisen attribuiert, ohne die Emotion selbst benennen zu können. *Beispiel*: Und wie fühlt sich die Susanne/der Georg jetzt? Der Georg hat auch Kopfschmerzen/er hat jetzt Füße weh.
4	*Adäquate kategoriale Gefühlszuschreibung* In diesem Fall antwortet das Kind in der erwarteten Ausprägung aber nur in den Dimensionen gut – schlecht. Die Antworten sind demnach nicht sehr elaboriert, obwohl die Fähigkeit zu erkennen ist. *Beispiel*: Und wie fühlt sich das kleine Kind jetzt? Schlecht/nicht gut.
5	*Adäquate, elaborierte und differenzierte Gefühlszuschreibung* In dieser Kategorie antwortet das Kind frei und ungehemmt auf die Frage mit differenzierten Gefühlszuschreibungen und in ihrer höchsten Ausprägung zusätzlich mit einer Erklärung. *Beispiel*: Wie fühlt sich denn die kleine Schwester/der kleine Bruder jetzt? Der freut sich, weil er mitspielen darf/ist traurig, weil er den Freund abgeschossen hat und der hat eine Gehirnerschütterung.

Abbildung 14.9: Emotional reflectiveness Skala nach Juen et al. (2009).

Neben diesem Rating der Einzelantworten, die natürlich auch rein quantitativ ausgewertet werden können, ist es klinisch sinnvoll, sich noch ein *Gesamturteil* zu bilden. Dazu kann es hilfreich sein, sich entlang von vier Kategorien zu orientieren:

1. *Wissen um die Art innerpsychischer Prozesse:*
   Dabei sollte beobachtet werden, ob den in den Geschichten vorkommenden Personen mentale Zustände überhaupt zugeschrieben werden, ersichtlich am Verwenden »mentaler Sprache« (Benennung mentaler Zustände und Prozesse).
2. *Bemühungen, dem Verhalten zugrundeliegende psychische Prozesse herauszufinden:*
   Hier wird erfasst, inwieweit das Kind mentale Phänomene und Prozesse als Ursachen für Handlungen in Erwägung zieht.
3. *Entwicklungsaspekte in der mentalen Welt erkennen:*
   Dieser dritte Bereich fokussiert ein Verständnis der Veränderbarkeit mentaler Zustände in den Narrativen. Ein Teilaspekt wäre hier eine intrapsychische Konzeptualisierung von Emotionsregulation.
4. *Innerpsychische Befindlichkeiten in eine Beziehung einfließen lassen:*
   Hier wird vorgeschlagen, im Gegensatz zur Diagnostik im Erwachsenenalter, nicht (nur) die Beziehung zum Interviewer heranzuziehen, sondern auch die dargestellten Interaktionen im Spiel und in den Narrativen in den Blick zu nehmen und sie daraufhin auszuwerten, ob und inwieweit die Zustände des Gegenübers berücksichtigt werden. Voraussetzung ist natürlich, dass Interaktionen überhaupt dargestellt, und ein Beziehungskonzept ersichtlich wird.

15. Spieltests – das freie Spiel mit Miniaturfiguren

Es ist interessant, wie viele Menschen weltweit und unabhängig voneinander Anfang des 20. Jahrhunderts anfingen, kleine Spielsachen in Forschung und Klinik für diagnostische und therapeutische Zwecke einzusetzen und systematisch zu beforschen (Mitchell & Friedman, 1997, S. 13ff.). Es wurden nicht nur nonverbale Zugänge gesucht, um die kindlichen Defizite zur Bewältigung der »Redekur« zu umgehen und adultomorphe Missverständnisse zu vermeiden, sondern auch, um überhaupt eine unbelastetere Kommunikation mit Kindern zu ermöglichen.

Der Schriftsteller H. G. Wells (1866–1946) gab in diesem Sinne mit seinem unbekannt gebliebenen Buch *Floor Games* (1911) erste Impulse. Wells, ein Vertreter unorthodoxer Ansichten und ein unkonventioneller Vater, vertrat darin mit Nachdruck die Überzeugung, dass das Spielen während der Kindheit eine wichtige Grundlage für die Entwicklung kreativer Ideen im Erwachsenenalter vorbereite. Nach der Maßgabe, dass sich eine Theorie aus dem Beobachten von Kindern entwickelt, und nicht umgekehrt, kindliches Tun durch Auflegen einer vorgefassten theoretischen Schablone beurteilt werden sollte, verwandelte er in tagelangen Spielen mit seinen Söhnen den Fußboden des Kinderzimmers in ein Fantasieland und zeichnete das, was sich dort abspielte, sorgfältig auf.

In dieser Zeit hatte auch Margaret Lowenfeld (1890–1973) ihre *world technique* entwickelt. Eine große Sensibilität, eine unglückliche Kindheit und schwerste Kriegsjahre hatten sie zusammen mit ihrem Medizinstudium für die innere Welt von Kindern sensibilisiert und skeptisch gegenüber Sprache als primärem Mittel zwischenmenschlicher Kommunikation gemacht. Sie gründete in London eine »Klinik für nervöse und schwierige Kinder« und erkannte bald das Potenzial, das darin lag, Kindern mit Hilfe von Miniaturen und Spielzeugen das Visualisieren und Kommunizieren ihrer Gefühle und Gedanken zu ermöglichen.

Inspiriert von dem Buch *Floor Games*, machte sie sich daran, Wells' Beschreibungen in eine therapeutische Methode zu übersetzen. Sie begann mit einer »Wunderkiste«, in der sie alle Arten von Material und Figuren sammelte: landwirtschaftliche Gegenstände, Tiere, Menschen, Häuser, Fahrzeuge und unstrukturiertes Gestaltungsmaterial. Schließlich erweiterte sie ihr Angebot um eine Kiste mit Sand, die mit 57 x 72 x 7 cm dem menschlichen Blickfeld angepasst war, und um eine Zinkwanne mit Wasser. Sie forderte die Kinder auf, aus der Wunderkiste zu wählen und mit den Objekten ihrer Wahl im Sand zu spielen. Wie die Kinder bei der Auswahl der Objekte eine freie Wahl hatten, so konnten sie auch selbst entscheiden, ob sie ihr Tun erklärend und erzählend begleiten wollten oder nicht. Der Behandler (wobei Lowenfeld noch mit wechselnden Behandlern arbeitete) hielt sich völlig zurück, um den Fluss der kindlichen Einfälle und das sich entwickelnde Spiel nicht zu stören. Auf Deutungen wurde verzichtet. Lowenfeld ging es vor allem um die Erweiterung diagnostischer Möglichkeiten bei Kindern und um einen Zugang zum kindlichen Denken und Fühlen sowie darum, dem Kind die Möglichkeit zu geben, sein Innenleben im symbolischen Spiel sichtbar werden zu lassen. Damit unterschied sie sich grundlegend von den psychotherapeutisch orientierten Spielansätzen bei Anna Freud und Melanie Klein. Letztere setzte sich sehr kritisch mit Lowenfeld auseinander und betonte, dass das »Ziel der psychoanalytischen Spieltechnik mit Kindern die Erforschung der Gefühle, Wünsche, Fantasien und Gedanken des Kindes ist« (zit. nach Mitchell & Friedman, 1997, S. 43) und dass Lowenfeld die wertvollen Möglichkeiten, die in der Übertragung lägen, opfere. Lowenfeld dagegen betrachtete das Spiel nicht erstrangig als Zweck, um zu einer diagnostischen Einschätzung zu kommen. Für sie war das Spielen selbst ein heilsamer Prozess.

Lowenfeld veröffentlichte 1929 ihre *World Technique* als nonverbale ganzheitliche Methode zur Erleichterung der Kommunikation mit Kindern im Alter von ein bis 18 Jahren. Später kam der *Mosaik-Test* hinzu. Sie richtete ihr Augenmerk vor allem auf die Wahl der Figuren, auf die räumlichen Anordnungen im Sandkasten und interessierte sich für die Geschichten zu den Sandbildern. Auch wenn ihre Pionierarbeit nicht die angemessene Resonanz fand, ist ihr zu verdanken, dass das Spielen als heilende Möglichkeit zunehmend ernst genommen wurde.

Dora Kalff und Margaret Lowenfeld trafen sich in den 1950er Jahren am Institut in Zürich. Begeistert von der *world technique*, schuf Kalff auf diesem Fundament, ergänzt um die Gedanken C.G. Jungs sowie unter Einbeziehung einer spirituellen Dimension, ihren eigenen Ansatz, den sie in Absprache mit Margaret Lowenfeld *Sandspiel* nannte. Als sie feststellte, dass bei regelmäßigem Spielen im Sand die Bilderserie eines Patienten Parallelen zum Individuationsprozess aufwies,[109] wurde es ihr vordringliches Anliegen, diesen Prozess in ihre psychotherapeutische Arbeit zu integrieren und seine Realisierung zu unterstützen. Außerdem benutzte sie das Sandspiel als Fenster zum Unbewussten eines Kindes: »Beziehung in der Stille« in Gestalt analytischen Zuhörens flankiert von gleichschwebender Aufmerksamkeit sollte es ermöglichen, die tieferen Schichten der Seele zu erreichen.

Auch der Psychoanalytiker Erik Homberger Erikson (1902–1994) hatte in den 1930er Jahren die Bedeutung der Anwendung von Spielzeug als Zugangsmöglichkeit

[109] Mit dem Begriff ist der psychische Prozess der Differenzierung und Integration gemeint, der zur Entwicklung der Persönlichkeit führt.

zur menschlichen Psyche erkannt und in seinem *Dramatic Productions Test* zunutze gemacht (Mitchell & Friedman, 1997, S. 53ff.). Er bat die Kinder, eine »dramatische Szene« darzustellen, skizzierte die verschiedenen Stadien der Szenenentwicklung und machte sich Notizen zum Verhalten der Kinder. Nach Fertigstellung wurden dem Kind noch zwei Fragen gestellt: »Um was geht es hier?« und »Was ist an dieser Szene am spannendsten?« Am Ende wurde die Szene fotografiert. Besonders interessierte ihn, wie das Kind die Aufgabe anging, wie die Spielfläche benutzt und die Figuren positioniert wurden, wie die Szene gestaltet wurde (die Beziehung der einzelnen Aspekte zum Ganzen und untereinander), ebenso wie die Originalität der Szene.

Interessant war seine Beobachtung an erwachsenen Testteilnehmern: Es zeigte sich, dass seine Versuchspersonen, wenn sie mit Spielzeug konfrontiert wurden, genau dort weitermachten, wo sie in der Kindheit mit dem Spielen aufgehört hatten, und dass Szenen, die mit traumatischen Erfahrungen in der Kindheit zu tun hatten, sich unbemerkt durchsetzten und aktuelle Anliegen zurücktreten ließen (Mitchell & Friedman, 1997, S. 53f.).

Charlotte Bertha Bühler (1893–1974), die die Arbeit von Margret Lowenfeld in London in den 1930er Jahren begleitet hatte, hat vor allem deren diagnostisches Anliegen weitergeführt. Indem sie objektivierbare Kriterien zur Beurteilung von Weltbildern entwickelte, hat sie das »Weltspiel« zum *Welt-Test* ausgearbeitet. Basierend auf ihren Beobachtungen an gesunden Kindern, legte sie Normen für die kindliche Entwicklung fest und kreierte den *World Test.* Ihr ging es vor allem darum, wissenschaftliche Leitlinien zu entwickeln, die es erlaubten, die Unterschiede in der Weltkonstruktion eines gesunden und eines psychisch gestörten Kindes identifizierbar zu machen. Mit diesem Ziel beschrieb sie auch *Zeichen,* die als Indikatoren einer psychischen Erkrankung und/oder Retardierung gewertet werden konnten: Sie unterschied »Zeichen einer aggressiven Welt« (kämpfende Soldaten, beißende oder wilde Tiere, Unfälle, Menschen, die verletzt werden, die fallen, wütende Stürme). Tauchten solche aggressiven Zeichen bereits in der ersten Darstellung auf, ging sie von einer stärkeren Aggression aus. Auch fiel ihr auf, dass Unfälle öfter in den Sandgebilden von Kindern mit Verhaltensstörungen vorkamen. Ihr schien, dass eine Abfolge von Unfällen tiefen Groll oder Ärger darstellte. Die Ambivalenz der Aggression behielt sie im Auge: Im Dienste der Aggression eingesetzte Gegenstände konnten sowohl in einer positiven Verstärkungs-, Schutz- und Verteidigungsfunktion als auch in zerstörerischer Absicht eingesetzt sein.

Davon abgehoben, beschrieb sie »Zeichen einer leeren Welt«. Eingedenk, dass die »Welten« von Kindern unter acht Jahren infolge ihrer noch wenig entwickelten Psyche normalerweise ziemlich leer sind, kann eine leere Welt aber auch ein Hinweis auf innere Leere sein. Sie kann das Gefühl von Einsamkeit anzeigen, aber auch das

Selbstgefühl und Bedürfnis spiegeln, alleine zu sein. Leere kann einen Widerwillen gegen die Anforderung sein, sich ausdrücken, eine emotionale Fixiertheit andeuten oder auch Zeichen blockierter Kreativität sein. Auch der totale Verzicht auf Menschen kann ihr zufolge eine doppelte Bedeutung haben, entweder spiegelt menschliche Abwesenheit den Wunsch, weit weg von Menschen sein zu können, oder sie drückt den Wunsch aus, allen Menschen die Stirn bieten zu wollen.

Als eine noch weit stärkere Hinweismöglichkeit auf das Vorliegen einer psychischen Störung wertete Bühler »verzerrte Welten«. In diesem Zusammenhang beschreibt sie »verschlossene Welten«, womit zum Beispiel teilweise oder ganz eingezäunte Welten gemeint sind. Während sie das Errichten von Begrenzungen als Versuch begriff, sich selbst zu definieren, zeigten geschlossene Welten bei unsicheren Menschen ihres Erachtens eher den Wunsch nach Schutz oder das Bedürfnis, selbstschützende Maßnahmen anzuwenden. So unterstellte sie einem Kind, das zuerst einen Zaun baute, ein eher ungewöhnliches Schutzbedürfnis. Auch so ein Schutzbedürfnis erschien ihr mehrfach determiniert: Es kann der Versuch sein, einen Feind heraus- oder gefangen zu halten; es kann aber auch darum gehen, bestimmte Emotionen zu isolieren und zu verbergen.

»Rigide Welten« stellten eine weitere Facette »verzerrter Welten« dar. Gemeint sind unrealistische Anordnungen von Tieren, Menschen oder Dingen, die auf eine unbeweglich-steife Art und Weise aneinandergereiht wurden. Solcherart starre Welten zeigten nach Bühler einen unterschiedlichen Grad von Ordnungszwang, Perfektionismus und extremen Ängsten.

In »chaotischen Welten« – eine weitere Alternative – imponierten dagegen verstreute und nicht miteinander in Bezug stehende Miniaturen, ein chaotisches Arrangement von Einzelnen oder Gruppen von Figuren. Bei kleineren Kindern kann man in einem solchen Fall nicht unbedingt von einer psychischen Störung ausgehen. Bei älteren Kindern und Erwachsenen aber kann eine chaotische Welt auf unterschiedliche Grade von Verwirrung oder Fraktionierungen der Persönlichkeit hinweisen.

Zu beachten sei bei all diesen Einschätzungen, dass geistig retardierte Menschen bedeutend öfter leere und chaotische Welten bauten. Im Falle traumatisierter Menschen sei zu bedenken, dass die durch den Umgang mit den Figuren wieder heraufgeholten Erinnerungen an ein traumatisches Ereignis so überwältigend sein konnten, dass der Betreffende – im Sinne einer Sicherungsstrategie – einfach keine »Welt« bauen kann.

Zuletzt sollen noch Hedda Bolgar und Lieselotte Fischer (1947) erwähnt werden, die Mitte der 1930er Jahre in Österreich den *Little World Test* als einen nonverbalen, kulturübergreifenden Test für Erwachsene entwickelten, der dem *World Test* von Bühler sehr ähnlich ist (vgl. Mitchell & Friedman, 1997, S. 69–78).

Bis heute werden vor allem das *Sandspiel* und der *Scenotest* noch regelmäßig angewendet. In den folgenden Kapiteln werden dieses *Sandspiel* (Kalff, 1979), der *Scenotest* (v. Staabs 2004), aber auch der neu von uns entwickelte *Plämokasten* (Reiffen-Züger & Lehmhaus, 2022) als unterschiedliche Beispiele von Spieltests vorgestellt. Da der Scenokasten mit seinen Materialien aus der Mitte des letzten Jahrhunderts stammt und somit in die Jahre gekommen ist, kamen im Rahmen der diagnostischen und psychotherapeutischen Arbeit mit Kindern und Jugendlichen in der Ärztlichen Akademie die Idee und der Wunsch auf, einen Test- und Therapiekasten mit modernerem Spielmaterial zu entwickeln, der überdies den spezifischen Raumgegebenheiten in einer (kinder-)ärztlichen Praxis angepasst ist. Der *Plämokasten* wird seit 2012 von der Ärztlichen Akademie für Psychotherapie von Kindern und Jugendlichen (ÄA) angeboten. Die mittlerweile siebte Auflage ist 2023 erschienen.

Im Folgenden wird im Sandspiel-Kapitel ausführlich auf die Arbeit mit Miniaturfiguren eingegangen. Die Ausführungen gelten größtenteils auch für die beiden weiteren Kapitel »Scenokasten« und »Plämokasten«. Zur Auswertung der Spiele siehe auch Kapitel 9.

15.1 Sandspiel

Dora M. Kalff (1904–1990) führte in der Schweiz Ende der 1950er Jahre in ihrer Sandspielmethode die Analytische Psychologie von C. G. Jung, die Lowenfeld'sche Weltspiel-Technik und fernöstliche spirituelle Traditionen zusammen. Ihr war es wichtig, einen freien und geschützten Raum am Sandkasten zu schaffen, um dadurch den Patienten zu ermöglichen, Kontakt mit ihrem Unbewussten aufzunehmen, präverbale Erfahrungen auszudrücken und blockierte Energien freizusetzen. Dabei wird mit Sand allein oder mit Sand und kleinen Figuren in einem Kasten eine eigene Welt gestaltet. Die Berührung des Sandes und das symbolische Spiel ermöglichen eine Erfahrung, die für sich heilend wirkt, denn die Möglichkeit, dem inneren Bild einen sichtbaren Ausdruck zu geben, führt zu Verstehen durch Erleben. So wird der Individuationsprozess der Seele angeregt und zur Entfaltung gebracht. Dora Kalff ging also davon aus, dass die Psyche durch die Ausdrucksmöglichkeiten im Sandspiel aktiviert wird und sich auf eine sinnvolle und heilende Art und Weise weiterentwickeln kann. Die Symbole verstand sie sowohl als Ausdruck innerer wie auch äußerer Welt. *Laura Ruth Bowyer* ist eine der führenden Wissenschaftlerinnen der Sandkastenforschung. Sie setzte die »World Technique« 1945 zum ersten Mal als Schulpsychologin bei der Arbeit an einer Kinderberatungsstelle, später in ihren Forschungsprojekten und in der Spieltherapie ein. Mittlerweile wird diese tiefenpsychologisch fundierte, vorwiegend nonverbale, auf bildhaften Prozessen basierende schöpferische Therapiemethode in der Behandlung von Menschen aller Altersgruppen, in psychotherapeutischen Praxen, in Kliniken und Beratungsstellen angewandt.

Grundidee ist, dass die Psyche sich schöpferisch verändert im Sinne der Selbstregulierung. Deshalb sind Setting, Haltung und Prozess in erster Linie darauf ausgerichtet, die schöpferische Seite im Kind anzusprechen, in Bewegung zu bringen und zu erfassen, um Zugang zum Unbewussten und zum primärprozesshaften, bildhaften Denken zu finden: »Ein äußerer Raum öffnet sozusagen den Zugang zu einem inneren Raum im Zwischenraum der therapeutischen Beziehung.« (Seitz, 2016, S. 68)

Entwicklung braucht in jedem Fall Energie. Die Verwandlung von Energien geschieht aber nicht in uferlosen Universen, sondern setzt Begrenzung voraus. Die Grenzen haben eine Schutzfunktion und sollen Geborgenheit geben. Überdies ermöglicht erst Begrenzung Fokussierung. Begrenzung ist im Sandspiel durch die Maße des Sandkastens, die Auswahl der Figuren, aber auch durch die Herstellung eines freien und gleichzeitig geschützten Raumes in der Beziehung zwischen Kind und Psychotherapeut gegeben. Nach Dora Kalff ist der Behandler Hüter dieses Raumes, der spielerischen Freiheit sowie Garant für die Einhaltung von Setting und Grenzen.

Material und Setting

Sand ist ein natürliches, ursprüngliches und unstrukturiertes Material, gleichzeitig formbar und weich. »Sand ist also feste Materie, jedoch in losem Zustand«, und verkörpert damit Gegensätze und Polaritäten auf ebenso deutliche wie unkomplizierte Weise. Für ein Kind kann Sand schlammig und schmutzig wirken, für ein anderes sauber und rein. Sand kann zum Bauen und Konstruieren einladen, aber als Treibsand auch Erleben von Versinken und Begraben befördern. »Der Sand verhält sich wie ein sensibles Empfangsgerät, das die geringste Regung mit höchster Genauigkeit aufzeichnet« (Pattis Zoja, 2012, S. 81). Sandgebilde lassen sich leicht verändern. Jede Zerstörung bietet gleich wieder die Möglichkeit der Neuverwendung. Immer ist es wieder derselbe Sand, der sich verwandelt, und damit geradezu unzerstörbar wirkt.

Nach der standardisierten Sandspielmethode werden meist *zwei Sandkästen* hüfthoch (Höhe etwa 75 cm) angeboten. Sandkästen auf dem Boden aktualisieren eher regressive Impulse. Die Kästen sollten eine überschaubare Größe haben (75 x 52 cm groß und 7 cm tief), sodass ein Kind immer die gesamte Fläche überblicken kann, ohne den Kopf zu wenden. Angesichts der rechteckigen Form muss Zentrierung tatsächlich erarbeitet werden. Ein Kasten sollte halb mit feuchtem und einer halb mit trockenem, mittelgrobem Sand gefüllt sein (wichtig ist, dass der Sand trocken rieselt: »Pudersand«, »Treibsand«). Während der feuchte Sand eher die Erde, Schwere und den körperlichen Bereich symbolisiert, ist der trockene Pulversand leichter und flüchtiger. Aus praktischer Überlegung können die Kästen auch mit einem Deckel versehen werden. Dann springt der Sand nicht ins Auge, und die Flächen können gleichzeitig als Tische oder Ablagen dienen.

Die zu Beginn einer Sitzung notwendigerweise geglättete ebene Sandoberfläche ist Ausdruck für den Neuanfang und sollte keine vorgegebenen fremden Spuren aufweisen. Wie ein leeres Blatt Papier sollte sie zur Projektion herausfordern. So kann für das eine Kind in der Sandfläche ein Gespenst sichtbar werden, während dem anderen ein Gesicht entgegenschaut. Ein Jugendlicher sah seinen Vater ausgestreckt in die Sandfläche eingelassen. Für wieder jemand anderen kann von der Fläche ein Sog ausgehen, und er fürchtet sich, hineingezogen zu werden und unterzugehen.

Mit dem Sand kommen das Handeln, die Hände und der Körper ins Spiel:

> »Die Hände nehmen eine vom Körper kommende Bewegung auf und führen sie weiter: Tastende, streichende und streichelnde, rieselnde, klopfende Hände und Finger, vom Inneren bewegt, bewegen nun den Sand, häufen auf, graben ein, halten fest, erst mal ohne Ziel, […] einfach aus der Bewegung heraus, als spielerisches Tun.« (Seitz, 2016, S. 75)

Indem die Welt mit den Händen des Kindes geformt werden kann, finden innere Gegebenheiten über Externalisierung eine körperliche Entsprechung. Mit den Händen be-greifen – das ist nicht nur Grundlage für das Denken im Sinne Piagets, sondern auch für Verstehen durch Erleben. »Über das handelnde Spielen und die taktile Wirkung kann ein Zugang zu präverbalen Erfahrungen und Emotionen entstehen.« (Seitz, 2016, S. 75) Hinzu kommen die Hauterfahrungen. Es bleibt aber nicht beim sensomotorischen Handeln. Das wird ergänzt und erweitert, bis darin eine Vorstellung zum Ausdruck kommt. Psychisches wird im wahrsten Sinne des Wortes begreifbar und formulierbar.

Die Kästen sollten innen und an den Seiten blau gefärbt sein, um den Eindruck von Wasser, Himmel und Horizont zu vermitteln. Gegenstände zur Bearbeitung des Sandes (Schaufeln, Harken, Maurerkellen, Trichter, Förmchen, Muscheln, ein Sieb, eine Sandmühle, Wasserpumpe etc.) sollten in unmittelbarer Nähe bereitliegen. Wasser kann es z. B. in einem Eimer in der Nähe geben, dazu Schöpfer oder Gießkanne, um es zu transportieren. Notwendig ist die Begrenzung der verfügbaren Wassermenge! Auch kann zum Matschen ein kleinerer Extrakasten angeboten werden. Beim Abbau des Sandbildes eignet sich ein großes Sieb mit Auffang (gibt es im Profikoch- oder Metzgereibedarf) und ein weicher Handbesen, um die sandigen Teile möglichst unaufwändig über Nacht zu trocknen und am nächsten Tag dann einfach abzufegen.

Daneben gibt es *eine Figurensammlung*, die hinsichtlich Art und Umfang *nicht genormt* ist. Tatsächlich gibt es keine zuverlässige Maßgabe hinsichtlich des Materials, das zur Verfügung gestellt werden sollte. Es hängt von den Rahmenbedingungen ab. Eva Pattis Zoja zeigt in ihrer »expressiven Sandarbeit« mit Flüchtlingen, dass es möglich ist, »mit ganz einfachem Material auszukommen, mit Holzstücken, Eisenteilen, Flaschenkorken, Ästen und Rinden, Glaskugeln, Muscheln, Menschengestalten und Tierfiguren«. Beeindruckend ist auch ihr Beispiel, »wie Sandspiel gerade aufgrund einer zu großen und ungewohnten Auswahl von Miniaturen behindert werden kann« (Pattis Zoja, 2012, S. 84).

»Es gibt hunderte von Figuren in jeder vorstellbaren Art«, schildert Dora Kalff ihr Angebot (1979, S. 29). Sie stehen stellvertretend für die belebten und für die unbelebten Bilder der verschiedensten äußeren Lebensbereiche und der inneren Fantasiewelt. Das ist nicht gemeint im Sinne einer Abbildfunktion, sondern sinnbildlich: Sie sollen einer Erscheinung, einem Gefühl, einem Eindruck und vielem mehr Gestalt geben. Auf diese Weise kann Seelisches sichtbar gemacht werden, wird teilbar und kommunizierbar. Als Extension des Behandlers ist es seinem Belieben überlassen, seinem Symbolverständnis und seiner verfahrensbasierten Ausrichtung, Art und Menge des Figurenangebots auszugestalten. Aber auch die Gegebenheiten auf Seiten des Kindes, angefangen von seinen (fein-)motorischen Möglichkeiten bis zu seinen soziokulturellen Voraussetzungen, sollten Richtschnur sein. Schon von Winnicott kam der Einwurf gegen Lowenfeld, dass ein Zuviel an figürlichem Angebot eher verwirre und Chaos schaffe. Solche Aspekte müssen reflektiert werden. Entscheidend ist, dass Figuren und Materialien dem kulturellen Milieu des Kindes entsprechen und alles Mögliche seiner inneren und äußeren Lebenswelt repräsentieren, damit die kindliche Welt in ihren Bewegungen im Kleinen darstellbar wird. Der größte Teil des Figurenangebots sollte dem Kind vertraut sein, es sind durchaus aber auch, wenn auch sorgfältig dosiert, unbekannte Figuren und Gegenstände zumutbar. Wichtig ist, dass der Psychotherapeut sich selbsterfahrungsbasiert und fachkundig mit seinem Angebot und den Bedeutungsvariationen auskennt.

Meist wird folgende Grundausstattung propagiert:[110] Steine, Pflanzen und Naturmaterialien, Wasser-, Luft- und Landtiere, verschiedene Menschen und Menschengruppen (verschiedene Altersgruppen und Berufe). Es braucht verschiedenste Be-

[110] Die Fülle des Materials ermöglicht nicht nur die Darstellung der »inneren Welten«, sondern darüber hinaus auch die äußere Welt. Auch die Fantasiewelt wird deutlicher angesprochen und Anreize für archetypische Themen werden geweckt. Während beim Scenokasten nur eine stark reduzierte Menge an Material angeboten wird, kommt beim Plämokasten eine größere Kollektion Figuren und Themen, ähnlich wie beim Sandspiel, zum Tragen. Für eine ausführlichere Begründung der Auswahl siehe Kapitel 15.3.

hausungen für Menschen und Tiere (Höhlen, Ställe, Häuser bis zu Wolkenkratzern). Dazu das passende Inventar: Möbel, Koch- und Essgeschirr, Esswaren, Haushaltsgeräte und Werkzeug und vieles mehr. Nicht zu vergessen eine Toilette und gegebenenfalls eine Baustelle. Waffen und Kriegsspielzeug sind ebenso wichtig wie verschiedene Arten von Verkehrsmitteln: vom Handkarren über Nutz- und Personenfahrzeuge bis zu Flugzeugen. Wichtig sind auch Polizei-, Feuerwehr- Notarzt- und Ambulanzfahrzeuge. Die Präsenz des Rettungsautos im Spiel kann ein erster, indirekter Hinweis auf mögliche kindliche Alarmbereitschaft und Hilfsbedürftigkeit sein. Aber auch Märchen- und andere fantastische Figuren, heilige und göttliche Figuren aus verschiedenen Kulturen und Weltreligionen werden gebraucht: Totem der Indianer, Buddhafigur, Kreuz, Engel oder Heiligenfiguren. »Unerlässlich sind Gegenstände, Tiere und Gestalten, die Unheimliches wie den Tod oder die Unterwelt darstellen: Skelette, Särge, Ratten, aber auch hässliche Fantasiefiguren wie Monster, Geister, Hexen oder Zauberer.« (Pattis Zoja, 2012, S. 83) Ihr Vorhandensein kommt einer Erlaubnis gleich, auch eigene unheimliche Empfindungen, Ängste oder Alpträume, also auch Böses, Hässliches und Grausames im Sandspiel inszenieren zu dürfen. Der Widerspruch ist eklatant, gesellschaftlich grundlegend und unübersehbar, der sich in dem Versuch widerspiegelt, die Spielzeugwelt von Kindern »sauber« zu halten, indem man alles Aggressive, die dunkle Seite und das Böse verdammt, gleichzeitig aber gewalttätige Videospiele und Filme zulässt.

Die beschriebenen Materialien und Miniaturen können in offenen Regalen oder, weniger sichtbar, in Kisten oder Schränken aufbewahrt werden, je nachdem, ob man die direkte Anmutung wünscht, die Figur das Kind sozusagen anlacht, oder ob erst ein Blick nach innen erfolgen soll, um dann die passenden Requisiten für die erlebte Vorstellung und die sich daraus entwickelnde Szene zusammengesucht werden sollen. Da niemals alles vorhanden sein kann, was das jeweilige Kind gerade braucht, empfiehlt es sich, Materialien (Knete, Pappe, Holz, Kleber, Stoff) für das freie Gestalten zur Verfügung zu haben.

Vorgehen

Nach Kalff geht es vor allem in der Anfangsphase der Sandspieltherapie darum, Raum zu geben, um Beziehung und Entfaltung zu ermöglichen. Sie empfiehlt, nicht sofort in der ersten Stunde ein Sandbild gestalten zu lassen. Wichtig sei es, zunächst eine persönliche Beziehung und ein Arbeitsbündnis aufzubauen, die das Fundament für die zukünftige Zusammenarbeit bilden. Bei Kindern in der Vorpubertät und bestimmten Störungsbildern kann auch Vorsicht wegen möglicher Regressionsangst geboten sein, die sich häufig in abwehrenden Aussprüchen wie »Kinderkram!« artikuliert.

Bei Schizophrenen und Borderline-Patienten in akuten Phasen sollte von einer Arbeit im Sand abgesehen werden.

Freiheit ist Teil der Sandspielmethode. Es gibt daher auch keine Gebrauchsanweisung für die (Test-)Anweisung zum Sandspiel. In jedem Fall ist es wichtig, das Sandspiel situationsbezogen und individuationsbezogen, also flexibel und kreativ einzuführen und in einer Weise zu erklären, die auf die besonderen Bedürfnisse und Erfahrungen sowie die Entwicklungsstufe des jeweiligen Kindes zugeschnitten ist. Nachdem der Behandler die Arbeitsweise erklärt hat, bekommt das Kind die Möglichkeit, sich mit dem Sand vertraut zu machen. Es wird aufgefordert, wenn es mag, den Sand zu berühren, zu tasten, zu bewegen. Da mit Sand oftmals Anales assoziiert wird, scheuen manche Kinder die Berührung. Hier können Einmalhandschuhe zur (vorübergehenden) Entlastung bereitgehalten werden. Aber auch ein Nein wird selbstverständlich respektiert – jedoch auch reflektiert. Die Kinder dürfen frei zwischen den beiden Kästen auswählen und sich Gegenstände und Figuren aus dem Angebot aussuchen, mit denen sie etwas aufbauen oder ein Sandbild darstellen wollen.

»Du kannst alles hier gebrauchen, alles, was dich anspricht/anlacht, um damit in einem der beiden Sandkästen eine Szene/ein Bild/dein Leben/eine Welt zu bauen/darzustellen.« Wenn einem Kind nichts einfällt, ist das auch in Ordnung. Auch das Nichts bekommt seine Berechtigung und liefert dem Psychotherapeuten eine wichtige Information. Manchmal wird die feine Textur des trockenen Sandes aufgenommen, und er wird nur zart gestreichelt. Andere Male werden entschlossen und mit wenigen Handbewegungen gezielt Berge, Flüsse, Wüsten geformt.

Ein Beispiel: Eine Patientin (Ende der Grundschulzeit, Frühchen, Enuresis) geht im Erstgespräch, während sie sich mit dem Raum und seinem Angebot vertraut macht, zum Sandkasten und schnippt vorsichtig den Sand, als wollte sie ihn testen. In der Folgesitzung legt sie spontan ihre Hände in den Sand und streicht ihn glatt, dann schreibt sie ihren Namen in die Sandfläche. In der nächsten diagnostischen Sitzung wiederholt sich der Anfang. Nun macht sie Abdrücke von ihren Händen. Zwischendurch schaut sie immer wieder zur Psychotherapeutin. Sie scheint deren Da-Sein als Vertrauensvorschuss für ihr eigenes Tun wahrzunehmen: Unter dem Schutz der Anwesenheit der Erwachsenen, auch wenn sie kein Wort sagen, werden neue Zugänge möglich. Sie entdeckt das Sandspielzeug und füllt nur einen Eimer mit Wasser und wendet sich dann wieder anderem zu. In der nächsten Sitzung, aber erst am Ende, nimmt sie ihr Spiel am Sandkasten wieder auf. Nun nutzt sie die gesamte Fläche des Kastens, holt sich immer mehr Behälter und baut daraus »Stationen«. Auf »seiner Reise« wird »der arme Sand« immer wieder durchgesiebt, durch Trichter unterschiedlicher Durchmesser geführt und in immer wieder neue Behälter umgefüllt. Eine mitfühlende Bemerkung der Psychotherapeutin quittiert sie mit einer abwehrenden Geste: »Der ist das gewöhnt!« Die Behandlerin muss währenddessen an die vielen Untersuchungen in der Vorgeschichte des Mädchens sowie an die Symptomatik denken: Beim Einnässen gelingt es nicht, zu regulieren, zu kanalisieren und in den dafür vorgesehenen Behälter zu urinieren. Eva Pattis Zoja weist darauf hin, dass Sand »wässriger als Wasser« ist, weil zur physikalischen Qualität des Flüssigseins noch eine symbolische Qualität hinzukommt (2012, S. 81).

Zuerst soll dem Kind Sicherheit vermittelt werden. Um Angst zu verringern, soll alles, was es macht, bedingungslos akzeptiert und nicht darauf reagiert werden. Überschüssige emotionale Energien sollen im symbolischen Spiel ein Ventil finden. Außerdem wird dem Kind ein äußerer Rahmen angeboten, der die kindlichen Versuche um eine innere Stabilität unterstützt. Überdies wird das Kind mit dem Hinweis auf den nicht-realistischen Charakter seiner aggressiven Impulse im Spiel entlastet (vgl. Lowenfeld, 1931).

Während der Entstehung des Sandbildes beschränkt sich der Behandler darauf, zurückgenommener und stiller Zeuge des Prozesses und der sich entfaltenden Szene zu sein. Bezieht das Kind ihn seinerseits spontan in das Spiel ein, macht er mit, aber nur nach den Vorgaben des Kindes und registriert sorgfältig seine Gegenübertragung. In jedem Fall hat er in seinem Mittun den Einfällen und Vorstellungen des Kindes zu folgen! Der Psychotherapeut kann kommentieren, was das Kind tut, um es dem Kind bewusst zu machen, sollte aber nicht den tieferen Sinn des Entstandenen ansprechen. Dem Patienten wird nichts gedeutet. Überhaupt wird mit Interpretationen sparsam umgegangen. Oft wird abgewartet, bis einige Sandbilder angefertigt worden sind. Dieses Vorgehen empfiehlt sich, damit sich der kreative Prozess spontan entfalten kann und nicht durch den Intellekt oder andere Einflüsse von außen beeinflusst oder gestört wird. Bereits Lowenfeld hatte darauf hingewiesen, wie sehr die Kreationen der Kinder während des vertieften Spielens den Träumen und unbewussten Fantasien der Erwachsenen ähnelten, und betonte, dass der Prozess des Spielens an sich therapeutisch wirke, dass eine Interpretation der Spielergebnisse unwichtig sei. Wenn, dann fällt der richtige Zeitpunkt für Interpretationen zusammen mit der inneren Fähigkeit und Bereitschaft des Kindes, sich dem Psychotherapeuten und seiner Interpretation überhaupt zu stellen. Vielleicht ist das Kind noch dabei, den Sand auszutesten, indem es belanglos Sand schnippt. Wenn der Psychotherapeut aber schon auf die Ebene des Konstruierens, des Symbols oder des Spielens eingestellt ist, werden sich beide nicht treffen. Aber auch, wenn der Patient schon so weit ist, ist vor allem bei Kindern zu beachten, dass trotz aller einfühlenden Vorsicht auf Psychotherapeutenseite der therapeutische Prozess immer eine Begegnung mit dem eigenen Selbst impliziert und entsprechend bedrohlich ist.

Der Psychotherapeut protokolliert die Auswahl und das Vorgehen und notiert darüber hinaus Art, Menge und Inhalt der spontanen Bemerkungen, der Assoziationen und Bewegungen des Kindes sowie seine eigenen besonderen Beobachtungen und seine Gegenübertragung. Eine solche vertiefte Aufmerksamkeit für symbolische Inhalte, atmosphärische emotionale Schwingungen, für Thema und Fazit einer möglichen Geschichte zur Szene bzw. zum Sandbild kann einen weiteren Einblick in die inneren Prozesse des betreffenden Kindes ermöglichen.

»Niemals wird das Bild vom Patienten abgebaut, es wirkt als inneres Seelenbild weiter.« (Seitz, 2016, S. 68) Der Behandler baut das Sandbild erst ab, nachdem der Patient gegangen ist und nachdem er das Dargestellte und die Spuren des Schaffensprozesses fotografisch festgehalten und auch schriftlich ausführlich dokumentiert hat. So ergeben sich Serien von fotografierten Sandbildern, die ermöglichen, im weiteren therapeutischen Prozess zusammen mit dem Patienten mehrere Bilder nebeneinander anzuschauen (gegen Vergänglichkeit; das Besondere betonend; zur Erinnerung).

Theorie des Sandspiels

Die Sandspielmethode ist außerordentlich gut geeignet, Fantasiespiele bei Kindern auszulösen und einen Zugang zu den unbewussten seelischen Prozessen herzustellen. Die zugrundeliegende Problemkonstellation wird wie ein Drama im Sandkasten aufgeführt. Auf diese Weise wird das Konfliktgeschehen aus der inneren Welt in die äußere überführt und sichtbar gemacht. Weinrib (zit. in Gontard, 2013 [2007]) weist darauf hin, dass die Bilder im Sandkasten nicht nur Spiegelbilder innerer Bilder sind, sondern dass die Miniaturen umgekehrt auch das Unbewusste beeinflussen. Eva Pattis Zoja (2012, S. 76f.) bestätigt diese Position: »Einen psychischen Inhalt darstellen, heißt bereits Veränderung«, bemerkt sie, denn das Fantasiespiel seinerseits beeinflusse die Dynamik des Unbewussten im Kind und wirke so auf seine Psyche ein. Wie groß der Unterschied ist, ob ich meine Mutter als Drachen imaginiere oder im Sandspiel als Drachen gewahr werde, machte mir eine jugendliche Patientin deutlich, die erschüttert sagte: »So schlimm ist sie nun auch wieder nicht!«

Spielen ist nach Winnicott für die Kinder Selbstzweck. Man spricht von der Handlungssprache eines Kindes und beurteilt den Spielausdruck als ein dem kindlichen Denken und Empfinden angemessenes Probehandeln. Spielen bedeutet für ein Kind Entspannung und Unterhaltung, Freude und Erholung. Eine normale emotionale Entwicklung ohne angemessene und ausreichende Möglichkeit zum Spielen ist nicht möglich, worauf schon Lowenfeld hingewiesen hatte. Diese natürliche Spielfreude von Kindern machten sich die Sandspielpioniere ebenso zunutze wie das Sandspiel selbst mit seinen Möglichkeiten der Spontaneität, der Direktheit und des emotionalen

Ausdrucks. Das Sandspiel wird vielfach wie eine Form der aktiven Imagination begriffen. Sandspiel kann also helfen, sich selbst zu zeigen und Wünsche, Sorgen und Fantasien auf nonverbale Art zu kommunizieren. Dabei vermitteln Sandkasten und Sandspiel die Möglichkeit eines umfassenden und gleichzeitigen Ausdrucks von Psyche, Körper, Bewegung und Imagination.

Das spontane Spiel hat die Aufgabe, eine Brücke zu schlagen zwischen dem Bewusstsein des Kindes und seiner emotionalen Erfahrung, indem es einen unmittelbaren Dialog zwischen dem Unbewussten und dem Bewussten herstellt. Es erfüllt mithin eine Rolle, die beim Erwachsenen die Introspektion einnimmt. Das Spiel ist aber immer auch eine Möglichkeit für das Kind, mit seiner Umgebung in Kontakt zu treten, sei es im Spiel selbst oder indem es nebenher Kontakt aufnimmt. Hier übernimmt das Spiel die Rolle der Konversation bei Erwachsenen.

Die meisten Kinder spielen in Relation zu einem Gegenüber:

- das Kind spielt allein im Beisein des Anderen;
- das Kind spielt neben dem Anderen;
- das Kind spielt zusammen mit dem Anderen;
- das Kind spielt in Umgehung des Anderen.

Diese soziale und interaktionale Einbettung des Spiels verweist wieder auf die Notwendigkeit einer tragfähigen Beziehung zwischen Psychotherapeut und dem Kind, damit Übertragung ausreichend möglich wird. Kalff verstand in der Nachfolge C. G. Jungs das Übertragungs-Gegenübertragungs-Geschehen bereits als eine dialogische Erfahrung, die sich in der Wirkung eines dynamischen intersubjektiven Feldes entfaltet und die sowohl Patient als auch Psychotherapeut einbezieht und verändert. Übertragung im Sandspiel ist aber nicht nur möglich auf den Behandler, sondern auch auf das Material. Darüber hinaus kann der Sandkasten insgesamt zum Übertragungsobjekt werden. Eine Übertragung auf den Psychotherapeuten wird in diesem Fall umgangen. Der Sandkasten wird zum Übertragungsobjekt und gibt dem Kind oder Jugendlichen die Möglichkeit zu mehr Unabhängigkeit: Es kann sich weiterentwickeln, ohne sich mit dem Psychotherapeuten identifizieren zu müssen. Aber nicht nur das Kind ist freier, auch der Behandler ist entlastet, vor allem im Fall von schwer traumatisierten oder frühgestörten Kindern.

Haltung des Psychotherapeuten

Für das Arbeitsbündnis und die Übertragung kommt der Haltung des Psychotherapeuten herausragende Bedeutung zu. »Das Kind benötigt in der Spielsituation einen Erwachsenen, der nicht von sich aus eingreift, der jedoch emotional »abrufbereit« ist, d. h. der gerade nur so viel von seiner Anwesenheit bereitstellt, wie es das Kind vorübergehend braucht«, erläutert Pattis Zoja (2012, S. 93). Der Sandspielpsychotherapeut soll mithin keine Position als Autorität einnehmen, sondern dem Spiel des Kindes folgen und vor allem Zeuge des Schaffensprozesses, Begleiter und Übersetzer sein. Indem er ungeteilte Aufmerksamkeit und emotionale Teilnahme verkörpert, verknüpft mit dem beständigen Versuch zu verstehen, verleiht er dem Spielgeschehen Bedeutung, ohne dies zu explizieren.

Um einen freien und geschützten Raum zu ermöglichen, muss der Psychotherapeut folglich bei aller Zurückhaltung eine gute Beziehung sowie physischen und psychischen Halt zuverlässig und dauerhaft repräsentieren und gewährleisten. »Dieser freie Raum in der therapeutischen Situation ergibt sich dann, wenn der Psychotherapeut das Kind völlig annehmen kann, sodass er innerlich ebenso intensiv an allem, was vor sich geht, beteiligt ist, wie das Kind selbst«, beschreibt Dora Kalff seine unverzichtbare Einlassung – auch wenn er schweigt (Pattis Zoja, 2012, S. 92). Denn nur ein solcherart zuverlässig anwesender und aufmerksamer Psychotherapeut wird zum Projektionsträger, zum äußeren Repräsentanten der in der Psyche des Kindes angelegten Instanzen der primären Bezugspersonen. Und auch Vertrauen und eine intuitive Verbindung (als synchrones Moment, als nonverbales Bescheid-Wissen) können sich nur auf der Grundlage einer bedeutungsvollen Beziehung etablieren. Sie befördert den kreativen Ausdruck, die Imagination ebenso wie das Verstehen. Erst in einer solcherart aufnehmenden, entspannten und sicheren Atmosphäre kann sich ein Kind frei genug fühlen und wagen, sich auszudrücken und doch sicher zu sein, dass es nicht über seine natürlichen Grenzen hinausgeht und auch nicht verführt wird, sie zu überschreiten.

Mit ihrer Konzentration auf den freien und geschützten Raum provozierte Dora Kalff vermutlich vor allem positive Übertragungen, was manche bewog, das Konzept der Gegenübertragung kritisch um den Begriff der Co-Übertragung »im Sinne einer simultanen und synchronen Mitbewegung« (Seitz, 2016, S. 71) zu ergänzen. Der damit einhergehende Verzicht auf mehr konfrontative Begegnung ging sicher manchmal auf Kosten negativer Gegenübertragung und konflikthafter Auseinandersetzung.

Der freie und geschützte Raum, um den es in der psychodynamischen Psychotherapieauffassung geht, hat eine physische Dimension: zum Beispiel den Sandkasten mit seinen Abgrenzungen und seinem Inhalt sowie die vorhandenen Materialien und

Miniaturen. Er hat aber auch eine psychische Dimension: Der emotional und psychologisch freie und geschützte Raum bemisst sich vor allem auch an der Persönlichkeit des Psychotherapeuten, der Container im Sinne Bions ebenso wie Schützer des Prozesses ist. Seine eigentliche Aufgabe besteht – neben dem Sichern des notwendigen Materials und Raumes – im Sich-zur-Verfügung-Stellen. Der psychotherapeutische Prozess wählt dann auf diesem Fundament seine eigene Richtung, hat seine eigenen Ziele, braucht seine eigene Zeit.

Das Kind führt im und durch das Geschehen. Vom Behandler wird eine einfühlende und resonante Haltung verlangt. Erwartet wird von ihm, Geduld zu haben und warten zu können, damit Symbolisierung und Sandspiel möglich werden. Spielen wird aber erst dann möglich, haben wir weiter oben gesehen, wenn sich im Kind ein Grundgefühl der Sicherheit eingestellt hat. Im guten Fall kann der Sandkasten im Sinne eines Übergangsraums im Winnicott'schen Sinne zu einem Container und »Ruheplatz« (Alvarez, 2014, S. 227) werden, der Vertiefung erlaubt.

Alles darf im Sand geschehen, auch was in der psychotherapeutischen Beziehung bislang noch nicht gewagt werden konnte. Gleichzeitig bietet das Sandspiel vor allem die Begegnung mit Sand und Wasser als jeweils ungeformte frühe Materie, von der erwartet wird, dass sie allen Menschen vertraut ist, dass sie die Möglichkeit der Regression auf frühe Entwicklungsstufen aktualisiert, damit primärprozesshaftes Denken aufruft und einen Zugang zum Unbewussten erleichtert.

Das Primäre beim Sandspiel ist das Gestalten eines Sandbildes. Seitz (2016) vergleicht den Schaffensprozess mit einer Reise. Entscheidend sei das empathische Erleben des Geschehens, nicht das fertige Bild. Dabei erfordert die bildhafte Sprache des Unbewussten nicht nur Schauen, sondern ein Sich-Hineinbegeben in das Bild, die Szene. »Wenn wir die symbolische Gestaltung als aktuelle Aussage der Psyche verstehen, hat […] alles Be-Deutung.« (Seitz, 2016, S. 79)

Auswertung des Sandspiels

Interessant ist, dass erst bei Kindern über acht Jahren systematische individuelle Unterschiede in den Sandbildern sichtbar werden. Zur Auswertung gehört daher ein genaues Wissen um die normale und pathologische Entwicklung der Kinder und deren symbolischen und spielerischen Niederschlag in den verschiedenen Altersstufen, über kindliche Erlebens- und Lebensrealität sowie über Symbolik, Symbolentwicklung und altersspezifische Symbolwelt.

Das Besondere der Sandspieltherapie ist der Sandkasten inklusive Figurensammlung als Übergangsraum im Möglichkeitsraum der Psychotherapie. Die mit diesem Inventar einhergehende Triangulierung Patient–Behandler–Sandkasten lässt nicht nur die Frage aufkommen, was zwischen dem Behandler und dem Kind geschieht. Es stellt sich auch die Frage, was zwischen dem Kind und dem Sandkasten geschieht sowie was zwischen dem Psychotherapeuten und dem Medium Sand und dem Sandkasten passiert. Schließlich bleibt noch zu fragen, was zwischen beiden – Patient und Psychotherapeut – im Medium Sand passiert: Wie wird der Sandkasten ins Spiel gebracht und *welche Resonanz löst er im Kind aus?* Bereitwilligkeit, sich auf das Spiel einzulassen? Kooperativer Umgang mit der Aufgabe? Wie viel Anleitung und Ermutigung ist notwendig? Kann sie genutzt werden? Wie geht das Kind die Aufgabe an? Wie groß ist sein Interesse, ein Sandbild zu gestalten, wie geht es auf die Dinge zu (Intentionalität)? Setzt das Kind das Material bewusst ein, um ein *Problem* zu kommunizieren? Zeigt das Kind eher Abwehr, Nichtbeachtung, Kritik (am Kasten, an den Figuren), oder findet es spontan und mit Freude ins Spiel? Schwerpunkt auf praktischen Problemen (z. B. ein bestimmtes Haus hinzukriegen), auf abstrakten Problemen (z. B. die Beziehung der verschiedenen Fahrer einer Rallye untereinander), oder Schwerpunkt auf sozialer Organisation oder auf Natur und Kreatürlichkeit oder auf Menschen?

Inhalt, Thema, Gestalt der Szene: Was wurde gebaut? Realistische Wahl? Unrealistische Elemente? Tatsächlich existierende Situation? Innere und originelle Qualität der Szene. Abstände und Bezogenheit in den verschiedenen Szenen. Ist das Sandbild in sich abgeschlossen oder mitten im Prozess, ständig wechselnd usw.?

Geht das Kind über *Grenzen*, ufert sein Spiel aus oder kann es sich an die Begrenzungen halten? Will es spielen, hat aber keine Einfälle? Bremsen Hemmungen oder Angst die Entfaltung seines Spielwunsches? Ist der Gebrauch von Sand ein Hinweis auf altersadäquaten Einsatz? Wie ist seine Arbeitsmethode und -fähigkeit (planendes, spontanes, assoziatives Vorgehen; kann Hilfe angenommen und integriert werden)? Welche Geschwindigkeit, Ruhe, Gelassenheit, Sicherheit, Spannungsbogen, Verlangsamung/Getriebenheit zeigt das Kind bei der Erledigung der Aufgabe?

Wie ist der Umgang mit dem *Material*: natürlich, spontan, unwohl, gehemmt, abwehrend, chaotisch, skeptisch, feindlich, abwertend? Gebrauch des *Sands* mit oder ohne Wasser: Nasser oder trockener Sand?

Der dynamische Gebrauch von *Fläche und Raum*: Anteil des benutzten Sandkastens, wie ist die Gesamtorganisation des Sandkastens? Wie leer oder voll ist der Sandkasten? Wie wird mit Raum umgegangen? Gibt es Organisation und/oder Chaos? Ist es ein starres Bild? Wie viel Statik, wie viel Dynamik?

Welche Figuren werden gewählt, wie werden sie eingesetzt und wo werden sie platziert? Art, Größe und Anzahl der ausgewählten bzw. vermiedenen Figuren (z. B. diffuse Auswahl). Die Figuren können – je nach Übertragung – be- und entwertet, (im Sand) versteckt, geklaut, zerstört, be- und entkleidet, enthauptet, gelobt, verändert, beispielsweise entschärft werden. Das Krokodil wird dann ein ganz liebes Tier. Das Arrangement der Figuren ist untereinander, aber auch im Hinblick auf die Sitzposition des Behandlers von Bedeutung: Wird das Krokodil mit aufgerissenem Maul genau in Richtung und nahe bei dem Psychotherapeuten positioniert? Grenzt eine hohe Mauer den Behandler von der Szene ab? Ist der Zwischenraum zwischen Behandler und Szene kontaminiert? Werden alle Figuren mit dem Rücken zum betrachtenden Psychotherapeuten positioniert? Verlangt das Kind ausdrücklich nach Figuren, die nicht in der Figurensammlung enthalten sind? Haben einzelne Figuren in der Sammlung einen Wiedererkennungswert?

Entstehen *leere* (Ausnahme bei sehr kleinen Kindern) oder sehr enge oder sehr überbevölkerte (Ausnahme bei kleinen Kindern, die mit dem Material spielen) oder *chaotische* Welten? Bei manischer Persönlichkeitsentwicklung finden sich zum Beispiel sehr viele Figuren, verschiedenste Kategorien und Konstruktionen, was zum Eindruck überladener Sandkästen führt, die sehr verwirrend wirken. Depressive Patienten dagegen bauen eher leere und farblose Bilder mit wenig Innenausstattung. Oder fällt ein Mangel an Auswahl auf? Klebt das Kind an einzelnen wenigen Figuren? Von kleinen Kindern abgesehen, fehlen menschliche Figuren überhaupt (ausgestorben)? Oder gibt es zu viele (überbevölkert oder chaotisch)? Beherrschen *Kontrollmaßnahmen* das Sandbild, z. B. übermäßiger Einsatz von Zäunen, landschaftlichen Eigenarten der Gliederung und Kontrolle, z. B. Berge, Täler, Flüsse?

Oder herrschen *aggressive* Darstellungen vor? Hier sind unbedingt entwicklungs- und geschlechtsspezifische Unterschiede zu berücksichtigen. Aggressive Spiele bei Jungen sind nicht unbedingt ein Hinweis auf ein psychisches Problem! Dennoch sollten uns folgende Sandbilder hellhörig machen, denn sie könnten einen Hinweis geben auf zwischenmenschliche und seelische Probleme:

- ein Persistieren *aggressiver, beißender oder wilder Tiere*;
- das Eingraben von Spielsachen in den Sand (Ausnahme Kinder unter fünf Jahren);
- viel Spielzeug ganz eng zusammengezwängt (Ausnahme Kinder unter fünf Jahren);
- kämpfende Soldaten, Häufung von Unfällen (Ausnahme Jungen um acht Jahre herum);
- Menschen, die verletzt werden oder immer wieder fallen;
- wütende Stürme, Ungeheuer, Naturkatastrophen;
- aber auch ein Sandbild ohne jeden aggressiven Hinweis, von einem Kind, das in anderen Situationen sehr aggressiv ist und umgekehrt.

Zu fragen ist, welche symbolische Bedeutung die Figuren haben könnten (kann zum Beispiel der Frosch Aspekte der Verwandlung repräsentieren oder mythische Bedeutung haben) und welche Bedeutung die Szenen und Gebilde haben. Wofür steht die Figur, der Gegenstand, die Szene? Dabei ist es wichtig, nicht an starren Interpretationen der Symbole festzukleben, da Symbole unterschiedliche subjektive Bedeutung haben können. Besser ist eine personenorientierte Interpretation, die in der therapeutischen Situation vorsichtig tastend mit dem Wiederholen von Inhalten, dem Sammeln von Assoziationen und dem Spiegeln von Gefühlen arbeitet, um sich der Bedeutung des Symbols langsam anzunähern. Figuren, Szenen und Gebilde können Ausdruck sein:

- der symbolischen Welt;
- der persönlichen, inneren Welt des Kindes (Es, Ich, Über-Ich, Selbst, Objektbeziehungen, Angst, Abwehr);
- des Unbewussten;
- der interpersonalen Welt;
- der überindividuellen Welt;
- der alltäglichen Erlebnisse des Kindes (wofür steht das Bild bzw. das Erzählte im alltäglichen Leben des Kindes?);
- der spezifischen schicksalhaften/soziokulturellen Erfahrungen des Kindes.

Gibt es ein zentrales Objekt, ein zentrales Thema? Welche Probleme deuten sich an? Gibt es Hilfsquellen und Ressourcen? Zeichnen sich Lösungsansätze ab?

Wie steht es um Ästhetik, Stil, Form, Farbe, Begabung? Stereotypien oder Farbigkeit und Vielfältigkeit des Geschaffenen? Redundanzen können auch Hinweise auf hirnorganische Schädigungen oder auf geistige Retardierung sein.

Es gibt von Ruth Ammann auch ein Raumschema zur formalen Auswertung des Bildaufbaus, das sie als Orientierungshilfe verstanden wissen wollte, das aber hier nicht aufgeführt wird. Dieses räumliche Deutungsschema findet sich bei Meyer-Enders (2016, S. 255). Dort findet auch der Erhebungsbogen »Studie zur Sandspieltherapie bei Kindern und Jugendlichen« der Arbeitsgruppe Forschung der Deutschen Gesellschaft für Sandspieltherapie Erwähnung (Gontard, 2013 [2007], S. 62 u. S. 263).

Hier liegt die Betonung eher auf dem, was sich in der Begegnung abspielt – was übrigens nicht gegen formale Orientierungen spricht, aber gegen ihre mechanische Anwendung. Natürlich interessieren Bildaufbau, Wahl des Sandes und seine Behandlung ebenso wie eine differenzierte Sicht auf das Spielverhalten.

Wenn ein Kind den Sand immer wieder über den Rand des Kastens hinausbefördert – was im klassischen Setting untersagt ist –, ist es wichtig herauszufinden, ob es sich um ein Übungs- oder Experimentierspiel handelt. Es kann aber auch das kathartische[111] Ausagieren eines Affektes sein. Es kann Widerstand gegenüber dem Behandler oder der Behandlung durch Boykott/Sabotage anzeigen. Es kann aber auch die symbolschaffende Ebene angesprochen sein. Wie auch immer, der Behandler ist aufgerufen herauszufinden, ob es sich um den repräsentativen Ausdruck innerer Objekte handelt oder ob sich eher ein Entwicklungsbedürfnis nach mehr Raum ausdrückt. Er muss sich fragen, ob es sich um eine Entladung im Dienste der Aggression handelt oder ob es eher ein beiläufiges zielloses Handeln ist, das da stattfindet. Im Sandspiel kann man affektiver Energie leicht Form und Gestalt geben. »Auch Türme, die einfach nicht halten wollen, oder Tunnel, Brücken, die immer wieder einstürzen, verweisen auf etwas Innerpsychisches, was noch nicht hält, noch nicht trägt« (Seitz, 2016, S. 8), und fordern die Haltefähigkeit des Psychotherapeuten.

Zentral bleibt herauszufinden, ob Interaktion und Kommunikation stattfinden und wenn ja, in welcher Form. Wem wird welche Rolle zugewiesen? Soll der Behandler eine Negativfigur übernehmen, in eine Hilfs-Ich-Rolle schlüpfen, als Sklave oder als Entwicklungshelfer agieren? Neben Themen wie Rollenerleben werden Kontaktaufnahme und -gestaltung, Regeln und Grenzsetzungen, Nähe und Distanz sowohl auf der zwischenmenschlichen Ebene wie im Sandspiel in den Blick genommen. Dabei verdient auch das, was nebenher so geschieht – beispielsweise das Aufräumen – besondere Aufmerksamkeit. Einzubeziehen sind auch die *Atmosphäre* des Prozesses und die Gefühle und Gemütszustände, die das Tun und die einzelnen Szenen begleiten bzw. während der Entstehung des Sandbildes wahrgenommen werden. Auch die *Gegenübertragungsreaktionen* sollten während der Kreation des Sandbildes registriert und analysiert und ebenfalls in den Verstehensprozess integriert werden.

Manchmal ist es richtig, das Sandbild schweigend zu betrachten. Die Kinder können aber auch ihre Ideen beitragen oder Geschichten zu dem Sandbild erzählen. Sie sollen ebenso dokumentiert werden wie ein mögliches (Weiter-)Spielen mit den Figuren. Der Behandler kann sich dann beispielsweise anbieten, das Drehbuch zu schreiben. Die Geschichte zum Sandbild und die Kommentare können auf drei Ebenen verstanden werden:

- auf der persönlichen Ebene (wofür steht das Erzählte im Leben des Kindes?);
- auf der motivationalen Ebene (was sind die dahinterliegenden Motive?);
- auf der soziokulturellen Ebene (welche soziokulturellen Eigenarten motivieren den Aufbau, mögliche Kommentare bzw. die Geschichte?).

[111] Katharsis meint hier das Sichbefreien von seelischen Konflikten und inneren Spannungen durch eine motorische Abreaktion.

Analysiert werden aber nicht nur die Phänomene und Dimensionen, sondern auch der Wandlungsprozess, der sich gegebenenfalls in den verschiedenen Sandbildern zeigt: Ist aus der Folge von Sandbildern eine Entwicklung ersichtlich (regressiv oder progressiv)? Gibt es einen roten Faden? Zuletzt, wenn das Sandbild fertig ist, wird es aus der Perspektive des Kindes fotografiert, wie im folgenden Beispiel.

Beispiel

Der 9;4-jährige Fabian (Name geändert) kommt wegen nächtlichen Einnässens. Viele Behandlungsversuche sind gescheitert. Ich habe hier ein Beispiel aus einer Erstbegegnung gewählt, die gemeinhin als Initialgeschehen verstanden wird und oftmals schon alle dynamisch relevanten Facetten zur Darstellung bringt. Ich hatte »alle« zur ersten Sitzung eingeladen und die ganze Familie gemeint. Mit Mutter und Sohn, die stattdessen kommen, wird mir bereits eine wichtige Zwei-Einheit präsentiert. Wortreich entschuldigt die Mutter das Fernbleiben ihres Mannes mit »Arbeitsüberlastung«. Sie fragt etwas spitz, ob sie auch zu zweit willkommen wären.

Ich erkundige mich nach der älteren Schwester, deren Anwesenheit von der Mutter verhindert wurde. Sie hat sie schlichtweg nicht gefragt. Sie setzt sich auf das Sofa, der Junge daneben. In einem zweiten Anlauf rückt er noch etwas weiter weg. (Ich freue mich über diesen progressionsorientierten Akt.) In der Übertragung vergesse ich Fabian aber dann fast, als wäre er nicht da. Ich spreche die Arbeitsüberlastung an. Spüre, wie die Mutter zögert. Vorsichtig erkundige ich mich, ob vielleicht auch die Psychotherapie eine Überlastung sei. Die Mutter nickt. Ich registriere eine ambivalente Therapiemotivation. Unklar ist, ob der Vater die psychotherapeutische Hilfe überhaupt will und unterstützt. Unvermittelt erzählt die Mutter von der Unfähigkeit des Vaters zu reden. Ich halte das fest, belasse es aber dabei und verweise auf die begleitende Arbeit für die Eltern.

Den Jungen erlebe ich in dieser Sequenz sehr aufmerksam, zurückgenommen, aber mit gespitzten Ohren. Ich stelle mich und die Psychotherapie vor und erkläre beiden den Ablauf und (an den Jungen gewandt) die Grundregel: »Gibt es etwas, was dir gerade einfällt, was dich bewegt, was du gerne wissen würdest, was dich freut, ärgert – was du gerne erzählen würdest? Gibt es etwas, was du gerne tun würdest, spielen, basteln, malen – alleine, mit der Mama, mit mir?« Ich lade ihn ein, sich umzuschauen. »Weiß nicht«, wird fortan zu seiner Standardantwort, als wäre er nicht da. Oder er redet so verwaschen, dass ich ihn auch bei größtem Bemühen nicht verstehen kann. Es wird sehr anstrengend. Aber er schaut sich um, und ich folge seinem Blick. »Ja, ich schaue nur, was da ist«, meint er fast entschuldigend. Ich: »Natürlich, sonst weißt du ja gar nicht, was da ist und um was es hier geht!«

Während die Mutter von der selbstbewussten und aktiven Schwester berichtet, die gerade vor der Konfirmation steht, steht Fabian auf und geht langsam, aber gezielt zum Sandkasten. Die Mutter bemerkt, fast entschuldigend, dass sie (anders als bei seiner Schwester) Fabian niemals etwas zumuten konnte. Ich setze mich so, dass ich eine Verbindung zur Mutter, aber auch zu Fabian halten kann.

Er streicht durch den trockenen Sand, wirkt sehr entspannt und bei sich, häufelt Berge, die immer wieder wegrieseln. »Wie bei Dünen«, bemerke ich nach einer Weile, »die wandern auch, verändern sich ständig, halten nicht so wie ein Berg, der hält manchmal ja ewig!« Er nickt, meinen Gedanken offensichtlich folgend, schaut sich um, wird dabei irgendwie hilflos starr. Ich fühle mich mütterlich angesprochen: »Ist es so, wie du es willst – Wüste, Düne, Treibsand?« Er schüttelt den Kopf. Ich schaue ihn fragend an. Wieder diese Hilflosigkeit. Ich: »Ich kenne dich ja noch nicht. Ich weiß nicht, ob du dich auskennst, wenn du Sand festbekommen möchtest.« Fabian nickt. Ich schaue ihn wieder fragend an: »Wasser!«, sagt er und schaut sich suchend um. Ich nicke. Aber er traut sich offensichtlich noch nicht zu fragen. Alles deutet darauf hin, dass er wortlos verstanden werden will. Ich denke an die Lücke und frage ihn, was er tun könnte, um herauszufinden, wie er an Wasser kommen kann. Ganz dem Jungen zugewandt, spüre ich, wie die Mutter auf der anderen Seite alles ganz aufmerksam registriert. Sie geht nicht in die Hilfs-Ich-Rolle, sondern in die Selbstverteidigung, als würde sie mich als vorwurfsvollen Angreifer wahrnehmen: Sie habe immer ein höfliches Kind haben wollen. »Der sollte nirgendwo drangehen«, erläutert sie mir. »Und Matschen macht doch nur Schmutz.« Ich nicke, merke, dass sie mich schonen will, erläutere, dass der Sandkasten ja auch nicht ins Wohnzimmer gehört, dass hier aber alles für Kinder eingerichtet und alles ganz leicht sauber zu halten ist. Gleichzeitig denke ich unwillkürlich an das Symptom, das ja auch mit Reinlichkeit zu tun hat, und dass offenbar Widerstand gegen die mütterliche Schmutzvermeidungsstrategie angesagt ist.

Fabian hat das Sandbild zwischenzeitlich verändert, hat sich aber so positioniert, dass es nicht einsehbar ist. Körperlich spüre ich seine Distanzierung und frage nach, ob wir schauen dürfen oder uns lieber raushalten und ihn in Ruhe lassen sollen. Er hält die Mutter und mich fern. Während ich mit der Mutter weiter über ihre Erfahrungen mit den Kindern und ihre erzieherischen Anliegen rede, baut Fabian konzentriert am Sand. Irgendwann fordert er uns auf zu kommen und zeigt und erläutert spontan und auch stolz sein Sandbild:[112] Es gibt eine Wüste mit Giraffen und Kamelen, die sich »satt fressen«. Ihnen gehört spürbar seine Sympathie. Alle kriegen genug, nur das Nashorn nicht: Wen soll es fressen, alle sind doch seine Freunde, und wen es frisst,

[112] Fabian verwendet hierzu Figuren aus dem bereitstehenden Plämokasten.

der könnte sterben. Der Elefant kommt rechts hinten ins Spiel. Er ist das Identifikationsobjekt für Fabian. Ganz viel und farbig erzählt er, was der alles kann. Am Fuße eines Abhanges hat er das Skelett eines Dinos im Sand eingelassen. Fabian erzählt, dass die Dinos Vorläufer der Giraffen sind, und verweist auf einen Wandlungsprozess. Ich reagiere erschrocken: Man kann untergehen! (Später erfahre ich, dass der Vater, an dem der Junge seit seiner Geburt sehr hängt, unheilbar herzkrank ist und dass er diese Diagnose erhielt, kurz nachdem der Junge erstmals mit knapp drei Jahren trocken war, der dann sofort wieder einnässte.)

In einem Flussteil im Vordergrund frisst das Krokodil (das er später der Schwester zuordnet) den Schwertfisch. Der Wal (die Psychotherapeutin) kommt angeschwommen und beißt das Krokodil. Das muss ob des Angriffs den Schwertfisch freilassen. Der Schwertfisch schwimmt zum Krokodil und zersägt es sich rächend: »Damit es ihn nie mehr fressen kann!«

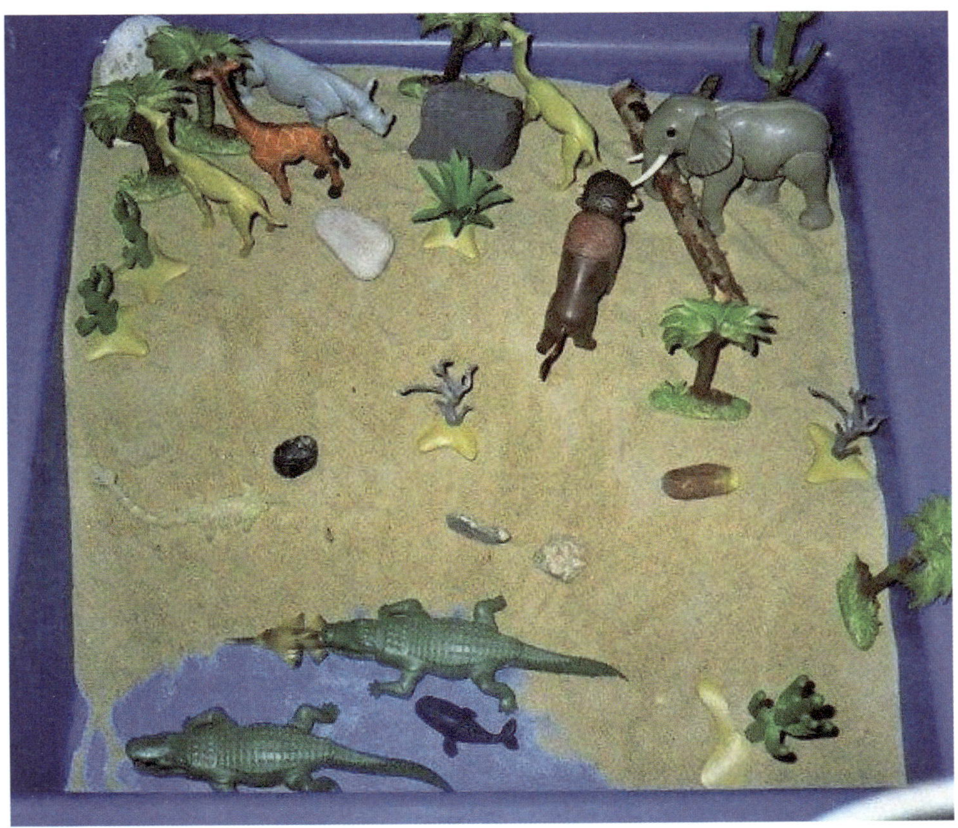

Abb. 15.1: Sandspiel von Fabian

Ich frage zum Schluss, wer wer wäre, wenn alle aus der Familie mitspielten: Fabian wäre der Elefant, die Mutter die Giraffe, der Vater das Kamel, die Schwester das Krokodil. Immer drei, aber immer einer ausgeschlossen (Vater Nashorn, Vater Kamel?). Hinten links die glückliche Kindheit zusammen mit Mama. Hinten rechts die eigene Kraftentwicklung unter wohlwollender Zusicht der Büffel-Mama. Papa-Kamel frisst vor sich hin. Die Mitte ist Wüste mit totem Geäst und totem Dino. Tief liegende Krokodile mit ihrer Aggressivität sind rückwärts gerichtet. Der Weg rechts in Richtung Zukunft ist gefährlich eng und fast leer. Auftrag an die Therapeutin (Wal), die Aggressivität einzudämmen?

Deutlich zeigt der Junge im Sandbild seine gute Versorgung, seine guten Ressourcen und seine progressionsorientierte Seite. Er thematisiert seine aggressive Hemmung, die Leben nicht möglich werden lässt, verschiebt den Geschwisterkonflikt und wagt den Ausdruck mörderischer Aggression. Außerdem thematisiert er Vergänglichkeit und Sterben, und es ist offensichtlich, dass die anstehende ödipale Konfrontation mit dem Vater sich unter diesem Schicksalsdruck nicht realisieren kann.

Ausblick

Hier wird davon ausgegangen, dass nicht mehr nur ein Verständnis des fertigen Sandbildes für eine diagnostische Beurteilung ausreicht, sondern darüber hinaus auch die Interpretation des Entstehungsprozesses, der Geschichten, Assoziationen und gefühlshaften Äußerungen, die aus der Erfahrung des Kreierens heraus während des Prozesses entstehen, mit einbezogen werden müssen.

Außerdem soll Erwähnung finden, dass die Sandspielmethode neben ihrer klassischen Anwendung immer weiter in die Methoden der anerkannten psychotherapeutischen Verfahren hineinwächst und dabei spezifisch modifiziert wird. Für uns bedeutet das *die Integration der Sandspielmethode in ein psychodynamisches Konzept*, wie es vorne beschrieben wurde, mit entsprechendem Setting/Rahmen, Haltung, systematischer Berücksichtigung des Übertragungs-, Gegenübertragungs- und Widerstandsgeschehens, Aufdeckung und Durcharbeitung der innerpsychischen und psychosozialen Probleme und Konflikte und einem problemlösungsorientierten Vorgehen. Die Haltung der Psychotherapeuten kann dabei, anders als traditionell z. B. beim Scenotest vorgesehen, auch aktiver gestaltet werden. So ergeben sich heute – berücksichtigt man die vielfältigen Einsatzmöglichkeiten und therapeutischen Einbindungen – die unterschiedlichsten und vielfältigsten technischen Implikationen und Zielsetzungen für das Sandspiel.

Weiterführende Literatur: Mitchell & Friedman (1997)

15.2 Scenotest

Die Nervenärztin Gerhild von Staabs war Mitte des vorigen Jahrhunderts auf der Suche nach einer Möglichkeit, zusätzlich zu ihrem üblichen Untersuchungsinstrumentarium relativ rasch und konkret Einblicke in die Problematik und Konfliktlage ihrer kleinen Patienten, insbesondere ihrer unbewussten Beziehungen und Auseinandersetzungen mit der nächsten Umwelt, insbesondere ihrer Familile, zu gewinnen. Auf dem Fundament der psychoanalytischen Theorie und angereichert durch ihre konkreten Behandlungsbeobachtungen entwickelte sie in einem Kasten eine Art Miniaturwelt mit Biegepüppchen, Tieren, Bäumen und Vielem mehr, die die kleinen Patienten anregen sollte, ihre Beziehungen, Affekte und Konflikte symbolisch in szenischer Darstellung zum Ausdruck zu bringen, im Spiel zu erleben und sich in Begleitung der Psychotherapeutin mit ihnen auseinanderzusetzen. Es war die Geburtsstunde des bis heute noch immer häufig eingesetzten Scenotests (von Staabs, 2004), der als Vorreiter für den 2012 erstmals vorgestellten Plämokasten angesehen werden kann (Reiffen-Züger & Lehmhaus, 2023).

Material

In einem stabilen Holzkasten befinden sich kleine Pappkästchen. Darin liegen Biegepüppchen und zwar jeweils drei unterschiedlich gekleidete Frauen (Kostüm, Alltagskleidung, Hausfrau mit Schürze), drei unterschiedlich gekleidete Männer (Anzug, Alltagskleidung, Kittel), drei unterschiedlich große Jungen, drei ebenfalls unterschiedlich große Mädchen, ein Baby, eine Prinzessin und ein Großelternpaar. Durch ihre Biegsamkeit können sie verschiedene Gesten und Positionen einnehmen. Die Menschenfiguren (bis auf das Baby) haben in einer neueren Version eine kleine Magnetplatte unter den Füßen, damit sie nicht so leicht umfallen. Der Deckel des Holzkastens dient als Spielfläche. Er ist von innen mit einer Metallplatte ausgelegt.

Weitere Kästchen enthalten (aus Sperrholz geschnittene) verschiedene Tiere, Fantasiefiguren, Bäume und Wiesen und eine Schultafel. Ein Ohrensessel, eine Litfaßsäule, eine Strandliege, ein Servierbrett, eine überdimensionale Kuh, ein Stoffhund und ein Holzklo gehören dazu sowie zwei kleine Autos und eine kleine Holzeisenbahn. Es gibt weitere kleinere Gegenstände wie Teppichklopfer, Eislöffel, Becher, Kanne, Glitzersteine, Obst, Blumen sowie eine größere Anzahl bunter Bauklötze unterschiedlicher Größe, die zur Darstellung bzw. Andeutung von Abgrenzungen, Gebäuden, Möbeln etc. dienen sollen. Nach den Entbehrungen des Zweiten Weltkrieges war dieses bunte und vom Material her ansprechende Spielzeug für die oft kriegsgeplagten Kinder sicher ganz besonders wertvoll. Es ersetzte die statischen und eher soldatisch geprägten Zinnfiguren und war vermutlich eher in der Mittel- und Oberschicht anzutreffen. Theoretischer Referenzpunkt des Scenoangebots war die Freud'sche Libidotheorie, mit den klassischen Konflikten (oral, anal, phallisch bzw. Es-Ich-Überich). Die in den 1920er Jahre durch Anna Freud und Melanie Klein entwickelte Kinderanalyse war während des Dritten Reiches im deutschsprachigen Raum zum Erliegen gekommen, wurde aber vor allem in London erfolgreich weitergeführt. Die Kinderanalyse etablierte sich auf dem europäischen Festland nach dem Ende des Zweiten Weltkrieges erst wieder langsam. Das Material des Scenokastens trägt bis heute etwas vom Geist dieser 1950er Jahre: aggressiv oder sexuell anmutende Figuren wurden weitgehend vermieden. Die Orientierung erfolgte am Modell der bürgerlichen Familie und war entsprechend patriarchalisch gedacht, das Frauenbild an der Rolle der Hausfrau und Mutter ausgerichtet. Die Variationsbreite der repräsentierten Berufe ist gemessen am Heute sehr eingeschränkt: Neben der Rolle als Familienmitglied taucht der Mann als Arzt (weißer Kittel) auf, während die Frau als Magd/Hausangestellte/Putzfrau mit weißer Schürze konzipiert ist, die vermutlich auch ihre Zuständigkeit für die Sorge anzeigt.

Mithilfe der Figuren aus dem Scenotest sollte die innere und äußere Welt der Kinder mit ihren Konflikten projektiv/symbolisch darstellbar werden. Die Zusammensetzung und äußere Gestalt der Figuren haben sich im Lauf der letzten Jahrzehnte kaum geändert (Biermann & Biermann, 1998; Fliegner, 1995). Für die heutigen Kinder wirken sie daher oft antiquiert und wenig ansprechend. Wesentliche Elemente des modernen täglichen Lebens bleiben außen vor oder werden nicht mehr erkannt, wie zum Beispiel die Litfaßsäule, das Klo oder der Teppichklopfer. Dadurch gibt es vermehrt Ablehnungen und negative projektive Zuschreibungen, die dem Material geschuldet sind. Dennoch ist der Scenotest weiterhin ein wichtiges Instrument und ist trotz seines hohen Preises, noch immer in vielen Praxen und Einrichtungen vorhanden. Der Scenokasten wurde keinesweg unkritisch rezipiert. So wurde das Material als zu suggestiv kritisiert, zum Beispiel bei der Kuh. Eine Ergänzung mit Löwe, Elefant, Einhorn, Prinz, Besen, Glitzerstein und Fernseher wird seit 1997 angeboten (Fliegner, 1995). Ein ausführliches Handbuch zum Scenotest wurde von Ermert (1997) verfassst. Es gibt inzwischen eine Neuauflage des Scenokastens (Sceno – 2) mit moderner gekleideten Puppen, leicht modifiziertem Material und einem neuen Begleitheft mit bibilderten Falldarstellungen (Lehmkuhl et al., 2022).

Anwendung

Dem Kind wird der magnetische Deckel des Kastens quer vorgelegt, der Kasten SELBST wird rechts daneben mit den Menschenfiguren nach vorne dargeboten. Die Testanweisung lautet: »Bitte baue mit dem, was du hier siehst, eine Szene/Geschichte in diesen Deckel, die dir gerade einfällt, wie auf einer Bühne oder im Film.«

Der Psychotherapeut bleibt zurückhaltend, protokolliert das Vorgehen und notiert die Bemerkungen des Kindes, seine Beobachtungen und seine Gegenübertragung. Er spielt nicht mit, aber nach dem Aufbau lässt der Psychotherapeut sich die dargestellte Szene erzählen. Dabei ist es wichtig, *keine W-Fragen* zu stellen, sondern die spontanen Äußerungen des Kindes abzuwarten und gegebenenfalls vorsichtig zu vertiefen.

Dann soll das Kind die *ganze Geschichte* erzählen und zum Mitschreiben diktieren: »Ich schreibe für dich das Drehbuch.« Auch hier variiert das Verhalten der Kinder und gibt Aufschluss über ihre Beziehungsmodalitäten. Manche Kinder bemächtigen sich der Situation indem sie mit Punkt und Komma diktieren wie es genau gehen soll. Andere jagen im Sinne eines vorbeugenden Angriffs den Psychotherapeuten durch die Szene, indem sie ganz schnell erzählen, sodass der Psychotherapeut scheitern muss.

Der Psychotherapeut fragt dann nach den bevorzugten Identifikationen des Kindes, welche Rolle es gerne selber übernehmen möchte und welche nicht und warum. Auch wird gefragt, wem es gut geht und wem nicht. Der Psychotherapeut kann durch vorsichtig vertiefendes zirkuläres Nachfragen mithelfen, das Dargestellte zu klarifizieren.

Wenn möglich, wird der Spielaufbau zu Dokumentationszwecken und zur Nachbearbeitung gefilmt oder laufend *fotografiert*. Zumindest wird die Schlussszene festgehalten, wenn ein kontinuierliches Aufnehmen während des Bauens nicht angebracht ist oder den Prozess stören würde. Das Endbild steht traditionell im Fokus der Diagnostik. Der Psychotherapeut verhält sich hier (wie auch in der Erwachsenenanalyse) eher zurückhaltend, er greift nicht in den Spielprozess ein, er macht keine Vorschläge zum Spiel. Er bleibt eher Beobachter, sammelt, was sich ihm (szenisch) zeigt und gleicht es mit seiner Gegenübertragung ab. Während des diagnostischen Spieles wird auch nicht deutend interveniert.

Auswertung

Von Staabs selber ist bei der Festlegung von Auswertungskriterien eher vage geblieben. Eine versuchte Operationalisierung im behavioristischen Sinne hat sich als nicht möglich herausgestellt. Ausführlich beschreibt Ermert (1997) die verschiedenen Interpretationsversuche. Sie kommt zu dem Schluss, dass der Scenotest trotz vieler Bemühungen den wissenschaftlichen Kriterien Objektivität, Reliabilität und

Validität nicht genügen kann (Ermert, 1997, S. 145). Er ist, wie auch die anderen hier vorgestellten Spieltests, ein projektiver Test, der aber nach den Maßgaben qualitativer Forschung individuell interpretiert werden kann.[113]

Neben der inhaltlichen Auswertung des Spieles und des Narrativs gibt es formale Auswertungskriterien, wie sie u. a. von Knehr (1982) ausführlich beschrieben wurden. Es gibt einen Scenotest-Protokollbogen von Biermann (1970, S. 63–76)[114] sowie ein Auswertungsschema von Altmann-Herz (1991). Beide befinden sich bei Ermert (1997, S. 129–130). Eine ausführliche und übersichtliche Zusammenstellung der möglichen (insbesondere formalen) Auswertungskriterien wurde von Fliegner (2012 [2004]) vorgelegt.

Altersbedingte Charakteristika

Fliegner führt aus, dass Kleinkinder (bis drei Jahre) noch zu keiner wirklichen Szenengestaltung fähig sind. Ab dem »Struwelpeteralter« (drei bis fünf Jahre) sind die Kinder meistens affektiv stark am Spiel beteiligt, aber noch ohne Plan. Noch erlaubt ihnen ihre Entwicklung nur ein ein- oder zweidimensionales Bauen (liegendes Haus). In dieser Phase ist daher auch lediglich eine fomale Auswertung möglich. Das Ende dieser Phase ist charakterisiert durch Reihungen und aggressive Sequenzen.

Im »Märchenalter« (sechs bis acht Jahre) werden die Puppen noch nicht gebogen. Es gibt keinen Animismus mehr, sondern es kommt ein magisches Weltbild auf. Oft werden Menschen und Tiere noch getrennt, »so sicher sind sich die Kinder der Nicht-Lebendigkeit des Materials doch nicht« (Fliegner, 2012 [2004], S. 18). Böse Tiere werden eingesperrt. Das Spiel ist noch stark von Zufälligkeiten abhängig. Beziehungen werden nicht gezielt dargestellt. Eine inhaltliche Deutung ist nach Fliegner nur mit Einschränkungen möglich.

Bei Kindern im »Robinsonalter« (neun bis elf Jahre) kann erwartet werden, dass die Figuren in Beziehung zueinander gestellt und thematisch geordnet werden. Die Puppen können nun gebogen werden. Die Kinder kritisieren in dieser Phase oftmals die Größenverhältnisse (zu kleine Eisenbahn, zu große Kuh). Oft wird eine Fülle von Material verwendet. Eine Rahmensprengung in diesem Alter ist noch nicht bedeutsam, beispielsweise wenn über den Rand gebaut wird.

Ab dem Alter von zwölf Jahren gibt es nach Fliegner häufig eine reservierte oder ablehnende Haltung dem Test gegenüber. Es wird weniger Material verwendet und mehr nach Plan gebaut. Die Puppen werden so gebogen, dass meist eine Bezogenheit und Gestik erkennbar wird, wobei diese Funktion allerdings erst ab dem zwölften

113 Siehe hierzu die Kapitel 1 bis 9.

114 Siehe Anhang 15.1.

Lebensjahr genutzt werden kann. Die Fläche wird oft als zusammenhängende Scene verwendet. »[...] es bestehen auch innere, nicht nur äußere Beziehungen zwischen den Personen: Es existiert ein äußerer und ein innerer Scenenzusammenhang [...] das Wesentliche wird stilisierend angedeutet [...] zwei Bäume stehen für einen Wald, ein Klotz für eine Mauer u. ä.« (Fliegner, 2012 [2004], 19)

Entwicklungsübergreifende Verhaltensmuster

Fliegner (2012 [2004], S. 23–24) fasst die vier typischen Vehaltensmuster, die Engels (1957) herausgearbeitet hat, in einer übersichtlichen Tabelle zusammen:

- *Sachlich-planendes Verhaltensmuster* (ordentlich, sachlich, ruhig, nach Plan);
- *Spielerisches Verhalten* (interessiert, umsichtig, emotional, spontan, eifrig);
- *Triebhaft-umtriebiges Verhaltensmuster* (hyperaktiv, über Rahmen hinaus, flüchtig);
- *Gehemmtes Verhaltensmuster* (zaghaft, langsam, vorsichtig, keine Einfälle).

Die Verhaltensmuster werden in Bezug gesetzt zu:

- Motorik (Art der Bewegungen);
- Handhabung des Materials (u. a. genau, geschickt, grob);
- Handlungsstil (u. a. spontan, zielgerichtet, eifrig);
- Auftreten (u. a. selbstsicher, freundlich, zurückhaltend);
- Äußerungen (emotional, nüchtern, viel, keine);
- Spielverständnis (aufgabenorientiert, Versinken im Spiel, (nicht) ernsthaft);
- Mitweltkontakt (Beziehung zum Material, Beziehungen zur Außenwelt);
- Szenencharakteristik (Aufteilung, Rand, Verwendung von Puppen);
- Primärkontakt mit dem Material (neugierig, freudig, flüchtig, planend).

Raumsymbolik

Knehr (1982) hat vor allem die räumliche Darstellung der Szenen untersucht. Neben der Grenzüberschreitung lag ihr Augenmerk auf der räumlichen Anordnung auf der Spielfläche: Betonung rechts/links oder vorne/hinten. Es sollen damit Hinweise auf bewusst/unbewusst oder regressiv/progressiv gefunden werden. Wenn die Mitte leer bleibt oder besonders betont wird, könnte das ein Hinweis auf die zentrale Konfliktsituation sein (real oder abgewehrt). Das Bauen in die Höhe (z. B. Turm, Hausdach, oben im Baum) könnte auf eine narzisstische Problematik hinweisen.

Die Auswertung nach diesen Kriterien ist allerdings umstritten. »Der Anfänger kann sie getrost außer Acht lassen.« (Fliegner, 2012 [2004], S. 26)

Das Überbauen des Rahmens, soweit es sich nicht um eine altersgemäße Grenzüberschreitung bei Kindern im »Robinsonalter« handelt, kann nach Fliegner (2012 [2004], S. 25) verstanden werden als:

- antisoziale Grenzüberschreitung (Nichteinhalten der sozialen Ordnung);
- hyperproduktive Grenzüberschreitung (Impulsivität, Überfluss an Ideen);
- zensurale Grenzüberschreitung (Abwehr von Symbolen, die nach außen verbannt werden).

Weitere Kriterien

Weitere Auswertungskriterien können sein (vgl. Fliegner, 2012 [2004]):

- Anzahl der verwendeten Figuren;
- Art der verwendeten Figuren (Mensch, Tier, Gegenstand);
- Bevorzugte Identifikationen (wer möchtes du in deinem Film sein?);
- Aggressionszeichen;
- Regressionszeichen;
- Beendigung des Spieles (Abbruch als Widerstand gegen aufkommende noch nicht erträgliche Emotionen?).

Vulgär- und Originallösungen

Vulgärlösungen sind Szenen oder Teilszenen, die häufig (bei ca. einem Viertel der Patienten) in ähnlicher Form vorkommen (zum Beispiel Baby auf Fell oder Affe auf Baum). *Originallösungen* sind solche Darstellungen, die selten oder nie von anderen Patienten dargeboten werden. Sie müssen nicht originell sein, sondern nur seltener vorkommen (zum Beispiel Baby kopfüber ins Klo).

Insbesondere Biermann (1970) hat eine ganze Reihe solcher Vulgärlösungen zusammengestellt. Ob sie für die Auswertung von Bedeutung sind, ist umstritten (Fliegner, 2012 [2004], S. 27f.). Sie können aber ein Ausdruck von Abwehrverhalten sein, wenn das Kind sich (noch) nicht mitteilen möchte, ebenso können sie einen Hinweis auf Minderbegabung geben, was jedoch sorgfältig eruiert werden muss.

Schon in der Wortwahl als »Vulgärlösung« wird eine negative Bewertung solcher Szenen nahegelegt. Allerdings ist die Vulgärlösung ein Terminus technicus z. B. des Rorschach-Formdeuteverfahrens und stammt von Rorschach selbst. Er verstand darunter Deutungen, »die ungefähr von jeder dritten normalen Versuchsperson gegeben werden« (Bohm, 1996, S. 51). Die Unterscheidung zur Originallösung beruht auf die in der klassischen Psychoanalyse übliche Differenz zwischen Alltagsdarstellungen und Fantasieszenen. Dabei wird irrtümlich davon ausgegangen, dass das Dingliche, Konkrete, Faktische keine oder nur wenig Bedeutung für die Diagnostik und das Spielen hat. In der modernen psychodynamischen Theorie gehen wir aber davon aus, dass die Figuren ihre Bedeutung nicht auf der Oberfläche tragen, sie hingegen als Anmutung für die Erfassung des Fantasierten und des symbolisch dahinter Verborgenen dienen. Dies kann nur innerhalb des Spielens erarbeitet werden. Die Figuren sind keine Zeichen, sondern Symbole und können je nach Spielsituation von Person zu Person und von Situation zu Situation sehr unterschiedliche (unbewusste) Themen repräsentieren. Die Bedeutung der Figuren erschöpft sich nicht in allgemeiner oft aus der Erwachsenenwelt abgeleiteten Symbolik. Vielmehr dienen die Figuren als Türöffner für das gemeinsame Spiel im »Möglichkeitsraum« der Kinderanalyse und helfen einen Zugang zur inneren Welt zu finden. Wir gucken auf das *Außen* (sehen), spüren aber über die sinnliche Wahrnehmung im *Inneren* und entwickeln *Imaginationen* im Vorstellungsraum unserer Fantasie. Diese entfaltet sich im Lauf der kindlichen Entwicklung entlang der Fähigkeit zur Imitation, zur Symbolisierung, Mentalisierung, Identifikation und zum Spielen. Erst dieser Entwicklungsprozess ermöglicht den Blick nach innen.

Aus diesen Überlegungen heraus ist der Plämokasten der Ärztlichen Akademie entstanden (siehe Kapitel 15.3).

Auswertungsüberlegungen entsprechend der OPD-KJ-2

Die Auswertung von Scenoaufbauten kann sich auch nach den in Kapitel 9 dargestellten Kategorien richten, insbesondere kann die OPD-KJ-2 zur Hilfe genommen werden. Hierbei werden außer den oben aufgeführten Dimensionen die Konflikte, die Beziehung und die psychische Struktur betrachtet. In diesem Sinne wird die OPD-KJ-2 zu einer modernen Variante der oben dargestellten psychoanalytischen Auswertungsvorschläge.

Es werden ähnlich wie beim Sandspiel sowohl das Spielverhalten des Kindes, der Umgang mit dem Material, der formale Aufbau, die Wahl der Figuren und deren symbolische Bedeutung für das Kind, die räumliche Anordnung, die erkennbaren Beziehungen, die Identifikation und die Inhalte der Geschichte des Patienten berücksichtigt. Übertragung- und Gegenübertragung sollen ebenfalls beachtet werden. So lassen sich auf den Achsen Struktur, Konflikt, Beziehung und Behandlungsvoraussetzungen aussagekräftige Anhaltspunkte finden, die zusammen mit den anderen Ergebnissen aus Anamnese und weiteren Tests eine vorläufige Diagnose vorbereiten.

Nach v. Staabs kann der Scenokasten durchaus auch in der Behandlung eingesetzt werden. Jedoch hat sich seine Verwendung vorwiegend im Rahmen der Diagnostik etabliert.

Vignette

Der 13 Jahre alte Fritz (Name geändert) wird wegen Aufsässigkeit und Schulverweigerung vorgestellt. Seine Schulleistungen sind gut. Sein Vater hat die Familie verlassen, als er vier Jahre alt war. Es besteht ein guter emotionaler Kontakt zu seinem leiblichen Vater, den er regelmäßig besucht. Obwohl adoleszent, schläft Fritz noch immer bei der Mutter im Ehebett. Die Mutter hat einen neuen (noch geheim gehaltenen) Partner. Ihr Erziehungsverhalten ist sehr lässig, fast schon verwahrlosend, obwohl sie »vom Fach« ist. Dem Jungen werden kaum Grenzen gesetzt.

Fritz baut eine Arena, in der zwei Autorennfahrer gegeneinander antreten sollen. Der ganze Kasten ist mit einer festen Mauer umgeben.

Der Vater bekommt das Familienauto, der Großvater das Rennauto. Die Mutter stellt sich in die Mitte und versucht vergeblich, die beiden Kontrahenten zu trennen. Sie gehen aufeinander los, bis die Autos »Schrott sind«.

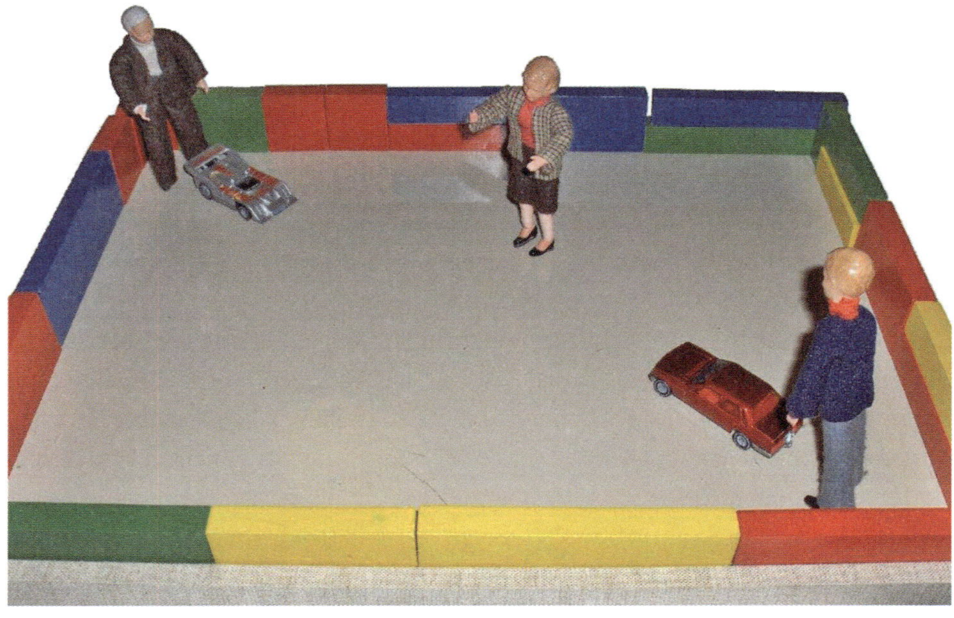

Abb. 15.2: Scenotest – Der Wettkampf

In der Gegenübertragung kommt Irritation über das Schrottfahren auf. Gibt es ein Aggressions- oder Destruktionsproblem? Am Ende steht die Frage, wen er selbst gerne spielen würde. Der Großvater, mit dem Fritz sich identifiziert, gewinnt das Rennen, sagt er stolz. *Auto*nomiebestrebungen des Jungen werden hier als ödipaler Konflikt (aktiver Modus) erkennbar, der nicht altersangemessen gelöst wird. Die Generationengrenze wird nicht gewahrt. Fritz scheint sich seines eigenen Rivalisierens noch nicht bewusst zu sein.

Zunächst deutet Fritz die Szene als Streit zwischen seinem Vater und dem Freund der Mutter. Ich schlage ihm vor, sich probeweise auch mal in die Rolle einer der anderen Figuren hineinzuversetzen. Er spielt die anderen Figuren und kann sich auch in ihre Emotionen einfühlen. Dadurch kann er zum Schluss die eigene Eifersucht auf den neuen Partner der Mutter erkennen. Hierbei kommt ihm seine gute allgemeine Ausstattung zu Hilfe. Ab sofort ist ihm der Ausstieg aus dem mütterlichen Bett möglich.

Bezogen auf die Frage, warum er nicht regelmäßig zur Schule geht, findet sich in diesem Test zunächst noch keine Antwort. Muss er auf die Mutter aufpassen? Oder geht es eher darum, sie herauszufordern, Grenzen zu setzen oder ihre nachlässige Erziehungshaltung ad absurdum zu führen? Unter Zuhilfenahme der anderen Tests bestätigt sich schließlich diese letzte Vermutung.

Weiterführende Literatur: Fliegner (2012 [2004]), Ermert (1997).

15.3 Plämokasten

Mit dem Plämokasten wurde eine Zusammenstellung von Spielmaterial vorgelegt, das aktueller psychodynamischer Diagnostik und Behandlung entgegenkommt. Im Folgenden werden die zugrunde liegenden Überlegungen und Vorschläge zur praktischen Anwendung des Plämokastens erörtert. Dabei sind sowohl die in den vorherigen Kapiteln beschriebenen theoretischen Grundlagen maßgebend als auch die Erfahrungen mit den oben vorgestellten früheren Spieltests.

Vom Spielalltag zum psychotherapeutischen Spielen

Der historische Rückblick zeigt, wie sehr Experten, die mit Kindern und Jugendlichen befasst waren, sich immer schon Gedanken gemacht haben um die Entschlüsselung der Kinderseele, einfach weil die Erfahrung gezeigt hat, dass Kinder mit einer »talking cure« nicht erreichbar sind. Über intensive Beobachtung des Kinderalltags zeigte sich dann, dass zwar nicht Sprache, aber Spielen das Medium der Kinder ist, sodass sich der *Einsatz von Spielmaterial* als alternative Begegnungs- und Kommunikationsmöglichkeit anbot, die sich bis heute bewährt hat. Insbesondere das Spiel mit Miniaturfiguren bietet sich als praktikabler und kindgemäßer diagnostischer und psychotherapeutischer Zugang zum Kind an, zu seinen Kompetenzen wie zu seinen Innen- und Erlebniswelten.

Der Plämokasten steht ganz in dieser Tradition und hat die Idee der faszinierenden Wirkung miniaturisierter Lebenswelten und des Spiels mit kleinen Figuren von seinen Vorgängern aufgegriffen, aber zeitgenössisch interpretiert. Erste Untersuchungen bestätigen, dass sein behutsamer und wohl überlegter Einsatz hilfreich sein kann, den Möglichkeitsraum der Begegnung, des Verstehens und der Gesundung im heilenden Spiel zu öffnen (Streeck-Fischer, 1997) – vorausgesetzt, dass ganz bestimmte Bedingungen erfüllt sind.

Denn wenn wir Kinder innerhalb ihres Spiels verstehen wollen, müssen wir unsere Herangehensweise ihnen anpassen. Ein Rezept für heilendes Spiel oder eine Anleitung für ein detailliertes spielerisches Vorgehen zur Erleichterung des Psychotherapeuten samt entsprechender Vorbereitungsmöglichkeit kann es in dieser unberechenbaren Perspektive aber nicht geben. Eher geht es darum, sich identifikatorisch so weit wie möglich – und für alles offen – mit Rückgriff auf »das Kind in sich«, insbesondere die eigene Infantilität und Spielfähigkeit, auf das konkrete Kind einzustellen, ihm in seiner Entwicklung zu folgen, den Raum dem Kreativen, der Fantasie, dem Spiel zu öffnen, und nicht zuletzt das Uneindeutige als das der Begegnung, dem Symbolischen und dem Spiel Angemessene zu akzeptieren.

Jedes Kind entfaltet – wenn man es lässt – im Unmittelbaren des Kontakts, in der Begegnung, in seinen Spielen, in seinen Szenen, Bildern und Geschichten, in den imaginierten ebenso wie den realen, bewusst oder unbewusst, benannt oder unausgesprochen und mit mehr oder weniger vorprogrammiertem Ausdrucksappell, immer auch seine innere Welt neben seinem Welterleben. Oft kann man geradezu beobachten, wie ein Kind aus seinem Innern von einer Idee bewegt wird, und sich daraus erst allmählich und manchmal gar nicht geradlinig ein Narrativ entwickelt, aus dem heraus das Kind die jeweiligen Rollen kreiert, den Figuren psychische Qualitäten und mehr oder weniger Empfindungsfähigkeit zuschreibt, die gewünschten Bewegungen und imaginierten Tätigkeiten in einer von ihm illusionierten Kulisse ausführt und gegebenenfalls weiterentwickelt. Ein Playmobilpüppchen stellt insofern ein Objekt dar, das durch die Handlung oder den Geist eines anderen/des Kindes beseelt, animiert, also zum Leben erweckt wird, um zum Teil seines Spiels zu werden. Das Kind wird das Ding mit seinen Vorstellungen, Wünschen, Vorlieben und Plänen abgleichen und seine Funktionalität und spielerische Brauchbarkeit vermessen, es also ggf. als »unbrauchbar« wieder in den Kasten zurücklegen, wenn es keine kompromisshafte

Akzeptanz findet. Das Kind wird also tätig und übernimmt die Definitionsmacht – und nicht die Puppe! Aber auch nicht der Psychotherapeut! Das Kind sucht sich »seine« Figuren, die in seine Vorstellung/sein Spiel passen, und wird dabei seine Definition nicht vorrangig von den materiellen und physikalischen Eigenschaften und auch nicht von den realen sozialen Bestimmungen seines Spielobjekts ableiten.

Dieser Vorgang lässt sich hervorragend vor Spielbeginn beobachten, wenn ein Kind sich auf den offerierten Plämokasten einlässt und beginnt, in den sach- und themenspezifisch geordneten Kästchen zu kramen, Figuren heraussuchen, sie zu begutachten, vielleicht auch wieder zu verwerfen. Der Psychotherapeut bleibt eher in der Rolle des empathischen Begleiters der Spielideen und -handlungen des Kindes. Er untermalt, unterstützt, hinterfragt vorsichtig die Szenen, markiert und strukturiert das Geschehen, macht es teilbar im Sinne von »joint attention« und handhabbar, versucht den Handlungen Sinn und Bedeutung beizumessen und letztlich aus der Perspektive und dem Erleben des Kindes das Spiel zu verstehen, immer darauf bedacht, das Kind in seinem Spielfluss so wenig wie möglich zu irritieren.

Es kann aber auch passieren, dass sich ein Kind spontan von einer einzelnen Figur besonders angesprochen fühlt, und dass es nun spielerisch eine Geschichte um diese Figur spinnt. Dabei sind Playmobilfiguren eigentlich keine Einzelfiguren, sondern Teil eines Figurenensembles, das zusammen mit anderen Figuren und jeweils spezifisch bedeutsamen Gegenständen eine Art *Welt en miniature* repräsentiert.

Wie dem auch sei, ob die Anmutung der Figur den Ausschlag gibt, oder die innere Welt die Auswahl und den spielerischen Umgang motiviert, immer erfolgen die Zuschreibungen durch die subjektive Konstruktion des Kindes vor dem Hintergrund seines Gewordenseins, was auch eine konsequent individualisierte Sicht- und Umgangsweise nahelegt.

Im guten Fall entwickelt sich ein intermediärer Raum (Winnicott), der dem teilnehmenden Psychotherapeuten vorsichtig-nachspürend Einblicke in daskindliche Seelenleben erlaubt, die über direktes Befragen in der Regel nicht möglich wären. Detailliertes Eingehen auf die präsentierten Spielszenen und behutsam nachforschende, interpretierende und präzisierende Vervollständigungen der »Lücken« im Geschehen oder in den Szenen hingegen wird nicht nur zum Transporteur aufschlussreicher Details, sondern fördert oft auch reiches emotionales Material zutage, »das ›am Detail klebt‹ und nur mit dem Detail zusammen wieder erinnert und erlebt wird« (Benz, 1988, S. 592). Es handelt sich dann meist um Erleben, Vorstellungen oder bereitliegende Erinnerungen, die einer beharrlichen Unterstützung zu ihrer Vergegenwärtigung bedürfen. Der Psychotherapeut macht sich auf diese Weise nicht nur zum Anwalt und Vor-Mund dieser unterdrückten Aspekte, sondern die menschliche Fähigkeit, Erzählungen oder Inszenierungen durch Ergänzungen abzurunden, bringt auch eine vorbewusste Kreativität ins Spiel, die ihrerseits Details zu Tage fördert, die eventuell rational-analytisch gar nicht erkennbar sind. Voraussetzung für eine derart interessierte und offene Haltung ist, dass Psychotherapeuten ihre geschulte Wendigkeit und ihr dynamisches Denken behalten und sich nicht vorab in ein verfahrensspezifisches theoretisches Korsett von Vorgaben zwingen lassen. Bereits Ellis und Hall definierten in ihrer frühen Untersuchung (1897) *Miniaturen* auf diese Weise als Objekte, die vom Kind beseelt werden, indem ihnen Bedeutung, psychische Qualitäten und Empfindungsfähigkeiten zugeschrieben, und sie als etwas Lebendiges behandelt werden (Lohmann & Fooken, 2010). Auch nach ihrer Auffassung ist die Definition und Funktionalität einer Figur eine subjektive Konstruktionsleistung des jeweiligen Kindes, die nur interpretatorisch eingefangen werden kann, wobei sie einen engen Zusammenhang konstatierten zwischen den Erfahrungen und Erlebnissen, die den Püppchen zugeschrieben wurden, und den aktuellen Selbstbildern und (verinnerlichten) Lebenserfahrungen der Kinder, was auch modernere Untersuchungen bestätigen (Holler & Götz, 2011). Es kann also davon ausgegangen werden, dass im Spiel mit Miniaturen überhaupt auch eine Art früher Aneignung der alltäglichen Lebenswelt, der eigenen Biografie und der bisherigen Lebensgeschichte stattfindet.

Das Material des Plämokastens

Um die Türen offen zu halten und kreative Ausdrucksmöglichkeiten und Produktionen zu befördern, aber auch um besonders niedrigschwellig arbeiten zu können, war es uns bei der Entwicklung des *Plämokastens* wichtig, Befremden und Abwehr der Kinder, die uns aufsuchen, möglichst gering zu halten. Das ist am besten gewährleistet, wenn wir ihnen entwicklungsbasiert auf Augenhöhe und in ihrer Sprache empathisch verstehend begegnen. Dafür hat sich das alltägliche, den Kindern gut bekannte Material als besonders geeignet herausgestellt.

Auch das kindliche Spiel als das kindliche Medium par excellence und paradigmatisches Element der Kinderpsychotherapie ist historischem, sozialem und kulturellem Wandel unterworfen, der die Spielwelt ebenso wie den Fantasieraum von Kindern ausmisst, prägt und die Konnotationen vorgibt. »Sie spielen ja nur!«, verdichtet den für unsere rationalisierte und beschleunigte Zeit unter wissenschaftlicher Hegemonie so typischen Vorbehalt dem Spielen gegenüber als Gegenposition zu ernsthaftem, vernünftigem und sinnvollem Leben und Arbeiten. Dabei ist das psychotherapeutische Spiel zunächst einmal identisch mit dem »normalen« Spiel. Es wird vom Kind in Scene gesetzt, aber die Haltung des Psychotherapeuten ist eine besondere. Er begleitet das Kind beim Spielen, will aber nicht bevormunden, belehren, beschönigen oder von eigenen Impulsen gesteuert, das Spiel bestimmen. Er unterstützt, erzählt probeweise, strukturiert, verstärkt, markiert, also hilft die Bilder, Gedanken und Geschichten zu verstehen, ihnen Sinn und Bedeutung beizumessen. Ziel ist, das gemeinsame »Vokabular« stetig zu erweitern, um schließlich eine »Sprache« zu finden, die mit dem Kind korrespondiert. Wir haben also eine Form des spielerischen Angebots gesucht, die einerseits Vertrautheit und hohe Wiedererkennung gewährleistet und andererseits ausreichend Potenzial mitbringt, Unbearbeitetes und Unbewusstes aufzuspüren, damit das Unsichtbare und Unausgesprochene gemeinsam bearbeitet werden kann. Dies alles leitete uns bei der Auswahl eines geeigneten Spielangebots. Es ging darum, Anachronismen und damit mögliche Abwehrbewegungen auf Seiten der Kinder, die per se eher therapieunwillig daherkommen, zu vermeiden und möglichst an den Selbstverständlichkeiten des kindlichen Alltags anzusetzen. Daher haben wir in der aktuellen, Kindern gewohnten Spielwelt Ausschau gehalten, um aus dem zeitgemäßen kulturellen Angebot ihrer kindlichen Lebenswelt das aufzugreifen, was Kindern heute selbstverständlich und vertraut genug ist. Das Spielmaterial muss genügend Aufforderungscharakter besitzen, sodass Kinder es gerne nutzen. Es soll sie inspirieren, eigene Einfälle zu generieren und ihre inneren und äußeren Erfahrungen, Gedanken, Gefühle und Probleme in spielerischer Weise auszudrücken.

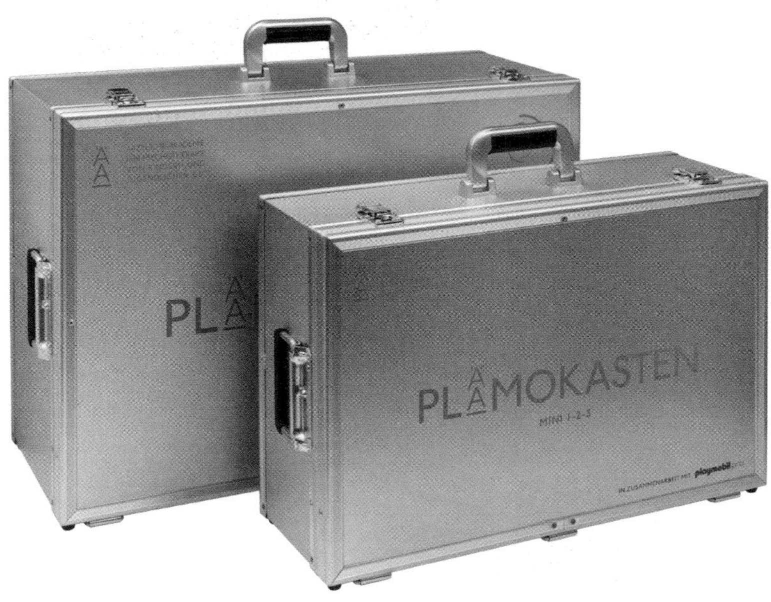

Abb. 15.3a: Plämokasten der Ärztlichen Akademie

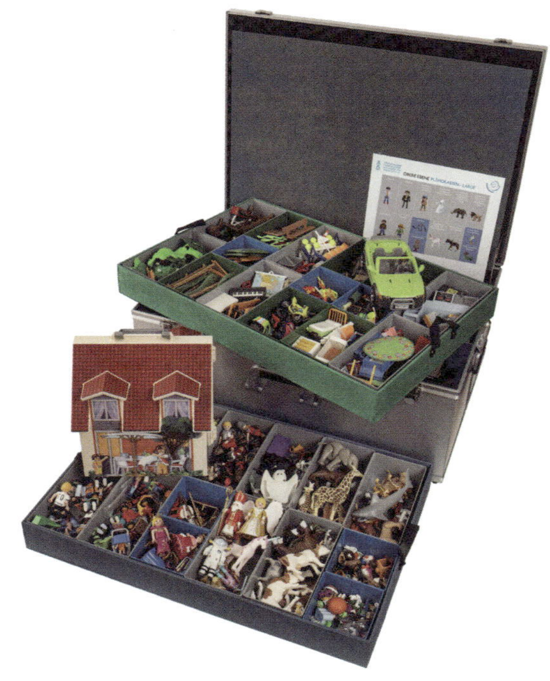

Abb. 15.3b: Plämokasten L

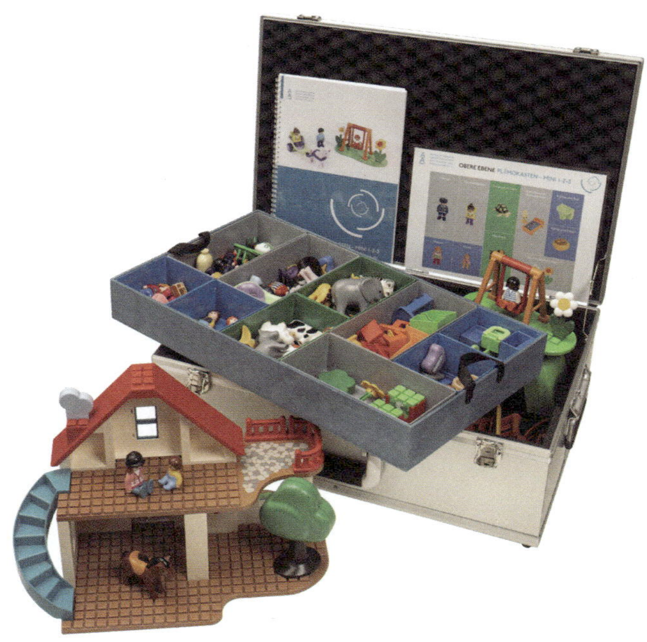

Abb. 15.3c: Plämokasten mini

Schon Freud hatte darauf hingewiesen, dass unsere frühe Beziehung zum Anderen sich aus zwei Quellen speist. Er beschrieb die zärtliche und die sinnliche Strömung und meinte den Beziehungsaspekt und die Suche nach Lust. Die moderne Hirnforschung hat bestätigt, dass alles, was wir mit Begeisterung tun, neuroplastische Transmitter freisetzt. Ein Kinderpsychotherapeut als »Potenzialentfalter«, wie Hüther (2015) es nennt, sollte daher für ein Kind nicht nur als Gegenüber kompetent und interessant sein. Er sollte auch mit seinem Spielangebot und Arrangement einladen, ermutigen und inspirieren, damit das Kind bereit ist, sich einzulassen und sich für diese »Sprache« zu öffnen. Playmobil ist ein alltägliches Spielangebot, das in allen gesellschaftlichen Schichten bekannt ist. Diese Anpassung ist besonders wichtig, weil sich das Klientel in der Kinderpsychotherapie im Laufe der Zeit erheblich verändert hat. Seit der Kostenübernahme durch die Krankenkassen hat sich die Nachfrage nach Psychotherapie grundlegend demokratisiert und steht Kindern aus allen Familien offen. Playmobilfiguren sind mithin allen vertraut, sogar Psychotherapeuten kennen in der Regel das Material aus der eigenen Kindheit oder aus dem Spiel mit ihren eigenen Kindern.

Der *Plämokasten* bietet sich im Übrigen nicht nur zum *Testen,* sondern auch zum *Spielen* an. Das Material kommt dem grundlegenden Spielbedürfnis der Kinder entgegen, ist einladend im guten Sinne des Wortes. Außerdem ist es unkompliziert, standfest, vielseitig einsetzbar (auch in Sand und Wasser), es eignet sich für fast alle Altersstufen, es ist strapazierbar und kann leicht gereinigt werden: ist unter Gebrauchsaspekten also praktisch. Es ist für jede Art von Rollen- und Fantasiespiel einsetzbar, für freies Kinderspiel, aber auch für geleitetes Spiel im Rahmen von Spieltherapien und Funktionstherapien.

Für den psychodynamischen Einsatz haben wir eine *Materialauswahl* getroffen, die den Spielraum öffnet, indem sie zu Fantasieproduktionen und zur Sublimierung anregt, die projektive Bewegungen unterstützt und – entwicklungsbasiert – die Audrucksmöglichkeiten für kindliche Kernprobleme auf den verschiedenen Altersstufen zur Verfügung stellt. Nachdem schon 2012 für die Kinder über drei Jahren der L-Plämokasten (large) und 2015 der S-Kasten (small) entwickelt wurde, gibt es seit 2022 den »1-2-3 Plämokasten« (mini) für die jüngeren Kinder mit altersentsprechenden, haptisch und optisch geeignet vorgeformten Figuren aus der 1-2-3 Playmobilserie.[115]

Da es unser Anliegen war, nicht nur psychische Problemlagen zu ent-decken, sondern auch Entwicklungskrisen und Alltagskonflikte zu mobilisieren, kam uns entgegen, dass Playmobil sein Material – wenn auch markt- und verkaufsmotiviert –

[115] Der S-Kasten ist kleiner als der L-Kasten und enthält eine reduzierte Anzahl der Figuren. Er eignet sich vor allem für die Spiel-Diagnostik. Für den weiteren Einsatz in der spieltherapeutischen Behandlung ist eher der L-Kasten zu empfehlen.

aufgeteilt in spezielle übersichtliche Lebenswelten anbietet und bewirbt,[116] was zur Entfaltung einer »neuen Welt« geradezu einlädt und darüber herausfordert, das »Zwischenreich der Phantasie« (Freud, 1916–17, S. 366) zu eröffnen, damit es dem Kind möglich wird, *Spielräume der Wirklichkeit* zu schaffen, mit deren Hilfe es sein Inneres entfalten, den Umgang mit der Realität üben, aber auch in neuer Weise gestalten kann. Da findet sich alles rund ums Puppenhaus, den Kinderspielplatz, den Pferdestall. Die Kinder werden aber auch mit Rittern, Indianern und dergleichen in vergangene Welten entführt, oder ein Wegschweifen in den Weltraum wird nahegelegt. Außerdem werden einzelne Aktionsfiguren plus Zubehör angeboten, die ein Spiel weit weg in irrealen oder sehr komplexen szenischen Situationen anregen können, sodass das Infantile, insbesondere das Primärprozesshafte und Magische einen Raum bekommt.

Darüber hinaus sollte aber auch eine sorgfältige Auswahl der Figuren und des Kulissenmaterials *im* Plämokasten das Spielangebot im funktionalen Sinn unterstützen. Geleitet von unserem psychodynamischen Anliegen, und immer das Spielen im Fokus, orientierten wir uns nicht nur an den Lösungen der Vorgängertests, wie Sandspiel, Sceno u. a., sondern auch an einer Untersuchung für das Land Niedersachsen, in der das gängige Spielangebot der praktizierenden Kinder- und Jugendlichenpsychotherapeuten gelistet wurde. Außerdem zogen wir den sogenannten »Situationsansatz« zu Rate,[117] der für den Vorschulbereich für Kinder typische alltägliche Lebenssituationen ausgemacht hatte, sog. »Schlüsselsituationen«, die das psychosoziale vielgestaltige, widersprüchliche Alltagsleben der Kinder repräsentieren sollten. In Zukunft soll weiter untersucht werden, ob die Miniaturen zu den ausgewählten Bereichen kindliche Erlebnisse ebenso wie Herausforderungen, Krisen und Bedrängnisse symbolisch darstellbar machen, die im Alltag von Kindern, in ihrem Innenleben ebenso wie um sie herum auftauchen, Ausdruck suchen und verstanden und bewältigt werden müssen.

---

[116] Für unsere Zwecke war es teilweise notwendig, die Begrenzung der Lebenswelten aufzulösen, um die Figuren nach psychodynamischen Kriterien auswählen zu können. Die Firma Playmobil kam uns hier entgegen.

[117] Der Situationsansatz wurde vor 40 Jahren in innovativer Absicht am Deutschen Jugendinstitut e.V. (DJI) München entwickelt und seitdem weitergeführt: Es ging darum, relevante Schlüsselsituationen im Leben von Kindern zu identifizieren und Möglichkeiten und Wege zu finden, die Kinder zu unterstützen, ihre Fantasie und ihre schöpferischen Kräfte im Spiel zu entfalten und sich die Welt in der ihrer Entwicklung gemäßen Weise anzueignen (Zimmer, 2007). Als wichtigstes Instrument dieses Ansatzes für (Vorschul-)Kinder gilt das Spiel, weil Kinder sich und ihre Lebenswelt vorwiegend im Spiel agieren und begreifen. Das Leitbild des Situationsansatzes, die konzeptionellen Grundsätze und die theoretischen Dimensionen sind veröffentlicht in Preissing, C. & Heller, E. (2009).

Spielen bedeutet ja, sich im »Als-ob-Raum« zu bewegen und zu entwickeln. Die Spielauswahl sollte den gewährenden Charakter des Spielzimmers aufnehmen, das als Erweiterung des Psychotherapeuten wahrgenommen wird. Das bedeutet, es muss seine offene und tolerierende Grundhaltung unterstreichen. Das impliziert auch, dass Angebote einen Platz finden, die vielleicht bislang tabuisiert oder verboten waren, wie zum Beispiel Waffen, Bankräuber, Material zu Aggression und Gewalt, zum Grauen, zu Sexualität, zum Tod und Sterben und zu vielem mehr.

Die im Vergleich zum Scenokasten recht *große Anzahl der Playmobilfiguren* ist der Tatsache geschuldet, dass das moderne Spielmaterial generell viel differenzierter geworden ist. Bei den Playmobilfiguren genügten vor 40 Jahren noch einige einfarbige (blau, rot, grün) Unisex-Grundfiguren mit den entsprechenden Haarfarben und Attributen, um drei Themen darzustellen: Bauarbeiter, Ritter und Indianer. Der Versuch, die Kinder mit einfachen weißen Figuren und Farbstiften zum kreativen Gestalten zu führen, scheiterte an den Perfektionsansprüchen der Kinder und Eltern: Es wurde nicht »schön« genug. Durch die technischen Möglichkeiten bei der Herstellung wurden die Figuren ständig modernisiert. Die Händchen sind inzwischen beweglich geworden, es gibt Frauen (auch schwangere), Kinder, Babys, neue Frisuren, Bärte und Brillen, verschiedene Augen und verschiedene Hautfarben sowie immer neue zeitgemäße Accessoires. Durch den prägnanten Aufdruck auf den Figuren sind viele Variationen möglich geworden. Geblieben ist (bis auf wenige Ausnahmen) das kindliche Gesicht mit dem lachenden Mund. Aber auch das »Böse« hat mittlerweile seinen Platz bekommen, wenn auch eher in entfernteren Zeiten und Ländern (vgl. Charles, 2015). Diese Differenzierungen haben das Playmobilmaterial von heute auf eine enorme neue Dimension anwachsen lassen.

Aber das gibt es nicht nur bei Playmobil. Die Spielwelt der Kinder ist heute, wenn sie überhaupt noch spielen können, dadurch geprägt, dass sie sehr viel mehr und sehr viel mehr *vorgeprägtes Material* zur Verfügung haben.[118] Die Kinderzimmer sind voll davon. Diese Entwicklung ist der zunehmenden marktbasierten Infiltration und Okkupation der kindlichen Spielwelt und des Fantasieraums geschuldet. Eine rückläufige Kinderzahl wird mit immer mehr Spielmaterial versorgt. Man kann es beklagen oder damit kreativ umgehen. Infolge dessen enthält der *Plämokasten* viel Material, das aber übersichtlich dargeboten wird.

Dieser Entscheidung ist geschuldet, dass das Aufräumen am Ende der Stunde Zeit braucht. Die meisten Patienten aber räumen gerne und gut mit auf, sodass damit

[118] In Bezug auf die nicht realen virtuellen Spielfiguren, die wir hier nicht berücksichtigen konnten und das Spielen an PC, Laptop und Smartphone, verweisen wir auf unser Buch *Spiel und Spielen in der Psychodynamischen Kinder- und Jugendlichenpsychotherapie* (Lehmhaus & Reiffen-Züger, 2018b).

nicht allzu viel Zeit in Anspruch genommen wird. Außerdem ist es diagnostisch bedeutsam, ob und wie die Kinder diese Aufgabe übernehmen. Es kann allerdings auch sinnvoll sein, die Szene stehen zu lassen. Der Psychotherapeut räumt dann selbst alles wieder ein, was ihm bei etwas Übung und mit Hilfe des laminierten Lageplanes leichtfallen dürfte. Einem Psychotherapeuten, der sich mit »seinem« Plämokasten vertraut gemacht, und die Ordnungsprinzipien des Kastens nachvollzogen hat, wird das Einräumen weniger mühselig erscheinen.

Auswahl der Figuren

Bei der Auswahl der Figuren haben wir uns nicht nur nach der Aktualität des Materials, sondern auch an den Vorgängern (Welttest, Sandspiel, Sceno) orientiert, haben dabei aber überlegt, das Material so auszuwählen, dass es dazu anregt, »von außen nach innen« zu schauen. Mithilfe der äußeren Gestalt der Figuren kann im freien Spiel nicht nur die faktische, sondern auch die mögliche verborgene innere Bedeutung der Szene aufgespürt werden. Diese kann aber nur von dem betreffenden Kind selbst und nur in der jeweiligen Situation bestimmt werden. Der Psychotherapeut ist dabei lediglich ein Begleiter, stellt das Material und sich selber zur freien Verfügung und öffnet den Mögölichkeitsraum für die Fantasie und Kreativität des Patienten. Neben Patienten und Psychotherapeuten stellt demnach das Spielmaterial, wie auf einer Bühne, »das Dritte« im psychotherapeutischen Spiel-Raum dar.

Es gibt für den Plämokasten dementsprechend folgende übergeordnete Bereiche, die in leicht abgewandelter Form auch für den Minikasten gelten:

Begrenzung: Erst in einem sicheren Rahmen kann sich das freie Spiel entfalten. Deshalb gibt es eine vorgegebene Spielfläche, aber auch Zäune und Behausungen können Sicherheit geben. Das *haltgebende* Setting ist in der psychodynamischen Psychotherapie eine wichtige Voraussetzung für die Öffnung des Spiel-Raumes nach innen. Dementsprechend gibt es neben den Zäunen und dem Wohnhaus auch ein Schlosstürmchen, eine kleine Burg und einen Stall.

Kulissen für die Bereiche: Familie/Kindergarten bzw. Schule/Peers/Krankheit. Innerhalb dieser Bereiche findet in der Regel das »reale« kindliche Alltagsleben statt. Aber innerhalb und zwischen diesen Themenwelten können sich Krisen und Konflikte entwickeln. Eine gute Konfliktfähigkeit kann eine ausreichend gute Bewältigung ermöglichen. Reichen die Kapazitäten eines Kindes aber nicht, die Krise eigenständig zur bewältigen, können sich die zugrunde liegende Konflikte in Form von Symptomen bemerkbar machen, so dass eine Psychotherapie sinnvoll werden kann. Die oben angesprochenen Alltagsbereiche entsprechen auch den vier Bereichen der Konfliktachse der OPD-KJ-2. Das Kulissenmaterial umfasst eine komplette Wohnungseinrichtung, einen Spielplatz, einen Klassenraum sowie ein Kinderkrankenzimmer.

Außer dem bereits benannten Kulissenmaterial finden sich *Natur*kulissen, wie Erde/Feuer/Wasser/Luft/Bäume. Hier handelt es sich um uralte symbolträchtige Elemente, die archetypisch für die Entwicklung der Menschen oder deren Schutz vor Gefahren stehen. Sowohl in den Märchen als auch in den biblischen Geschichten spielen diese eine wichtige Rolle und sind als Grundlage für das Spiel und das (vorbewusste) Narrativ von großer Bedeutung, zumal sie im Dienst der Abwehr auch Distanzierung ermöglichen. Ein Teich, Feuer und verschiedene Bäume gestatten die Umsetzung in ein entsprechendes Ambiente.

Mobilität: Auto/Zug/Fahrräder/Boot aber auch kleine Kinderfahrzeuge können Bewegung überhaupt, sei es Fort-Bewegung oder Ankunft Ausdruck geben. Sie können Autonomiebestrebung, aber auch Gefahr, Abschied und Wiederkehr, Verlust, Wettkampf und ggf. Trennungs-Angst symbolisieren. Während Auto, Boot oder Zug Platz für eine ganze Familie oder andere Gruppen bieten, sind die übrigen Fahrzeuge eher für einzelne Fahrer gedacht und erlauben die Darstellung von Vereinzelung.

Tiere: Vor allem Tiere sind für die jüngeren Kinder außerordentlich wichtig. Sie lieben sowohl Haus- als auch Zootiere. Auf diese können sie Selbstanteile ebenso wie »gute« oder »böse« Eigenschaften projizieren. Tiere sind oft Helfer in der Not, trösten und können als imaginäre Spielgefährten für die Kinder ein »Alter Ego« darstellen. Tiere bieten sich aber auch als Ausdruck des Kontrollbedürfnisses an. Der Mensch kann sie beherrschen, sie sich zu »Untertanen« machen und so dem eigenen Ohnmachtsgefühl entgegenwirken. Die Vielzahl und auch die Andersartigkeit der verschiedenen Tiere erleichtern dem Kind die Definition der subjektiven Konstruktion, die emotionale Besetzung ebenso wie eine mögliche Identifizierung mit dem spezifisch ausgewählten Tier, oder seine Ablehnung bzw. eines Teils von ihm: Das bissige Krokodil transformiert in ein liebes wildes Tier.

*Fantasie*figuren: Insbesondere bei Kindern im Vorschulalter, die sich noch im magischen Alter befinden (Fraiberg, 1998), werden Fantasie und Realität noch nicht sicher voneinander unterschieden. Das führt dazu, dass »das Wünschen noch geholfen hat«. Engel oder Fee, Königsfamilie, Nikolaus oder Einhorn als eher positiv anmutende Figuren, oder Drache, Teufel, Dinosaurier als eher Angst machende Figuren, können zur Symbolisierung emotionaler Zustände verwendet werden und gegebenenfalls helfen, ein inneres Gleichgewicht (wieder-)zufinden.

Menschen: Näher an der Realität, gibt es zur Darstellung der sozialen Lebenswirklichkeit Männer, Frauen, Jungen und Mädchen. Eine größere Anzahl dieser Figuren ermöglicht auch die Darstellung von mehreren Familien, von Freunden und Feinden. Eine Vielzahl von Figuren verkörpert verschiedene, helfende oder kämpfende

Berufe, und damit auch die Möglichkeit, Alltagssituationen darzustellen. Außerdem können sie in der Fantasie eigene Zukunftsperspektiven anregen. Die Menschenfiguren können (konflikthafte) Ungleichheiten, Wünsche und Beziehungen im Hier und Jetzt repräsentieren. Auch Minderheiten werden figürlich angeboten: Angehörige anderer Ethnien (beispielsweise amerikanische Ureinwohner) oder historische Figuren (z. B. Cleopatra) erlauben, dem Andersartigen in der Welt eine Gestalt zu geben. Über Identifikation und Projektion ermöglichen sie einen Ausdruck von »anders als« bis »abweichend« erlebten Selbstkonzepten, Zuschreibungen und Persönlichkeitsanteilen.

Es ist viel leichter sich imaginär in fremde Welten zu beamen und dort das Abgewehrte zu inszenieren, weil die Figuren in weit entfernten oder längst ausgestorbenen Welten Verpöntes unverfänglicher repräsentieren. Das Kind kann dort seinen Maßgaben entsprechend leichter agieren und sich gleichzeitig auch wieder distanzieren: »*Die* sind eben so!«

Das Gleiche gilt für die Zurverfügungstellung der *»anderen Welten«*, wie Weltall/Raumfahrt/Zukunft/Prähistorischem. Sie sind weit weg und liegen außerhalb der eigenen Verantwortlichkeit. Das Agieren in diesen Welten ist dann ungefährlicher, es kann aber in seiner Fremdheit auch Ängste auslösen.

Eine Vielzahl verschiedenster *Attribute* im Plämokasten ermöglicht Verwandlung. Die Figuren können mit Hilfe vielfältigster Zusatzmaterialien ergänzt oder gar umgeschrieben werden. Zu diesem Zweck finden sich in gesonderten Kästchen Waffen aller Art, Haushaltsgegenstände sowie Nahrungsmittel. Die beigegebenen Attribute können beim Spiel durchaus von den herkömmlichen Zuordnungen abweichen und eine neue Bestimmung konstituieren, die ggf. den Weg in alternative oder gar unbewusste Zuschreibungen spurt.

Das gesamte Material ist bis auf das Wohnhaus in einem stabilen Aluminiumkoffer untergebracht. Für den L-Kasten gibt es drei Ebenen, für den S-Kasten und den 1-2-3 Minikasten gibt es jeweils zwei Ebenen, die leicht aus dem Koffer herausgenommen und (auch für sich) angeboten werden können. Die Ordnung in verschiedenen Ebenen wird ergänzt durch farbige, ebenfalls einzeln herausnehmbare Kästchen, was die thematische Zuordnung erleichtert. Die Kästchen mit den Kleinteilen können bei Bedarf aus dem Plämokasten entfernt werden, wenn z. B. kleinere oder strukturgestörte Patienten damit überfordert sind. Das gleiche gilt für Kinder, die (noch) nicht spielen können. Lediglich die größeren Teile befinden sich auf der unteren Ebene. Durch die Sortierung in Kästchen wird einerseits die Suche nach der passenden Figur erleichtert, andererseits wird das Aufräumen am Ende der Sitzung selbst »zum Kinderspiel«. Gerade zur Einschätzung der Struktur kann die Beobachtung des Verhaltens des Kindes beim Aufräumen sehr aufschlussreich sein.

Als *Spielfläche* kann eine Platte dienen, die im L- bzw. im S-Kasten enthalten ist. Für den Minikasten haben wir keine feste Spielfläche vorgesehen. Jüngere Kinder spielen bevorzugt auf dem Boden und brauchen eher noch einen nicht-begrenzten Raum.

Kleinkinder spielen noch im Äquivalenzmodus, verwenden gerne Tiere und sind vermehrt auf die spielerische Begleitung der Bezugspersonen bzw. des Psychotherapeuten angewiesen. Die Beziehungsgestaltung steht hier im Vordergrund. Miteinander spielen ist entwicklungsbedingt erst später möglich (siehe Kapitel 7 in diesem Buch). Besonders für die jüngeren Kinder ist das Plämokastenmaterial zur Verwendung im Sandkasten gut geeignet: es verträgt sowohl Sand als auch Feuchtigkeit, lässt sich leicht reinigen, ist vielfältig sortiert, aber in der Menge deutlich geringer als das Figurenangebot beim klassischen Sandspiel.

Durchführung des Plämokasten-Tests

Das Kind bekommt die Spielfläche quer vor sich hingelegt, oder es wird auf die Sandspielkiste hingewiesen. Der Psychotherapeut sagt: »Schau mal, hier haben wir eine Platte zum bauen und da haben wir viele Kästchen mit Playmobil. Am besten schaust du dir die Sachen in Ruhe an. Und wenn du die Sachen angeschaut hast, dann kannst du damit hier auf der Platte (auf dem Tisch/auf dem Boden) etwas aufbauen. Vielleicht gibt es dann später auch eine Geschichte, das sehen wir dann.« Während das Kind den Plämokasten anschaut: »Wenn du willst, kann ich dir helfen beim Aufbauen, beim Suchen von bestimmten Figuren oder auch beim Spielen deiner Geschichte. Sag mir einfach, was du brauchst und was ich tun soll.« Während des letzten Satzes der Anweisung öffnet der Psychotherapeut den Kasten und stellt die beiden Tabletts mit den Figuren neben dem geöffneten Kasten gut übersichtlich auf einen Tisch oder auf den Boden, sodass alle Figuren sich in Reichweite des Kindes befinden, wobei wichtig ist, dass das Kind sowohl die Spielfläche als auch das gesamte Material komplett überblicken kann. Es spricht auch nichts dagegen, wenn das Material offen angeboten wird. Während das Kind sich das Material noch anschaut, fragt der Psychotherapeut, ob er den Aufbau der Szene fotografieren (oder filmen) darf.

Der Psychotherapeut beobachtet nun das Kind beim Aufbau und dokumentiert mit Erlaubnis des Kindes die Spielentstehung und den Verlauf des szenischen Spieles mit der *Kamera*. Wichtige Beobachtungen werden notiert, u. a. Auswahl und Umgang mit dem Material, Umgang mit der Grenze, Umgang mit dem Psychotherapeuten selbst, Spielabbrüche, Übertragung und Gegenübertragung. Verbale und nonverbale Äußerungen des Kindes während des Spieles werden festgehalten. Der Psychotherapeut verhält sich zunächst eher zurückhaltend, lässt sich vom Kind in die Szene hineinführen und öffnet somit den therapeutischen/diagnostischen Raum, in dem sich das Dritte im Sinne Winnicotts (2008) entfalten kann. Hilfe beim Bauen gibt er nur, wenn das Kind ausdrücklich danach verlangt. Auch das wird notiert. Der Spielfluss wird möglichst nicht unterbrochen.

Sobald das Kind signalisiert, dass es fertig ist, wird es ermuntert, seine ganze *Geschichte* zu erzählen. Er kann gegebenenfalls spielimmanent ergänzend oder vertiefend nachfragen: »Was ist denn da passiert?« »Wie geht es weiter?« »Wie geht es zu Ende?« »Wollen die das so?«

Wenn das Kind während des Erzählens die Szene verändert, wird auch das notiert. Der Psychotherapeut erkundigt sich danach, *wem es gut geht und wem es schlecht geht*. Eine positive bzw. negative *Identifizierung* kann er herausfinden, indem er das Kind nach der Figur fragt, die es in seinem Film gerne spielen würde, welche Rolle es gar nicht übernehmen möchte und warum. Zum Schluss wird ein *Titel* für die Geschichte gesucht und das *Schlussbild* fotografiert.

Auswertung[119]

Sowohl im Bereich der Diagnostik als auch im Bereich der psychodynamischen Behandlung können die Auswertungskriterien, wie sie in den vorherigen Kapiteln dargestellt sind, zur Anwendung kommen. Siehe insbesondere die Ausführungen in Kapitel 9, in dem sowohl die klassisch-psychoanalytische Traumdeutung Pate stand, als auch die OPD-KJ-2 als Möglichkeit vorgestellt wurde. Dennoch erfordert die Auswertung der Spielszenen vieles mehr, so wie es in Kapitel 15.1 für das Sandspiel ausführlich dargelegt wurde. An dieser Stelle wird deshalb auf eine Wiederholung verzichtet.

Wegen der Komplexität des kindlichen Spielens und der Vielfältigkeit der Auswertungskriterien kann es besonders für Ausbildungskandidaten und noch unerfahrene Kinder- und Jugendlichenpsychotherapeuten hilfreich sein, zumindest am Anfang der Tätigkeit die Auswertung der Spielszenen in kleinen (Intervisions-)Gruppen und/oder unter Supervision vorzunehmen. Jedes Spiel ist ein Unikat: die Art des Spielens, der Umgang mit der Begrenzung, die Verwendung und Bedeutung des gewählten Materials, die Beziehungsgestaltung in Bezug auf den Psychotherapeuten und/oder der Figuren innerhalb der Spielszenen, die Übertragung und Gegenübertragung, die bevorzugten Abwehrmechanismen, das Narrativ und vieles mehr sind immer vor dem Hintergrund dieses einen Kindes, in dieser speziellen Situation zu sehen. Unsere Deutungs- und Interpretationsversuche können demnach auch nur vom Kind selbst verifiziert oder abgelehnt werden.

---

[119] Ein Auswertungsbogen zum Plämokasten befindet sich im Anhang.

Während ein Psychotherapeut normalerweise nicht in den spielerischen Prozess mit den Spielfiguren eingreift, weil jeder Eingriff eine Disruption des Spielprozesses bedeutet, kann es sich bei der Verwendung des Plämokastens im psychotherapeutischen Spiel jenseits des diagnostisch-probatorischen Settings anbieten – quasi als Sonderform einer Probedeutung – dass ein erfahrener Psychotherapeut nach Fertigstellung der Spielszene durch das Kind sich vorsichtig die Erlaubnis holt, eine Figur probeweise zu bewegen oder eine Teil-Szene ändern zu dürfen. Selbstverständlich bleibt das Kind Herr über seine Hervorbringung, so dass die vom Psychotherapeuten vorgeschlagene Änderung auch sofort wieder zurückgenommen werden muss, wenn es für das Kind nicht passend ist. Eingriffe sind immer eine riskante Angelegenheit. Eine gute Spiel-Selbsterfahrung auf Seiten des Psychotherapeuten ist daher unabdingbare Voraussetzung für einen solchen Schritt, der gut bedacht werden und in die Reflektion der Übertragungs- Gegenübertragungsdynamik eingelassen sein muss.

Hinweise

Der Plämokasten kann auch für die Psychotherapie mit älteren Kindern und Jugendlichen verwendet werden. Es bietet sich an, ihnen eine aktivere Rolle beim Filmen oder Fotografieren einzuräumen, wie sie es von ihren eigenen digitalen Medien zur Genüge kennen. Hier sei auf die vor allem von Schülern beliebte YouTube-Serie *Weltliteratur to go* von Michael Sommer hingewiesen. Dabei werden Playmobilfiguren und Postkarten (als Kulisse) verwendet, um die wichtigsten (inzwischen über 100) Werke der Weltliteratur in kurzen Sequenzen in einer auch für Jugendliche allgemein verständlichen Form zur Darstellung zu bringen.[120]

Erst eine vergleichende *Zusammenschau* der Ergebnisse von teilnehmender Beobachtung, Fremdanamnese, den Angaben zur Lebensgeschichte durch die verschiedenen beteiligten Personen sowie der Resultate *aus den angewandten Testverfahren* ermöglicht es, zu einer vorläufigen Diagnose zu finden, die als Grundlage für das weitere Vorgehen notwendig ist.

Wegen ihrer Abhängigkeit vom Untersucher und ihrer Einbettung in die Beziehung empfiehlt es sich nicht, die Durchführung der Tests an Hilfspersonal zu delegieren, wie es im Kapitel 4 bereits dargelegt wurde.

[120] In Kooperation mit Reclam unter: www.sommers-weltliteratur.de.

Evaluation

Seit 2018 wird der Einsatz des Plämokastens in einem Forschungsprojekt unter der Leitung von Prof. Dr. M. Maurer (Universität Heidelberg) evaluiert. Dazu wurden insgesamt 42 Videoaufnahmen von Spielstunden mit dem Plämokasten erstellt. Es handelt sich dabei um Kinder zwischen sechs und zwölf Jahren, zum Teil mit und zum Teil ohne eine nach ICD 10 diagnostizierte psychische Störung. Die Videos wurden von zwei jeweils unterschiedlichen Mitgliedern der Forschungsgruppe, die zuvor eine OPD-KJ-2 Rating-Schulung absolviert hatten, unabhängig voneinander mit dem Instrumentarium der OPD-KJ-2 geratet. Dabei erhielten die Rater von den Psychotherapeuten, die die Videos aufgenommen hatten, keinerlei Informationen über die Kinder, außer über Alter und Geschlecht (double blind-Untersuchung). Inzwischen ist dieser *erste Teil* der Untersuchung weitgehend abgeschlossen. Das Manuskript zur Publikation der ersten Ergebnisse wurde bereits eingereicht.

Im *zweiten Teil* des Forschungsprojekts untersuchen wir den Einsatz des zur Verfügung gestellten Spielmaterials in einer heuristisch-hermeneutischen Matrix. Hierbei werden, wie in der psychodynamischen Kinderbehandlung üblich, Alter, Geschlecht, Störungsbild, klinische Diagnose und Vorgeschichte der Kinder einbezogen. Das Vorgehen wird getragen durch die Annahme, dass sich im Zusammenspiel von Kind, Psychotherapeut und Material aus dem Plämokasten (als »dem Dritten«) sich ein Möglichkeitsraum eröffnet, in dem Identifikationen, Projektionen und andere (inner-)psychische Vorgänge des Kindes aufscheinen und erfasst werden können.

Dazu werden Art und Häufigkeit des Einsatzes bestimmter Figuren oder Figurengruppen aufgezeichnet und ausgewertet. Insbesondere sollen in einer empirisch-statistischen Auswertung Unterschiede zwischen den Probanden im Hinblick auf Geschlecht, Alter und Störungsbildern sowie Figurenwahl und Spielinhalten untersucht werden.

Auch wird festgehalten, welche Figur als erste gewählt wird, ob diese im weiteren Spiel eine besondere Bedeutung bekommt und behält, und es wird überlegt, was dies unter symbolischer Perspektive bedeuten könnte.

Inhaltliche Aspekte wie zum Beispiel die Handlung des Spiels, die Identifikation des Kindes mit bestimmten Figuren oder deren Ablehnung sowie die spezifische Rolle, die dem Psychotherapeuten im Spiel zugewiesen wird, werden ausgewertet.

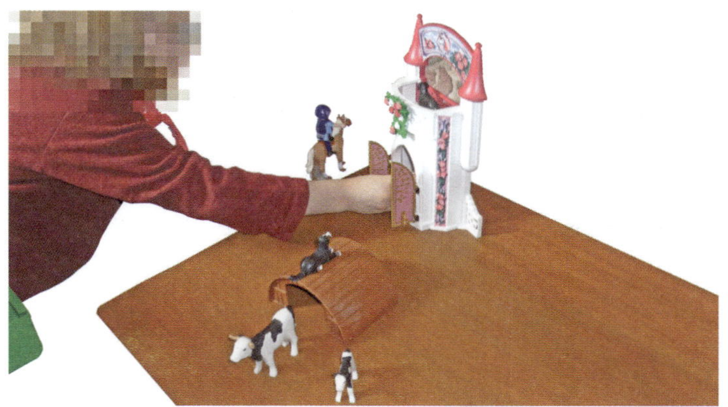

Abb. 15.4: Angriff

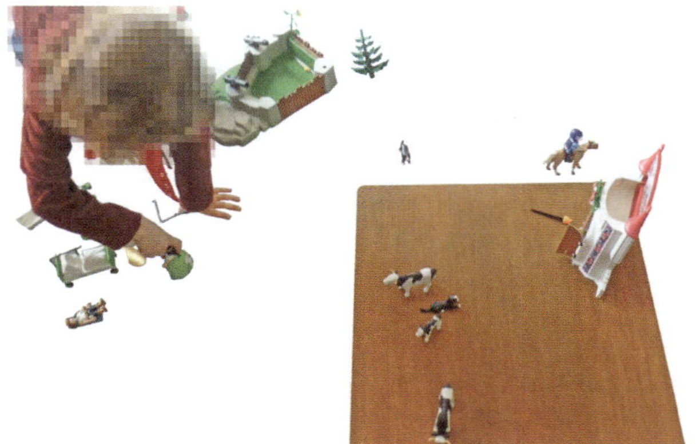

Abb. 15.5: Flucht

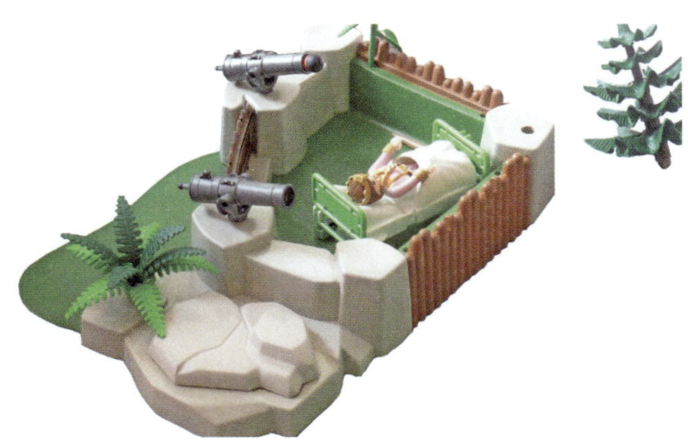

Abb. 15.6: Geschützt oder gefangen?

Vignette

Die acht Jahre alte Sabrina (Name geändert) sucht für ihre Identifikationsfigur (Prinzessin) Schutz im Schloss. Die Tiere und der Polizist sollten sie bewachen, aber sie schauen weg. Das Schlosstürmchen wird angegriffen, und die Prinzessin muss fliehen. Sie ist krank. Sie findet Schutz in der Burganlage. Es bleibt offen, ob sie sich dort endlich ausruhen kann (oder vielleicht gefangen ist). Den entwurzelten Tannenbaum hat Sabrina neben die Burg gelegt.

Es handelt sich um ein Adoptivmädchen, das mit ca. drei Jahren aus einem osteuropäischen Kinderheim nach Deutschland kam, unter Ängsten und Beziehungsstörungen litt und eine deutliche Entwicklungsverzögerung zeigte. Die Adoptivfamilie lebte aufgrund fehlgeleiteter Beratung zum vermeintlichen Schutz des Kindes zurückgezogen, in völliger sozialer Isolation, ohne jeglichen Kontakt zu anderen Kindern oder Familienangehörigen.

In der Zuschauerrolle begleitet die Psychotherapeutin ihr Spiel und fotografiert den Aufbau mit ihrer Erlaubnis kontinuierlich. Sie spielt zielgerichtet und spricht dabei nicht. In ihrer Gegenübertragung gerät die Behandlerin in Besorgnis, möchte am liebsten den Schutz verstärken, hält sich aber zurück. Als das Türmchen beschossen wird, freut sie sich, dass Sabrina die Prinzessin herausholt und denkt spontan: So wie sie aus der destruktiven Herkunftsfamilie herausgeholt wurde! Als die Prinzessin ihr Kleid ablegen muss, vermutet die Psychotherapeutin einen Neuanfang. Leider darf der Prinz, der da wie achtlos weggelegt wurde, nicht in Aktion treten. Die Prinzessin bleibt auf sich alleine gestellt! Als sie dann innerhalb der Burganlage Schutz bekommt, kommt in der Behandlerin ein beklemmendes Gefühl auf, wie ein Hinweis, dass es nicht um einen heilsamen regressiven Rückzug geht. Eher sieht es wie ein Gefängnis aus! Der entwurzelte Baum, (der vorher auf der Ecke eingepflanzt war) wirkt wie eine Beifügung und könnte beispielsweise ihre eigene Entwurzelung symbolisieren.

Im Elterngespräch konnte dann – auch vor dem Hintergrund dieses Spiels mit dem Plämokasten – die Notwendigkeit einer vorsichtigen Öffnung in Richtung von mehr sozialen Kontakten angesprochen werden, und die große Not dieser Adoptiveltern mit ihrer Sorge um dieses traumatisierte Mädchen konnte Thema werden, mit der Folge, dass sie alsbald im Kindergarten angemeldet wurde und zudem die Erlaubnis bekam, wie gewünscht auch mit den Adoptiv-Großeltern Kontakt aufzunehmen. Sie blieb mehrere Jahre in Behandlung und entwickelte sich recht gut, nicht zuletzt, weil die Adoptiveltern, obwohl oft nah an den Grenzen ihrer Belastbarkeit, die begleitenden Elterngespräche gut und intensiv nutzen konnten.

Verzeichnis der Abbildungen

Anhang

Übersicht

Zu Kapitel 8: Abwehrmechanismen und Widerstand

8.1 Abwehrstrategien bei Kindern und Jugendlichen
8.2 Relative Dominanz von Abwehrmechanismen bei verschiedenen Neurosetypen
8.3 Beziehung zwischen Abwehr und Entwicklung

Zu Kapitel 9: Auswertung von unbewusstem Material

9.1 Konflikte und deren Verarbeitung (OPD-KJ-2)
9.2 Operationalisierung Ich-Struktureller Fähigkeiten

Zu Kapitel 10: Psychodynamische Anamneseerhebung

10.1 Wohin mit all den Informationen?
10.2 Biografische Leiter
10.3 Erfassung psychischer Störungen: Auffinden des psychodynamischen Fokus
10.4 Symbole für die Erstellung eines Genogramms
10.5 Bericht an den Gutachter zum Antrag auf Langzeitpsychotherapie – Informationsblatt der KBV (Auszug)

Zu Kapitel 11: Zeichentests

11.1 Baumtest – Menschtest – Verzauberte Familie
11.2 Wartegg-Zeichentest – Auswertungsbogen

Zu Kapitel 12: Erzähltests

12.1 Schwarzfuß-Test Auswertungsbogen
12.2 Satzergänzungsbogen

Zu Kapitel 14: Geschichtenergänzungsverfahren (die Story Stem Technik)

14.1 Diagnostikverfahren zur Bindung im Entwicklungsverlauf
14.2 Schematische Orientierungshilfe zur Identifizierung der Bindungsstrategien im Geschichtenergänzungsverfahren (GEV-B)

Zu Kapitel 15: Spieltests

15.1 Protokollbogen zum Scenotest
15.2 Auswertungsbogen zum Plämokasten

Anhang 8.1
Abwehrstrategien bei Kindern und Jugendlichen[121]

Abwehrmaßnahmen haben die Aufgabe, die Person vor einer Überflutung durch unerträgliche Erfahrungen und Affekte zu schützen und ihre Stabilität zu wahren. Abwehrmechanismen sind bei jedermann in Gebrauch und überhaupt sinnvoll. Erst ihr übermäßiger, überdauernder oder besonders rigider Einsatz sollte uns zu denken geben. In der heutigen Abwehrlehre wird zwischen reifen und primitiven Abwehrmaßnahmen unterschieden, zwischen internaler Abwehr und interpersonaler Abwehr, und es wird die Flexibilität der Abwehr in den Blick genommen.

Normaler Bereich

Anpassung

Hier geht es um eine erfolgreiche Anpassung an die gegenwärtige Situation. Es geht möglichst darum, das Beste aus dem zu machen, was uns ausmacht und was wir vorfinden. Als Janosch einmal gefragt wurde, wie man sein Leben in den Griff bekommt, meinte er: »Man muss das Richtige richtigmachen, wenn es darauf ankommt. Wenn es regnet, dann sucht man sich ein Dach über dem Kopf. Schon wird man nicht mehr nass!« Ein Regenschirm wäre demzufolge eine alltagspragmatisch taugliche Abwehrmaßnahme!

Antizipation

Menschen möchten auf das, was auf sie zukommt, vorbereitet sein, um es denkend oder spielend vorwegnehmen, es mithin gestalten zu können. Eine Achtjährige sagte: »Meine Mutter zieht mich immer hinter sich her wie ein Schwänzchen.« Ein schwer kranker zehnjähriger Junge meinte: »Das Schlimmste ist, dass sie nicht sagen, was passiert.« In einem weiteren Fall spielte das Kind als Vorbereitung auf eine Operation unter sachkundiger »Assistenz« der Psychotherapeutin mit dem Arztkoffer und operierte seinen Teddy.

[121] Das Folgende lehnt sich strukturell an die Ausführungen bei P. Kernberg et al. (2005, S. 70–81) an.

Problem lösen

Problemlösung setzt ein gut funktionierendes Ich voraus: Ich muss das Problem zulassen, das heißt, es ertragen, anschauen, genau untersuchen können. Das bedeutet, dass ich meinem Ich die Zeit zum Nachdenken geben, aber das gedanklich Entwickelte auch umsetzen können, also in die Selbstwirksamkeit finden muss. Beispiel: Die Puppe im Sceno fällt immer wieder um, bis das Kind geduldig ihre Haltung ausbalanciert.

Verdrängung

Es geht um ein (vorübergehendes) »Vergessen« aus Unlust, Unsicherheit oder Angst. Beispiel: Hausaufgaben, die das Kind vergisst. Sie sind »aus dem Sinn«, bis sich das Kind – innerlich bereit – wieder daran erinnert, sich »besinnt«. Verdrängung führt zu Lücken im Erleben. Solche Menschen übersehen dann auch, was ihre Wünsche befriedigen könnte. Die (unbewusste) Verdrängung ist zu unterscheiden von der willentlichen Unterdrückung einer Fantasie oder eines Handlungsimpulses.

Sublimierung

Dies ist der Abwehrmechanismus, der für unsere Entwicklung und Anpassung ebenso grundlegend ist wie für das Lernen. Für die Entwicklung der Sublimierungsfähigkeit ist der Erwerb der Fähigkeit zur Symbolbildung eine entscheidende Voraussetzung. Inakzeptables wird in sozial Akzeptierteres transformiert. Dabei geht es vor allem um die Umwandlung libidinöser, aggressiver oder narzisstischer Tendenzen. Voraussetzung ist, dass das Ich stärker ist als der Wunsch. Klassisches Beispiel: Kotschmieren wird ersetzt durch Malen mit Fingerfarben, und das Kind malt ein Bild von seinem Haus. Oder ein Mensch setzt statt einer brachial aggressiven Handlung die entsprechende Spannung in eine verbale Auseinandersetzung um. Schimpfwörter waren in der Geschichte der Zivilisation der erste Schritt, den anderen nicht einfach totschlagen zu müssen. Sublimierung ist aber nicht immer nachhaltig: Im Zustand der Regression (Müdigkeit, Krankheit) kann man wieder auf die ursprüngliche Form der Befriedigung zurückfallen.

Nahe verwandt ist die *Ersatzbefriedigung*: hier wird die Befriedigung eines Impulses durch die Befriedigung eines anderen ersetzt: Man könnte sagen, man begnügt sich mit dem, was man bekommen kann. Wenn z. B. sexuelle Triebbefriedigung zu sehr mit Angst, Schuld oder Scham belegt ist, kann auf Essen ausgewichen werden. Viel essen wird aber vielleicht sozial noch negativer bewertet, sodass eventuell auch noch einem unterschwelligen Strafbedürfnis zugearbeitet wird. Im Entwicklungsverlauf beispielsweise transformiert sich sexuelle Neugier in intellektuelles Interesse.

Der Sublimierung verwandt ist der *Altruismus*: Über eine *Reaktionsbildung*, bei der ungewollte Gefühle durch gegenteilige Gefühle unterdrückt werden, findet dann zum Beispiel eine Umwandlung aggressiver Spannung in ein Gefühl besonderer Sympathie statt. Anna Freud beschreibt ausführlich ein Beispiel für altruistische Abtretung (Freud, A., 1984 [1936], S. 95–104). Ein weiteres Beispiel wäre der in helfenden Berufen überrepräsentierte »hilflose Helfer«, den Wolfgang Schmidbauer beschrieben hat (Schmidbauer, 1977), der in seinem Verzicht moralisch triumphiert, aber auch immer die Überlegenheitsposition braucht. In solchen Fällen findet ein Wandel in »Übergüte« oder starkes Mitleid statt, was aber meist weder dem Individuum noch der Gesellschaft auf die Dauer guttut, weil sich der abgewehrte Bereich nicht entwickeln kann. Ein Arzt z. B. kann dann situativ die notwendige Aggressivität nicht aufbringen und injiziert zu zögerlich, was dem Patienten noch mehr Schmerzen bereitet, die er eigentlich vermeiden wollte.

Identifikation

Dieser Prozess ist zentral für soziales Lernen und wird oft von einem ausgesprochenen Adaptionswillen getragen. Das Kind spielt, dass es jemand anders ist, indem es die Kennzeichen, Gefühle oder Verhaltensweisen dieses anderen übernimmt. Beispiel: Ein Vierjähriger übernimmt die Pfeife des Vaters, seine Mimik und Gestik und bewegt sich in dessen Gang und Haltung um den Tisch.

Hierher gehört auch die *Affiliation*,[122] basierend auf dem Wunsch nach Zugehörigkeit und flankiert von der Fähigkeit, Eigenes zugunsten von Gemeinsamem zurückstellen zu können sowie der Bereitschaft, sich den Gepflogenheiten der Anderen anzupassen: Das Kind tut so, als gehöre es zu einer bestimmten Gruppe von Menschen, deren Attribute oder Ziele es übernimmt und an deren Aktivitäten es sich beteiligt. Der Fußballfan wäre ein Beispiel.

Ein Sonderfall der *Identifikation* ist die in der Kinderentwicklung häufige *Identifikation mit dem Aggressor*. Anna Freud beschreibt (1936), wie ein bedrohtes Kind nicht gegen den Angreifer vorgeht, sondern andere wie diesen attackiert, was vermutlich dann der Fall ist, wenn der ursprüngliche Angreifer als viel stärker erlebt wird (Freud, A., 1984 [1936], S. 85–94). Das Kind verhält sich so, dass es dem Angreifer ähnlich wird. Es unterwirft sich und identifiziert sich mit seinem Verhalten und

[122] Anschluss, Angliederung, Aufnahme, Adoption.

seinen Eigenschaften. Es kann sich aber auch mit dem Vorwurf identifizieren und bombardiert den Angreifer seinerseits mit Vorwürfen, ohne den Vorwurf des anderen überhaupt aufgenommen und reflektiert zu haben. Ein Kind kann weiter ein Verhalten, von dem es weiß, dass die Eltern es missbilligen, Anderen zuschreiben und sie dafür kritisieren. Das Gefühl der Schwäche, Opfer zu sein, wird pariert, indem man passiv in aktiv wendet und über Identifikation mit dem Aggressor selbst zum Aggressor wird. Anna Freud sah in der Identifizierung mit dem Angreifer eine Vorstufe der Über-Ich-Entwicklung.

Humor

Humor setzt voraus, dass man auf Distanz gehen und die Dinge aus einer anderen Blickrichtung sehen und besetzen kann; so kann man sie besser handhaben, sozusagen damit spielen und sich gleichzeitig amüsieren. Beispiel: Ein siebenjähriges Kind mit Nachtangst schafft sich ein Gespenst, das es immer begeisterter mit absurden Eigenschaften und Übertreibungen ausstattet, sodass es sich schließlich darüber lustig machen kann. Es treibt alles gnadenlos auf die Spitze und endet lachend: »Huh! Jetzt habe ich dich (die Psychotherapeutin) aber erschreckt!«

Neurotischer Bereich

Neurotisch setzt das weitgehende Erreichen des ödipalen Entwicklungsniveaus voraus.[123]

Verschiebung

Die Verschiebung ist der typische Abwehrmechanismus der Angst, insbesondere der Phobie. Die Aufmerksamkeit wird im Rahmen eines unbewussten Entstellungsprozesses von einer sehr bedrohlichen Vorstellung auf eine weniger bedrohliche ver-

[123] Auf seinem Weg aus der absoluten (primären) Abhängigkeit über Bindung in die relative Autonomie hat das Kind seinen Kampf um seine Omnipotenz, sein Oszillieren zwischen narzisstischen und realistischen Beziehungen vorangetrieben, und sofern alles gut ging, hat es verinnerlicht, dass es Teil eines Dreiecks (oder einer größeren Familiengemeinschaft) ist – wir sprechen von *Triangulierung*. Auf der Ebene immer intakterer Realitätsprüfung, Selbstkohärenz und Objektkonstanz hat das Kind zunehmend gelernt, *Eigenes zurückzustellen zugunsten von Gemeinsamem*, es hat sich durchgerungen, den *Generationenunterschied* und die *Geschlechterdifferenz* anzuerkennen, und es hat gelernt, zu verzichten und Frustrationen und *Verlusterfahrungen* zu bewältigen.

schoben. Eine Jugendliche mit Näheangst auf der Basis eines Vertrauenskonflikts kann beispielsweise eine Brückenangst entwickeln und damit auf der Oberfläche ausdrücken, dass sie sich der Tragfähigkeit der Brücke nicht anzuvertrauen vermag. Unbewusst wäre das tiefere und bedrohliche Misstrauen in die Beziehung zu anderen Menschen auf die Tragfähigkeit einer Brücke verschoben.

In der kindlichen Entwicklung tritt die *Verschiebung* ganz normal auf. Michael Klöpper beschreibt diesen Abwehrmechanismus am Beispiel der typischen Angst vor dem Wolf:

> »Märchen wie *Rotkäppchen und der Wolf* erlauben es Kindern, ihre diffusen archaischen oder auch unbewussten Objektängste auf eine bildhafte Vorstellung, den Wolf, zu verschieben, um sie dort im Bereich der Phantasie – in der Sprache der Mentalisierung ausgedrückt: im Als-ob-Modus – zu bewältigen.« (Klöpper, 2014, S. 231)

Ein weiteres Beispiel für diese Abwehrform ist Sigmund Freuds *Geschichte vom kleinen Hans* (Freud, 1909).

Intellektualisierung

Der Abwehrmechanismus der Intellektualisierung umschreibt die Tendenz, den kognitiven Aspekt eines Vorgangs zu betonen und in den Vordergrund zu stellen, um dadurch das Emotionale dahinter zu verstecken, indem das Beunruhigende mittels Erklärungen in Schach gehalten wird. Die Intellektualisierung steht der Affektisolierung nahe.

»Ich habe keine Angst. Da kommt der Feuerwehrmann. Er weiß genau, wie man Feuer löschen muss!«, und das Kind beschreibt scheinbar ohne innere Beteiligung, aber detailliert, was der Feuerwehrmann über Feuer und brennende Gebäude weiß.

Affektualisierung

Gegenteil der Intellektualisierung ist die Affektualisierung und Dramatisierung eines Vorgangs (beispielsweise bei den Hysterikern) mit dem unbewussten Ziel, das Abzuwehrende zu verschleiern, um einen klaren konkreten Überblick unmöglich zu machen.

Rationalisierung

Die Rationalisierung zählt zu den häufigen Abwehrmaßnahmen und kann als Gegenstück der Affektualisierung beschrieben werden. Sie meint die nachträgliche Rechtfertigung von Verhaltensweisen, Gedanken, Impulsen, Gefühlen durch Scheinmotive, um die wahre Motivierung aus Affekten zu verschleiern. Weil das Kind die tatsächliche Motivierung nicht erkennt oder nicht erkennen will, sucht es eine andere, vernünftige, rationale, »eingängige« Erklärung. Beispiel: Das Kind legt die Puppenfamilie zum Schlafen aufs Bett, doch das Puppenbaby legt es achtlos auf den Fußboden mit der Begründung, dass Kinder besser nicht bei ihren Eltern schlafen, und dieses Mädchen gerne auf dem Boden schläft.

(Affekt-)Isolierung

Dieser Abwehrvorgang beschreibt das Auseinanderhalten von zueinander gehörenden Themen und Inhalten, um das Bewusstwerden von unlustvollen oder beängstigenden Impulsen oder das Aufscheinen von Spannungen und Konflikten zu verhindern. Oder Vorstellungen werden von ihren bedrohlichen affektiven oder emotionalen Tönungen getrennt, oder umgekehrt. Das Ergebnis ist häufig eine scheinbare relative Gleichgültigkeit auf der Oberfläche des Selbst bei sachlicher Information. Diese Trennung der Vorstellung von den dazugehörigen Gefühlen findet sich zum Beispiel oft im Falle von Traumatisierung.

Eine Handlung wieder rückgängig oder ungeschehen machen

Dieser Mechanismus – real oder magisch – ist häufig im Zusammensein mit Kindern zu beobachten. Das Spiel wird gespielt und gleich darauf umgedreht oder rückgängig gemacht. Mit drei Fingern der rechten Vorderhand wird geschworen, mit einer entsprechenden hinter dem Rücken versteckten Geste der linken Hand wird alles wieder »abgeleitet«.

Dahinter verbergen sich in der Regel Ambivalenzen, einander widersprechende Wünsche und Ängste. Beispiel: Der achtjährige Angstpatient malt begeistert ein Piratenschiff auf die Tafel. Nahe beim Mast erkennt man ein Gespenst, das er – tief in Gedanken – wieder wegwischt, neu malt, wieder wegwischt. Verbotenes kann aber auch durch ein »Zauberritual« wieder entkräftet, *ungeschehen gemacht werden*. Meist handelt es sich um ein Gegenhandeln, das faktisch unwirksam ist, dem aber eine symbolische Kraft zugeschrieben wird. Es geht also um ein magisches Abwehrritual[124], das die Illusion erzeugt, das Schlimme sei rückgängig gemacht worden. Der Abwehrmechanismus des Ungeschehenmachens versucht also (imaginär) die Verbindlichkeit und Folgen von Handlungen aufzuheben. Damit hat er eine Ähnlichkeit mit Wiedergutmachung, bei der man aber reale Auswirkungen erwartet.

Negation/Verneinung/Verleugnung

Die Vorgänge im Fall dieser Abwehr richten sich nicht gegen die Realisierung innerer Prozesse, sondern meist gegen äußere Phänomene. In der Regel wird die Konfrontation mit für das Selbst unangenehmen bis schmerzlichen Beziehungserfahrungen und Lebensumständen vermieden (beispielsweise Tod, Krankheit, Desillusionierung der Bezugspersonen). Bei der Verneinung wird die richtige Darstellung eines Sachverhalts negiert oder verleugnet und durch das Gegenteil ersetzt: der Gedanke taucht in verneinter Form im Bewusstsein auf. Beispiel: Jemand denkt, wie toll es ist, heute ohne Bauchschmerzen zu sein und bekommt sie dann. Es gibt eine Verwandtschaft zur Reaktionsbildung. Beispiel: Der Psychotherapeut gewinnt im Monopoly und verdient einen Haufen Geld. Der neunjährige Junge »übersieht« den Coup und behauptet, gleich werde er gewinnen und ihn toppen; er brauche nur noch die Chance-Karte. Weiteres Beispiel: »Es ist nicht wahr, ich bin nicht in Anna verliebt! Die ist mir egal!« Interesse und die damit einhergehende affektive Einstellung werden mit dem Ergebnis einer Neutralisierung des ersehnten Anderen verdrängt.

Reaktionsbildung oder das Gegenteil kommt durch

Durch diesen unbewussten seelischen Mechanismus wird ein Impuls, Gedanke oder das damit einhergehende Gefühl in sein Gegenteil verwandelt. Im vorhergehenden Falle würde jemand zum Beispiel das (unerreichbare) Liebesobjekt hassen, oder jemand würde eine übertriebene Höflichkeit an den Tag legen, statt seinen aggressiven Impulsen Raum zu geben (»scheißfreundlich«). Bei Kindern findet sich entwicklungstypisch ganz häufig die Wandlung von passiv in aktiv. Reaktionsbildung belässt die schmerzhafte Vorstellung mit dem dazugehörigen Affekt zwar im Bewusstsein, doch wird ihre Bewertung ins Gegenteil verkehrt. Statt sich klein und minderwertig

[124] Magisches Denken, ein normales Verhalten in der magischen Phase kindlicher Entwicklung, ist dadurch charakterisiert, dass es kausale Verknüpfungen vornimmt, die das Realitätsprinzip missachten. Magisches Denken kann auch in Kraft treten, wenn man eigene Initiative und Anstrengung scheut. Wunschdenken und magisches Denken verschränken sich hier: »Wenn ich nur daran denke …« Durch Dominanz der Vorstellungswelt wird die Konfrontation mit der Realität und damit Desillusionierung vermieden.

zu fühlen und sich zu schämen, versucht das Kind, die Psychotherapeutin klein zu machen und zu verspotten (Häme). Häufig werden auch die zur Übergüte gewandelte Aggressivität oder der zur Fürsorge mutierte Hass beispielhaft angeführt.

Verdrängung und Unterdrückung

Ursprünglich gleichgesetzt mit Abwehr, ist Verdrängung der allgemeine und wirksamste Abwehrmechanismus und gilt als charakteristisch für hysterische Phänomene. Im engeren Sinne bezeichnet Verdrängung unbewusst ausgelöste Amnesien (Gedächtnis- bzw. Erinnerungslücken), oder aber es handelt sich um das »Übersehen« bestimmter innerer oder äußerer Realitäten: bestimmte Vorstellungen – beispielsweise peinliche, verbotene oder gefürchtete –, Gedanken, Bilder und Erinnerungen werden aus dem Bewusstsein getilgt. Die Betroffenen realisieren die Entfernung der Inhalte aus dem Bewusstsein nicht, da sie auf diese Weise ins Unbewusste zurückgedrängt und dort festgehalten werden. Wer verdrängt, hat in seinem Wahrnehmungs- und Wunscherleben eine Lücke. Er wird bestimmte Wünsche nicht empfinden und deshalb übersehen, was diese Wünsche befriedigen könnte. Daraus folgt, dass er sich auch in bestimmte Situationen nicht einfühlen kann. Beispiel: Ein Kind, dessen Vater oder Mutter sehr krank ist, spielt, dass sein Teddy zum Arzt muss und dort für gesund befunden wird. Demgegenüber erfordert die *Unterdrückung* einen Willensakt. Die Unterdrückung erfolgt ins Vorbewusste und kann sich in einer Fehlleistung äußern und meist leicht erinnert werden. Unterdrückt werden oft Fantasien, die mit den Konventionen und dem Selbstbild nicht vereinbar sind.

Projektion – Inneres soll außen sein!

Ein Motiv der Projektion als Abwehrstrategie ist, eigene psychische Inhalte, vor allem Affekte, Stimmungen, Wünsche und Impulse, aber auch Bewertungen aus der inneren Welt zu entfernen, weil sie einen inneren Konflikt heraufbeschwören würden. Sie werden in die Außenwelt verlagert und anderen Personen zugeschrieben, und dann als im anderen, nicht im Selbst entstanden erlebt. Im Spiel z. B. werden Eigenschaften, Gefühle, Wünsche, Gedanken oder Rollen, die das Kind nicht anerkennen will, einem anderen Menschen oder einem Spielzeug zugeschrieben. Wenn sie außen repräsentiert sind, ist es viel leichter, sich mit ihnen auseinanderzusetzen. Ein siebenjähriges Kind spielt, dass der Drache alle Menschen umbringt, einen nach dem anderen, während das Kind und die guten Superhelden die Menschen schützen und retten. Nicht das Kind erlebt sich »wutschnaubend« (wie den Drachen), sondern der Drache bekommt die destruktiven Anteile. Kinder neigen überhaupt dazu, heftige innere Bewegungen als Kämpfe in die Außenwelt zu verlagern. Es können aber auch Stimmungen, Impulse und Affekte, die man von sich selbst kennt, im Anderen vermutet werden, um ein Gefühl der Vertrautheit und Familiarität zu bekommen. Ein Überwiegen von Projektionsmechanismen und eine Fixierung an sie sind Zeichen früher Abwehr. Generell gilt: Je fragiler der Bezug zur Realität (noch) ist, desto ungehinderter können sich Projektionen etablieren.

Ein weiterer Schritt ist, den Anderen der Projektion real ähnlich zu machen. Dieser Mechanismus schaltet sich ein, wenn innere Maßnahmen nicht genügen. Dann beginnt ein Prozess, den wir *projektive Identifizierung*[125] nennen. Hier wird die Projektion mit einem interaktionellen Handeln kombiniert. Der Andere wird über unbewusst manipulierendes interaktives Verhalten so beeinflusst, dass er sich in seinem Verhalten dem angleicht, was von ihm erwartet wird, sodass die Erwartungen bestätigt werden. Das geschieht zum Beispiel durch Provokationen, wenn aggressives Verhalten gesucht wird, durch Verführung, wenn besondere Sympathiebeweise erwartet werden.

Introjektion

Im Gegensatz zur vorher beschriebenen Projektion, wo es um Veräußerlichungen geht, ist die Introjektion ein unbewusster psychischer Vorgang, bei dem es – angelehnt an das physiologische Vorbild von Einatmen und Nahrungsaufnahme – um Hereinnehmen geht. Die Introjektion stellt einen Vorläufer der Identifikation dar – ohne die dort gegebene Ich-Du-Differenzierung – und ist wie diese maßgeblich an der Entstehung von Repräsentanzen und Über-Ich beteiligt.

Ein Beispiel aus dem Indianerspiel: der Indianer schluckt Büffelblut, um stark zu sein wie das Tier. Man nimmt also Gegenstände aus der Außenwelt mitsamt ihren Eigenschaften in sich auf. Für Kinder ist es meist wichtig, in der Interaktion der Empfangende zu sein: »Ich schlucke das hinunter, ich verleibe es mir ein.« Beispiel: Asterix schluckt den Zaubertrank und kann entsprechend stark sein.

Regression

Unter Regression im Sinne eines Abwehrmechanismus versteht man eine kurzfristige oder längere unbewusste Rückkehr zu einem entwicklungsmäßig früheren (vertrauten) Niveau psychischen Geschehens. Dieser Vorgang kann die Entwicklungsstufen, die Ich-Funktionen oder die Form der Objektbeziehungen betreffen und tritt beispielweise regelhaft bei schwerer Traumatisierung auf. In der kindlichen Entwicklung

[125] *Weiterführende Literatur:* Weiß & Frank (2013).

werden regressive Prozesse oft durch die seelischen Herausforderungen ausgelöst, die mit dem Erreichen von neuen Entwicklungsniveaus und dem damit zusätzlich einhergehenden äußeren und inneren (Erwartungs-)Druck verbunden sind. Als könnte man die Zeit zurückdrehen, wird dann auf altbewährte seelische Bewältigungserfahrungen zurückgegriffen. Im Spiel zeigen das Kind oder die Spielfiguren Handlungs- und Ausdrucksweisen, die typisch für ein jüngeres Kind sind. »Ich drehe die Zeit zurück«, könnte man es beschreiben. Beispiel: Das Kind tut so, als wäre es noch ganz klein, indem es in Babysprache spricht. Ein siebenjähriges Kind sucht nach etwas, das als Schmusedecke dienen kann, oder nuckelt an einer Nuckelflasche aus der Puppenstube; ein Kind im Schulalter hat Lust, alles durcheinanderzuwerfen.

Somatisierung: Der Körper als Austragungsort der Seele

Hier geht es um die Umwandlung innerlich oder äußerlich bedingter seelischer Konflikte in körperliche Krankheitssymptome. Man hat die Nase voll; reagiert »verschnupft«. »Mein Körper spricht an meiner Stelle«, könnte man sagen. Im Spiel macht sich das Kind oder eine seiner Spielfiguren fortwährend Sorgen um seinen Körper und argwöhnt schon bei geringsten Anzeichen, krank zu sein oder zu werden.

Wendung gegen die eigene Person: Wenn Andere geschont werden sollen

Dies ist eine Sonderform der *Verschiebung*. Während es bei der Verschiebung jemanden anderen treffen soll, der weniger gefährlich oder weniger wichtig ist, sodass die Beziehung zur ursprünglich gemeinten Person unangetastet bleiben kann, werden bei der Wendung gegen das Selbst die abgewehrten Impulse gegen die eigene Person gewandt. Diese Abwehr wird bevorzugt eingesetzt, wenn die Selbsteinschätzung prekärer ist als die der anderen Person, gegen die sich die Aggression ursprünglich richtet, oder wenn die andere Person existentiell wichtig erlebt wird und man sie auf keinen Fall verlieren möchte. Beispiel wäre ein Jugendlicher, der sich nach einem heftigen Streit mit der Mutter unbeabsichtigt selbst verletzt. Es handelt sich hier um den Prototyp eines Abwehrmechanismus, der eine Beziehung und das interpersonelle Feld aggressionsfrei halten soll. Richter (1970, S. 73–90) beschrieb mit der »Sanatoriumsfamilie« einen sozialen Verbund, in dem man einander um fast jeden Preis schont, aber so auch nicht lernt, aggressive Impulse in einer Beziehung in sozial angemessener Weise wirksam werden zu lassen. Das resultierende Harmoniebedürfnis wird dann auch kontextuell eingefordert. Vor allem phobische Menschen benötigen andere als steuernde Objekte oder als Schutzfiguren.

Vermeidung – Den leichteren Weg gehen

Vermeidung als Folge unterschiedlichster Befürchtungen ist sehr verbreitet. Es handelt sich um ein *Abwehrverhalten,* das durch einen Willensakt unterdrückt werden kann, auch wenn es scheinbar automatisch abläuft. Nach dem Motto »aus den Augen, aus dem Sinn« wendet sich das Kind von der tatsächlich oder fantasiert bedrohlich erlebten Situation oder Person ab: »Wenn ich mich von der Gefahr abwende, bemerke ich sie auch nicht.«

Beispiel: Das Kind zieht seine offensichtliche Aufmerksamkeit von dem Spielzeugpanzer, den die Mutter vorher missbilligt hat, ab und geht in eine andere unverfänglichere Spielecke. In der Kinderpsychotherapie findet sich häufig vor allem Schuld- und in der Folge oft Anforderungs- und Verantwortungsvermeidung.

Kontraphobisches Verhalten kann als Gegenstück des Vermeidungsverhaltens aufgefasst werden: Ein Mensch mit Dunkelangst wird Nachtwächter und erlebt Befriedigung, wenn er die Dunkelangst in seiner Tätigkeit immer wieder überwindet. Oder Grisu, der Feuerdrache, wird Feuerwehrmann. Es liegt auf der Hand, dass Vermeidungsverhalten zu einem relativen Kompetenzverlust führt, also auf Kosten der Ich-Entwicklung geht. Es spielt nahezu in jeder Behandlung eine Rolle. Ziel wäre, den Patienten über Sublimierung peu à peu zu befähigen, sein Vermeidungsverhalten zu reduzieren.

Frühe oder unreife Abwehrmechanismen

Verleugnung

Hier geht es um einen unbewussten Abwehrmechanismus, bei dem schmerzhafte Erfahrungen, ein Wunsch, Sinneseindrücke oder ein Selbstaspekt psychisch abgestritten werden. Oft besteht die Verleugnung in einer Weigerung, die Realität einer traumatischen Erfahrung, einen schmerzlichen Affekt oder einen bestimmten Ausschnitt aus der Außenwelt zur Kenntnis zu nehmen. Die Verleugnung spielt in diesem Sinne eine wichtige Rolle in der Anfangsphase eines Trauerprozesses. Das hinterbliebene Kind wacht morgens auf und weiß nicht mehr, ob das Schreckliche wirklich passiert ist. Verleugnung ist aber auch ein Hauptbestandteil der manischen Abwehr. Spielbeispiel: Die Krokodile passen im Spiel das kleine Mädchen ab, ganz offensichtlich, um es zu fressen, doch es geht ruhig weiter und isst sein Eis: »Die sind ganz lieb!«.

Spaltung

Regression auf die Ebene der Spaltung bedeutet, dass sowohl das Selbsterleben als auch die Welt der Objekte in polarer Weise in gut und böse, richtiges und falsches Erleben aufgeteilt sind, und es in Ermangelung von Triangulierung zwischen diesen Polen keinen differenzierten und abgestuften Erlebnis- und Betrachtungsbereich gibt. Dieser Abwehrmodus dient dazu, das eigene Selbst oder die Attributionen, die andere Menschen betreffen, voneinander getrennt zu halten. Spaltung geht mit fehlender Betroffenheit und der Verleugnung von Widersprüchen einher. Das Abgespaltene ist so bedrohlich, dass es nicht als Teil des Selbst oder Teil des anderen Menschen akzeptiert werden kann. Resultierende Wechsel zwischen Idealisierung und Abwertung führen dazu, dass es keine Synthese zwischen dem widersprüchlichen Selbst und den Objektbildern gibt. Es bleibt beim »Ich oder Du«, »top oder flop«, »schwarz oder weiß«. Beispiel: Die Puppe ist zu Beginn der Sitzung ganz brav, und das Kind spielt mit ihr; dann ist die Puppe unvermittelt ganz ungezogen und wird plötzlich weggeworfen. Spaltung ist der vorherrschende Mechanismus der Borderline-Störung.

Projektive Identifikation

Im Falle Projektiver Identifikation wird der Andere über interpersonelles Manipulieren dem Bild, das man sich in seinem Inneren von ihm macht, real angepasst, und nicht in seiner eigenen wahren Identität erkannt. Das geschieht, indem böse und aggressive Aspekte des Selbst oder der Objektbilder externalisiert und nach außen auf den Anderen projiziert werden. Die Angst vor Rache beispielsweise veranlasst das Kind, sich dadurch zu verteidigen, dass es andere unter Kontrolle hält und damit verhindert, von ihnen angegriffen zu werden. Beispiel: Robin Hood und Batman halten Wache gegen die Bösen. Sie müssen jederzeit bereit sein, aktiv einzugreifen, denn deren Bösartigkeit kann unerwartet ausbrechen, und dann müssen sie sofort zum Angriff übergehen.

Primitive Idealisierung

Das Kind überhöht/idealisiert eine Person komplett und derart, dass es selbst eher verschwindet. Beispiel: Das Kind spielt den Zauberer Miraculix als absolut klug: »Der weiß einfach alles! Den kannst du nicht besiegen!«

Primitive Abwertung

Das Kind wertet den Anderen vollständig ab: Er wird als widerlich, eklig und scheußlich abgelehnt, als bedeutungslos übergangen und kann als unheilvoll und bedrohlich (rachsüchtig) in die Szene wiederkehren. Die Abwertung auf dieser Stufe ist umfassend und lässt versöhnliche Züge vermissen. Beispiel: Das Kind spielt Lehrer, der Psychotherapeut ist der Schüler. Das Kind sagt: »Du bist dumm, nichts wert, du bist zu beschränkt, du kannst nicht mal die Fragen beantworten. Schau her, wie ich es mache!« (Malt Kritzeleien an die Tafel). »Ich zeig' dir, wie man es richtig macht!«.

Omnipotente Kontrolle

Das Kind strebt nach Kontrolle über die Außenwelt, indem es sich als allmächtig darstellt und totale Kontrolle ausübt. Beispiel: Das Kind spielt mit der Mutter und dem Psychotherapeuten: »Ich bin der Herrscher des Universums. Ihr stellt euch jetzt dorthin und haltet den Mund. Ich bin der Superheld. Nur ich rede, sonst niemand. Haltet den Mund, ihr habt nichts zu sagen.«

Vorbeugender Angriff

Auf der Grundlage einer eher paranoiden Weltsicht identifiziert sich das Kind vorbeugend mit dem Bösen und mutiert zum Objekt, das andere angreift, in sie eindringt und sie beseitigt. Solange das Kind den Unbesiegbaren spielt, kann es seine Besorgnis beschwichtigen, selber schwach und verletzlich zu sein und vernichtet zu werden. »Ich bin groß und stark und kann mit denen machen, was ich will.« Beispiel: Das Kind spielt, es sei ein starker, allen überlegener Flieger, der den Anderen mit seinen Bomben Verletzungen zufügt und alles zerstört.

Bereich der Psychosen

Entdifferenzierung

Gegenstände verlieren ihre jeweilige Identität und werden miteinander zu einer homogenen Masse vermischt. Geordnetes wird zu Chaos. Ungeachtet ihrer ursprünglichen speziellen Funktionen werden alle Dinge miteinander vermischt. Beispiel: Der Inhalt der Spielzeugschubladen wird auf einen großen, ungeordneten Haufen geworfen, und das Kind geht.

Verengung

Eine extrem persistierende, rigide Wiederholung in den Bereichen Denken, Affekt und Verhalten. Alle drei Bereiche müssen betroffen sein. Dies deutet auf eine signifikante Verengung des Selbst des Kindes und seiner Wahrnehmung anderer Menschen hin. Beispiel: Monoton und mit eingefrorenem Lächeln springt das Kind immer wieder vom Tisch auf den Fußboden.

De-Animation

Etwas Lebendiges leblos machen. »Es ist ruhig, es tut gar nichts.« Beispiel: Das Kind schiebt die Psychotherapeutin beiseite, als wäre sie ein Möbelstück.

Fragmentierung

Fragmentierung kann in unterschiedlichen Schweregraden und in unterschiedlichen Sektoren der Persönlichkeit auftreten. Kurzfristig spricht man von Desintegration, was auf die zugrundliegende ichstrukturelle Störung verweist. Fragmentierungen können unerträglich werden, sodass mit defensiven Mechanismen gegengesteuert wird, um (Selbst-)Vernichtungsangst zu parieren. *Verstreuen:* Gefährliche Aspekte des Selbst und des Anderen werden wie in Stücke gebrochen und verstreut, womit sie ungefährlich gemacht werden. Beispiel: Legosteine werden aus der Kiste genommen und über das ganze Spielzimmer verstreut. *Auseinandernehmen:* Ein Mensch oder ein Spielzeug werden – entwicklungsunangemessen – in Einzelteile zerlegt, wie Körperteile oder Themen, die nichts miteinander zu tun haben. Beispiel: Füße, Arme und Beine der Puppe werden mit einer Schere abgeschnitten, ebenso das Haar der Puppe, das dann im ganzen Raum herumgeworfen wird.

Autistisches Abkapseln

Das ganze Spiel hindurch isoliert sich das Kind von dem Psychotherapeuten ebenso wie von allem, was es umgibt. Das Spiel ist eine alles umfassende, schützende Schranke und umgibt das Kind wie eine schützende Mauer.

Beispiel: Während der Sitzung versteckt sich das Kind unter dem Tisch, spielt mit seinen Fingern und reagiert nicht. Oder: Das Kind dreht sich im Kreis, es spricht nicht und wendet den Kommunikationsversuchen des Psychotherapeuten den Rücken zu; es reagiert weder auf Geräusche noch auf Berührungen. Es flüchtet sich in selbststimulierende Handlungen (wie Summen oder Vor- und Zurückschaukeln).

Verschmelzen

Wo zwischen Selbst und Nicht-Selbst differenziert werden müsste, werden die Grenzen verwischt und ein Zustand des Eins-Seins geschaffen. »Die Unterschiedlichkeit der Dinge verliert sich in grenzenlosem Eins-Sein.« Beispiel: Das Kind versucht ohne Beachtung der Reaktionen der Psychotherapeutin, ständig und völlig distanzlos auf ihren Arm zu springen.

Einfrieren

Um zu überleben, bringt der Mensch seine Lebensfunktionen zum Stillstand. Beispiel: Das Kind bewegt sich nicht oder es spielt, dass es eine Statue ist und bleibt.

Hypochondrie

Ein gefährliches Gefühl oder ein gefährlicher Impuls werden als Körpergefühl erlebt, so als hätten sie ihren Sitz in einem Organ des Körpers. Beispiel: Ein Zaubertrank wird zubereitet, und das Puppenkind muss ihn trinken, kann ihn nicht wieder loswerden, niemand kann machen, dass es weggeht, was als Bauchweh immer wiederkommt.

Affektumkehr

Der angemessene Affekt wird durch sein Gegenteil ersetzt, häufig durch bizarres und unangemessenes Verhalten. Der Affekt wird als so erschreckend erfahren, dass er durch Erregung und Gelächter zum Schweigen gebracht werden muss. Der Hinweis auf eine Affektumkehr liegt häufig darin, dass der Psychotherapeut Gefühle von Inkongruenz und Widersprüchlichkeit erlebt. Das Kind erzählt ihm z. B. etwas Schreckliches und begleitet die Erzählung mit erregtem ausufernden Gekicher.

Anhang 8.2
Relative Dominanz von Abwehrmechanismen bei verschiedenen Neurosetypen[126]

Abwehrmechanismus	Psychodynamik
Verdrängung Vermeidung	→ hysterisch
Verschiebung Vermeidung	→ phobisch
Wendung gegen das Selbst Identifizierung mit dem Aggressor	→ depressiv
Reaktionsbildung Intellektualisierung Rationalisierung Isolierung Ungeschehenmachen	→ zwangsneurotisch
Projektion[127]	→ paranoid
soziale Isolierung Affektverdrängung	→ schizoid
Spaltung	→ Borderline-Syndrom

Die neurosetypische Abwehr ist *kursiv* hervorgehoben.

[126] Aus Hoffmann et al. (2009), S. 59, Tabelle 1–3. Mit freundlicher Genehmigung von Schattauer © J. G. Cotta'sche Buchhandlung Nachfolger GmbH, Stuttgart.

[127] Projektion ist hier als Abwehrmechanismus gemeint (siehe Abwehrmechanismen im Anhang 8.1).

Anhang 8.3
Beziehung zwischen Abwehr und Entwicklung[128]

Alter	0–1 Jahr	1–3 Jahre	3–5 Jahre	5–10 Jahre	Präadoleszenz	Adoleszenz
Blum (1952)	Verdrängung in der Phantasie (vs. halluzinatorische Wunscherfüllung) Projektion; Introjektion	Verdrängung in Wort und Tat	Sublimation; Verschiebung; Verdrängung; Reaktionsbildung; Unterdrückung; Ungeschehen machen; Isolierung		Askese; Intellektualisierung; Kreativität	
Elkind (1976)	Magisches Denken			Verdrängung in der Phantasie (vs. halluzinatorische Wunscherfüllung) Primitive Verdrängung	Projektion Primitive Verdrängung	
Engel (1962)	Primitive Verdrängung; Introjektion; Projektion	Verdrängung; Unterdrückung; Identifikation; Reaktionsbildung; Verschiebung		Ungeschehen machen; Isolierung; Identifikation; Reaktionsbildung	Ungeschehen machen; Isolierung; Identifikation; Reaktionsbildung	Narzissmus; Intellektualisierung; Negative Identifikation; Regression; Askese
Lichtenberg und Slap (1972)	Verdrängung; Spaltung; Introjektion; Projektion	Reaktionsbildung; Identifikation	Verdrängung; Isolierung	Rationalisierung	Intellektualisierung	
Vaillant (1977)	Verdrängung; Projektive Identifikation; Verdrehung		Projektion; Schizoide Fantasie; Hypochondrie; Passivaggressives Verhalten; Ausagieren; Intellektualisierung; Unterdrückung; Verschiebung; Reaktionsbildung; Dissoziation			Altruismus; Humor; Unterdrückung; Antizipation; Sublimation

[128] Bereits erworbene Abwehrmuster können dann auch in den weiteren Altersfenstern auftreten.

Alter	0–1 Jahr	1–3 Jahre	3–5 Jahre	5–10 Jahre	Präadoleszenz	Adoleszenz
Anthony (1970)	Vermeidung; Rückzug; Projektion; Massive Verdrängung; Depersonalisation; Spaltung	Reaktionsbildung; Ungeschehen machen; Verschiebung; Ritualisierung; Rationalisierung; Magisches Denken; Kontrolle	Unterdrückung; Regression; Somatisierung; Sublimation; Identifizierung; Desexualisierung; Kontraphobisches Verhalten		Intellektualisierung; Ästhetisierung; Sich krank fühlen; Bulimia nervosa; Altruismus Ausagieren; Läppisches Verhalten	
Gedo u. Goldberg (1973)		Projektion	Isolierung; Nicht anerkennen	Unterdrückung	Intellektualisierung; Reaktionsbildung; Verzicht	
Swanson (1988)	Regression	Einfache Reaktionsbildung; Verdrängung; Unterdrückung	Verschiebung	Projektion; Rationalisierung; Isolierung		
OPD-KJ	Abwehrmaßnahmen* (Blickvermeidung, Rückzug, Schreien) Spaltung	Abwehrmaßnahmen; Reaktionsbildung*; Ritualisierung*; Magisches Denken; Ausagieren*; Identifikation	Ungeschehen machen*; Bagatellisierung*; Sich krank fühlen*; Verdrängung*; Projektion; Projektive Identifikation; Omnipotenz; Kontraphobisches Verhalten; Kaspern; Regression	Rationalisierung*; Isolierung	Askese*; Intellektualisierung*; Depersonalisation*; Derealisation*; Egozentrismus; Selbstbeobachtung*	Neurotische Verleugnung*; Altruismus; Humor; Sublimation*; Antizipation*; Ästhetisierung

Quelle: E. Koch et al. (1999) in: *Praxis der Kinderpsychologie und Kinderpsychiatrie*, Heft 8/99, Werkstattbericht, S. 630–631. Mit freundlicher Genehmigung des Vandenhoeck & Ruprecht Verlages.

* vorherschend

Anhang 9.1
Konflikte und ihre Verarbeitung (OPD-KJ-2)

Konflikt	Aktiv (pseudo) progressiv	Passiv regressiv	Leitaffekt	Gegenübertragung
K1 Nähe-Distanz (Bindung ist **elementar** gestört)	Angst vor Nähe, Pseudo-Unabhängigkeit	Trennungsangst, »Anklammern«	namenlose Angst, Trennungsangst	heftige Ablehnung, »Hilferuf«
K2 Kontrolle-Unterwerfung	Mächtigkeit, Anleitung wird abgelehnt	Ohnmachtsgefühl, Anleitung wird gesucht, passiver Widerstand	Boykott, devote Unterwerfung	Ärger, Wut, ggf. Angst
K3 Selbstversorgen – Versorgt werden	unersättlich, Selbstaufopferung	selbstgenügsam, parasitär	sorge(n), helfen	Mitleid, Ärger
K4 Selbstwertkonflikt	narzisstische Überhöhung	Bedeutungslosigkeit, Angst vor Bloßstellung	Scham, Wut	Ärger, Mitleid
K5 Schuldkonflikt	Entwertung, Schuld liegt immer woanders	Strafangst, Aufopferung, Selbstbestrafung, Übernahme der Schuld	Schuld	Entschuldigen, Konfrontieren mit Realität
K6 Ödipaler Konflikt und Rivalität	Zurschaustellen der eigenen Geschlechterrolle, »Prinzessin« bzw. »Starker Mann«, »Kampfgeist«	Verbergen und Vermeiden von Sexualität und der eigenen Geschlechterrolle, »Graue Maus«, »Looser«	Scham, Rivalität	Verführung, Kampfeslust
K7 Identitätskonflikt	Überbetonung einzelner Teilidentitäten (sozial, ethnisch, religiös, politisch), »Chamäleon«	Orientierungslos, farblos, uninteressant	Chaotische bzw. rasch wechselnde Ideologien und Beziehungen, »treuelos«	Ratlosigkeit

Anhang 9.2
Operationalisierung Ich-struktureller Fähigkeiten[129]

Steuerung und Abwehr

Negativer Affekt: Fähigkeit, negative Affekte (z. B. Ärger) abpuffern zu können. Fähigkeit, Ambivalenz bewusst erleben, anerkennen und mitteilen zu können.

Selbstgefühl: Fähigkeit zur Selbsttröstung und Entwicklung eines positiven Selbstwertes.

Impulssteuerung: Möglichkeit, Impulse zu steuern und eine Deaktualisierung des Erlebten zu erreichen.

Steuerungsinstanz: Fähigkeit, moralisch urteilen zu können bzw. eigene Wünsche und Handlungen bei Kollisionen mit Interessen anderer auch abändern zu können.

Konfliktbewältigung: Vorhandensein verschiedener Abwehrmechanismen. Variationsbreite und freie Verfügbarkeit der Abwehrformen nimmt im Laufe der Entwicklung zu.

Selbst- und Objektwahrnehmung

Selbsterleben: Fähigkeit, sich selbst in seinen Eigenschaften und Fähigkeiten zu beschreiben. Vorstellung eigener Selbstwirksamkeit.

Selbst-Objekt-Differenzierung: Fähigkeit, sich abgegrenzt von anderen Personen und als Urheber von Handlungen zu erleben. Fähigkeit, die eigene Rolle und die des Gegenübers wahrzunehmen.

Objekterleben: Fähigkeit, das Gegenüber als eigenständige Person und Träger einer bestimmten sozialen Position zu sehen. Bereitschaft, sich mit den Sichtweisen des anderen auseinander zu setzen.

Empathie und objektbezogene Affekte: Bedürfnisse und Gestimmtheiten anderer können nachvollzogen und ausgedrückt werden. Objektbezogene Affekte wie z. B. Dankbarkeit und Sorge können ausgedrückt werden.

[129] Diese Zusammenstellung folgt Weber & Koch (2005), S. 16–17.

Kommunikative Fähigkeiten

Kontakt: Fähigkeit zur angemessenen Kontaktaufnahme. Kommunikation kann zur Affektregulierung genutzt werden.

Entschlüsselung fremder Affekte: Fremde Affekte können zutreffend verstanden und von eigenen unterschieden werden.

Kommunikative Funktion eigener Affekte: Fähigkeit, eigene Affekte so zu regulieren, dass sie die Kommunikation mit dem Gegenüber nicht unterbrechen. Affekte können als Grund für das Handeln benannt werden.

Reziprozität: Fähigkeit zum wechselseitigen Dialog mit adäquatem Beteiligtsein.

Internalisierte Kommunikation: Innere stabile Objekte sind vorhanden. Alleinsein kann zur Konfliktbewältigung und zur Selbstreflexion genutzt werden.[130]

[130] Vgl. dazu auch: Rudolf, G., Oberbracht, C., Grande, T. (1998), S. 167–181.

Anhang 10.1
Wohin mit all den Informationen? – Dokumentationsvorlage

Name und Anschrift des Psychotherapeuten: ....
Datum: ....

Patient:
- Vor- und Nachname
- Alter
- Geschlecht, Geburtsdatum
- Kindergarten / Schule / Lehre / Studium
- wievielte Klasse
- sonstiges
- Versichert über Vater / Mutter; Name und Adresse der Krankenkasse oder der privaten Krankenversicherung

Lebensumfeld:
- Patient lebt im Haushalt der leiblichen/Stief-Eltern/Elternteil; in einer Pflege/Adoptionsfamilie oder Institution – seit wann, warum?
- evtl. Daten zu vorhergehenden Unterbringungen
- Wer hat das Sorgerecht?

Weiteres soziales Umfeld: weitere Bezugspersonen, die sich regelmäßig um das Kind kümmern; regelmäßige Besuchskontakte; Großeltern; Tagesmutter; Freunde u. a.

Vater:
- Vor- und Nachname
- Geburtsdatum, Alter
- Erlernter u. ausgeübter Beruf/Teilzeit/arbeitslos/Rente?
- andere wichtige Informationen (Erkrankungen, Sucht)
- Familienstand: led., verh., gesch., verstorben, wiederverheiratet
- Datum der Heirat/Trennung/Scheidung/Wiederverheiratung

Mutter:
- Vor- und Nachname
- Geburtsdatum, Alter
- Erlernter u. ausgeübter Beruf/Teilzeit/arbeitslos/Rente?

- andere wichtige Informationen (Erkrankungen, Sucht)
- Familienstand: led., verh., gesch., verstorben, wiederverheiratet
- Datum der Heirat/Trennung/Scheidung/Wiederverheiratung

Geschwister:

- Position in der Geschwisterreihe: (z. B. 2. von 4)
- jeweils Vorname, Nachname, Alter, Geschlecht ♀♂, KiGa/Schule/Lehre/Beruf
- Lebt im Haushalt mit Patienten?
- Anderer Vater, andere Mutter?
- besondere Erkrankungen

Vorstellungsgrund: Leitsymptome / Klagen / Symptomatik. Seit wann? Gibt es diese Symptome bei anderen Familienmitgliedern?

Wer stellt das Kind vor?

Überwiesen von/auf Anraten von: Kinderarzt / Hausarzt / Klinik/ Psychiater / Schule / Kindergarten

Diagnose: ICD-10 + Legende

Erhebungszeitraum der Anamnese: durchgeführt von .... bis ....
Anzahl der Sitzungen: ....

Supervision der Anamnese am ....

Name des Supervisors: ....

Anhang 10.2
Biografische Leiter (nach Goldberg et al., 1987)

Im Alter von des Kindes	Lebensereignis (eigenes, familiär) Bedeutung und Bewertung	Körperliche Erkrankungen	Psychische Erkrankungen

Anhang 10.3
Erfassung psychischer Störungen: Auffinden des psychodynamischen Fokus[131]

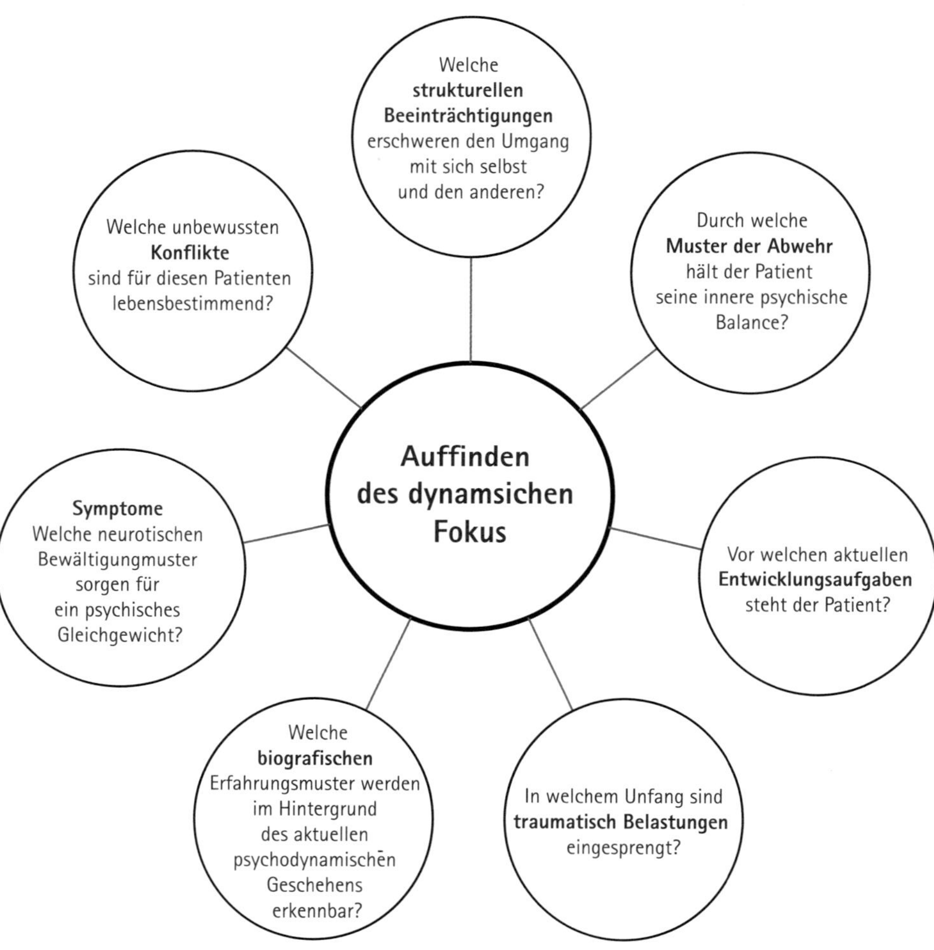

Genauso sorgfältig müssen mögliche **Ressourcen** erfasst und das **Arbeitsbündnis** beschrieben sowie das Ausmaß an subjektivem **Schweregrad** und **Leidensdruck** eingeschätzt werden (immer im Hinblick auf das Alter und die Persönlichkeitsentwicklung des Kindes), um die inneren und äußeren **Behandlungsvoraussetzungen** und schließlich die **Prognose** einzuschätzen.

131 Vgl. Rudolf (2006).

Anhang 10.4
Symbole für die Erstellung eines Genogramms

Männliche Personen werden traditionellerweise durch ein *Quadrat*, weibliche durch einen *Kreis* repräsentiert. Die Beziehungen der Personen (Partnerschaftsbeziehungen und Eltern-Kind-Beziehungen) werden durch *Linien* dargestellt. Weiterhin ist es üblich, den sogenannten »Indexpatienten« mit einem *Doppelrahmen* zu versehen und verstorbene Personen mit einem diagonalen *Kreuz* zu kennzeichnen.

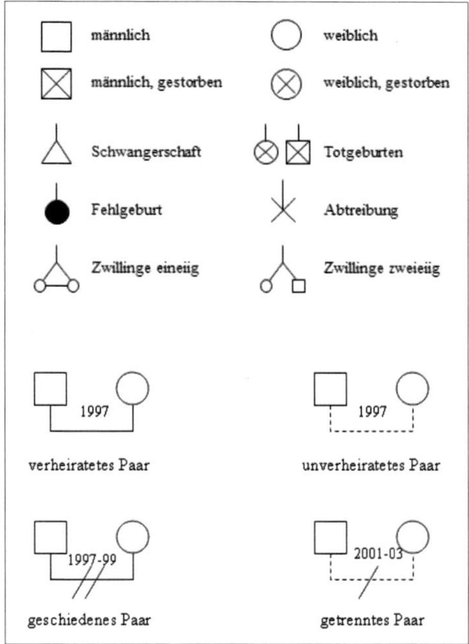

Beziehungen

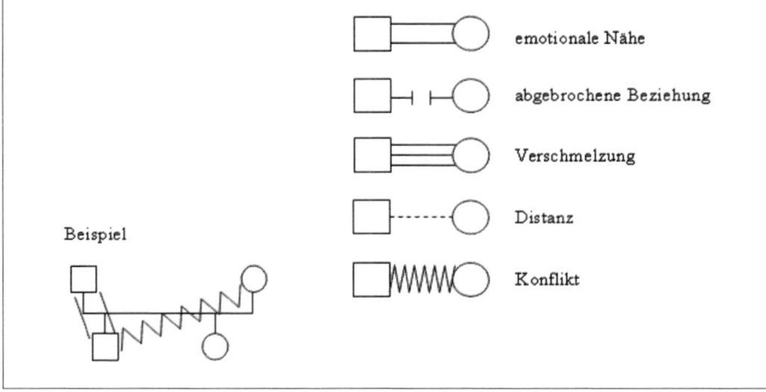

Emotionale Beziehungen

Anhang 10.5
Bericht an den Gutachter – Informationsblatt der KBV (Auszug)[132]

Da die beiden ersten Kontingente von jeweils 12 Stunden ohne Bericht an den Gutachter direkt von der Krankenkasse genehmigt werden können, soll hier lediglich auf den Bericht an den Gutachter zum Erstantrag/Umwandlungsantrag für psychoanalytische oder tiefenpsychologische Langzeittherapie für Kinder und Jugendliche eingegangen werden, entsprechend dem Muster PTV 3 (7.2020).

1. *Relevante soziodemografische Daten*
   Angaben zur Lebenssituation
   - Geschwisterzahl und Position, Alter und Beruf der Eltern bzw. der primären Bezugspersonen
   - Kindergarten oder Schule, ggf. Schulabschluss, Lehrstelle, Arbeitsstelle

2. *Symptomatik und psychischer Befund*
   - Von der Patientin oder dem Patienten geschilderte Symptomatik mit Angaben zu Schwere und Verlauf (Beginn, Grad der Beeinträchtigung)
   - diesbezügliche Angaben von Eltern und Bezugspersonen sowie
   - Informationen aus dem Kindergarten oder der Schule
   - Auffälligkeiten bei der Kontaktaufnahme, der Interaktion und bezüglich des Erscheinungsbildes
   - Psychischer Befund[133]
   - Krankheitsverständnis der Patientin/des Patienten/der relevanten Bezugspersonen
   - Ergebnisse der psychodiagnostischen Testverfahren

---

[132] Unter Alle benötigten Formulare für die Beantragung von Psychotherapie von Kindern und Jugendlichen zum Herunterladen stehen gratis zur Verfügung unter: https://www.kbv.de/html/27068.php.

[133] Siehe hierzu z. B. https://www.medizin-im-text.de/2017/54068/psychischer-befund-beispieltext.

3. *Somatischer Befund / Konsiliarbericht*
   - Konsiliarbericht eines Arztes
   - Somatische Befunde, einschließlich Suchtmittelkonsum
   - aktuelle Medikation
   - Vorbehandlungen im Bereich Psychotherapie/Psychosomatik/Kinder- u. Jugendlichen-Psychiatrie (ggf. anonymisierte Berichte beifügen)

4. *Behandlungsrelevante Angaben zur Lebensgeschichte*
   (auch der Bezugspersonen)
   - Psychodynamik
   - auslösende Situation
   - intrapsychische Konfliktebene
   - aktualisierte intrapsychische Konflikte
   - Abwehrmechanismen
   - psychische Struktur
   - dysfunktionale Beziehungsmuster

5. *Diagnose zum Zeitpunkt der Antragsstellung*
   - ICD 10 Diagnose(n) mit Angabe der Diagnosesicherheit
   - Psychodynamische bzw. neurosenpsychologische Diagnose(n)
   - Differentialdiagnose (falls erforderlich)

6. *Behandlungsplan und Prognose*
   - Konkrete, mit der Patientin / dem Patienten / den Bezugspersonen reflektierte Therapieziele
   - Behandlungsplan: Frequenz, Setting, Einbeziehung der Bezugspersonen
   - Ggf. Kooperation mit anderen Berufsgruppen
   - Prognose unter Berücksichtigung von Motivation, Umstellungsfähigkeit, inneren und äußeren Veränderungshindernissen, auch bezüglich der Bezugspersonen

7. *Zusätzliche Angaben beim einem Umwandlungsantrag*
   - Bisheriger Behandlungsverlauf
   - Bisher erreichte Therapieziele
   - Veränderung der Symptomatik
   - Einbeziehung der Bezugspersonen
   - Weitere Ergebnisse psychodiagnostischer Testverfahren
   - Begründung der Notwendigkeit der Umwandlung der Kurzzeittherapie in eine Langzeittherapie

Anhang 11.1
Baumtest – Menschtest – Verzauberte Familie[134]

Material und allgemeine Anleitung

Es werden drei Bogen weißes Zeichenpapier im DIN-A4-Format benötigt sowie ein weicher Bleistift (Nr. 2). Buntstifte und Radiergummi nur auf Wunsch. Auf der Vorderseite werden lediglich die Numerierung der Zeichenobjekte, in der Reihenfolge des Gezeichneten, sowie die Namen der Objekte notiert.

Es wird vom Psychotherapeuten besonders darauf geachtet, was das Kind ausgestrichen bzw. ausradiert hat. Es kann ihm auf Wunsch ein zweites Blatt für eine neue Zeichnung gegeben werden.

Jedes der drei Blätter ist auf der Rückseite mit Namen und Alter des Patienten sowie dem Datum des Tages der Zeichnung zu versehen.

Die Geschichten (Narrative) werden vom Psychtherapeuten auf ein Extrablatt notiert.

Baum-Zeichentest

Das Kind bekommt das Zeichenblatt in Hochformat vorgelegt, mit der Aufforderung: »Zeichne einen Baum«, also irgendeinen Baum.

Lediglich wenn das Kind schematisch einen Tannenbaum zeichnet, wird ihm ein neues Blatt vorgelegt, mit der Anregung: »Nun zeichne noch einen anderen Baum.«

Wenn das Kind fertig gezeichnet hat, bittet der Psychotherapeut es: »Erzähl doch mal etwas über den Baum. Wo könnte er stehen? Was passiert da?«

Mensch-Zeichentest

Der Psychotherapeut faltet ein Blatt vor den Augen des Kindes, das er dann im Querformat offen hinlegt mit der Aufforderung: »Nun zeichne einen Menschen – wohin du willst!«

Falls das Kind daraufhin die Frage stellt: »Einen Jungen oder ein Mädchen (einen Mann oder eine Frau)?«, sagt der Psychotherapeut: »Wie du willst.« Wenn das Kind die Zeichnung vollendet hat, wird es aufgefordert: »Und nun zeichne dazu den anderen Menschen.« Auf Nachfrage, z. B.: »Junge zu Mädchen?« oder »Groß zu klein?« bzw. umgekehrt »Mädchen zu Junge?« oder »Klein zu groß?«, »Genau so, wie du es

[134] Vgl. Biermann & Kos-Robes (1986), S. 214–222.

möchtest.« Beide Zeichnungen werden in der Reihenfolge nummeriert und Namen und Alter der gezeichneten Personen hinzugefügt.

Danach wird das Kind gebeten, zu dem Gezeichneten eine (spannende) Geschichte zu erzählen. Diese Geschichte wird auf einem Extrablatt aufgeschrieben. Es ist auch besonders darauf zu achten, *wie* das Kind diktiert!

Verzauberte Familie

Das dritte Blatt wird wiederum im Querformat vor das Kind gelegt. Danach wird es mit folgender Aufforderung angeregt, in Märchenart eine Geschichte darzustellen: »Es kommt ein Zauberer und verzaubert eine (nicht deine) Familie, und zwar alle, die zur Familie gehören, Große und Kleine. Ein Zauberer kann in alles verzaubern, was dir dazu einfällt.« Wenn das Kind beim Zeichnen schon etwas erzählt, wird das bereits notiert.

Wieder wird die Reihenfolge des Gezeichneten auf der Vorderseite vermerkt sowie die Namen der gezeichneten Figuren und das Alter. Alles Weitere wird auf einem gesonderten Blatt notiert.

Sollte das Kind fragen, ob es auch seine eigne Familie verzaubern kann, lässt man dies wiederum offen: »Wie du willst!«

Danach wird das Kind gebeten, die Geschichte der Verzauberung zu erzählen: »Wie geht es weiter? Was war vorher passiert? Warum hat der Zauberer das gemacht?«

Zur Erfassung der möglichen Identifikationen folgt danach der *Pigem-Test* mit der Aufforderung: »Wenn du selber vom Zauberer in ein Tier verzaubert würdest, in welches Tier möchtest du dann am liebsten verzaubert werden?« »Und warum?« »Und in welches Tier möchtest du auf keinen Fall verzaubert werden?« »Und warum nicht?« Auch dies wird schriftlich festgehalten.

Pigem-Test

Zur Erfassung der möglichen Identifikationen folgt danach der Pigem-Test mit der Aufforderung: »Wenn du selbst vom Zauberer in ein Tier verzaubert würdest, in welches Tier möchtest du dann am liebsten verzaubert werden?«

»Und warum?«

»Und in welches Tier möchtest du auf keinen Fall verzaubert werden?«

»Und warum nicht?«

Auch dies wird schriftlich festgehalten.

Anhang 11.2
Wartegg-Zeichentest – Auswertungsbogen[135]

Testanweisung

»Da sind acht Bilder schon angefangen, bitte male sie weiter – was dir gerade einfällt!«

Mögliche Nachfragen: »Muss ich alle der Reihe nach malen?« »Muss ich die genauso machen (die Zeichen)?« geben schon Aufschluss über charakteristische Besonderheiten des Patienten. Offene Antworten: »Was möchtest du?« »Du kannst es machen, wie du willst!« »Du entscheidest!«

Anmutungsthemen

- Zeichen 1: Zeichen der Mitte, Ich-Erleben;
- Zeichen 2: Gefühlsbereich, schwungvolle Bewegtheit;
- Zeichen 3: Streben, Steigerung, Bedürfnis nach Entfaltung;
- Zeichen 4: das Depressive, Dunkle, Schwere, Lastende, die vorliegende Problematik;
- Zeichen 5: Spannung, Dynamik, Geladenheit, Gefahr;
- Zeichen 6: Ganzheit: Zusammenhalt oder Spaltung des Ganzen;
- Zeichen 7: Sensibilität und Zartheit des Empfindens, das Fragile;
- Zeichen 8: Geschlossenheit und Rundung, schützende Geborgenheit;

- Zeichen 1 + 8 reflektiert das Selbstgefühl;
- Zeichen 2 + 7 reflektiert die Kontaktfähigkeit;
- Zeichen 3 + 5 reflektiert das Leistungsvermögen;
- Zeichen 4 + 6 reflektiert das Weltgefühl.

Bitte alle Reaktionen und Anmerkungen des Patienten aufnehmen und die Gesamtatmosphäre registrieren. Wie bewältigt das Kind die Situation, die Anforderung, die Arbeit?

Notieren Sie die Reihenfolge der Zeichen, wie der Patient sie bewältigt, wo er zögert, welches er auslässt usw. Reichern Sie an: »Welches Zeichen gefällt am besten? Welches Bild erscheint am gelungensten? Welches mochtest du überhaupt nicht?« Titel für die Bilder und/oder Geschichten zu den Bildern erfinden lassen.

[135] Vgl. Avé-Lallemant (2010 [1994]).

Am Schluss eine Geschichte über alle acht Bilder entwickeln und mögliche Erinnerungen ansprechen.

Gesamteindruck

- Sind die Zeichen eingebunden?
- Ist die Eigenqualität der Zeichen beachtet?
- Wurde das Anmutungsthema beachtet?

Formale Einordnung der Darstellung

- Formlösungen: abstrake (mathematische Zeichen) und ästhetische Lösungen (Muster und Ornamente);
- Sachlösungen: statische (Gegenstände) oder dynamische Lösungen (Ballon im Auftrieb);
- Bildlösungen: atmosphärisch akzentuiert (Landschaften), physiognomisch ausgestaltet (Gesichter, Szenen);
- Sinnlösungen: Symbolik (Masken, Kultbilder) oder Allegorien, die einen Begriff, eine Redewendung ausdrücken;
- gegenstandsfreie Ausdruckslösungen.

Inhaltliche Antworten

Analyse und Interpretation von Ausdrucksverhalten und symbolischem Gehalt als Ausdruck tiefenpsychologisch wirksamen Erlebens. (Sichern Sie sich vorsichtig tastend beim Kind ab!)

Stricharten

- Strichbeschaffenheit: fester Strich, scharfer Strich, toniger Strich, zarter Strich, Druckstärke, Strichbreite;
- Art der Strichführung: sicher-durchgezogen, unsicher-abgesetzt, abgesetzt-unabgesetzt;
- Konturierung?
- Schattierung?

Kompositorische Einfügung

- Einfügung des zeichnerischen Gebildes in das umrandete Feld?
- Disziplinierte oder unbeherrschte Raumerfassung?
- Fließende oder abgesetzte Bewegung?
- Aufgelockerte oder geschlossene Formgebung?
- Flächenbehandlung: Fülle, Magerkeit, Einbeziehung des Flächenraumes? Berücksichtigung des Rahmens?
- Zeichen übermalt?

Zusammenschau der Ergebnisse

- Kombination, Vergleich, Zusammenschau, Synthese der Ergebnisse;
- entwicklungs-, phasen-, geschlechtsspezifische und individuelle Auswertung!

Anhang 12.1
Schwarzfuß-Test – Auswertungsbogen[136]

Datum: .... Chiffre: ....

Benennung der Beteiligten auf der Titelkarte

Charakter	Alter	w/m	Name des Schweinchens
Schwarzfuß			
Weißes Schwein 1			
Weißes Schwein 2			
Großes Schwein (Vater)			
Großes Schwein (Mutter)			

Testdurchgang 1 (freie Geschichte)

Das Kind wählt Karten aus, zu denen es eine Geschichte erzählt. Die gewählten Karten werden in der zweiten Spalte der unten stehenden Auswertungstabelle angekreuzt.

Testdurchgang 2 (Kartenspiel)

Testdurchgang 2 wird zusammen mit Testdurchgang 3 durchgeführt. Das Kind beschreibt die Karten und zeigt Zustimmung bzw. Ablehnung der einzelnen Karten entweder durch verbale Beschreibung, oder durch Sortieren in gute oder schlechte Karten. Diese Zustimmung bzw. Ablehnung als (+) oder (-) in der dritten bzw. vierten Spalte der Auswertungstabelle bei jeder Karte ankreuzen. Heftigkeit der Ablehnung oder Zustimmung kann durch ein doppeltes (++) oder (- -) gekennzeichnet werden.

Testdurchgang 3 (bevorzugte Identifikation)

»Wen würdest du aus diesen Bildern spielen, wenn aus den Bildern ein Film gemacht würde?« Die jeweils bevorzugte Identifikation in den Spalten 5–11 ankreuzen. (Schwarzfuß, weißes Schweinchen, Vater, Mutter, der »Mächtige«, Niemand, etwas anderes). Für alle Durchgänge gilt: Notieren der affektiven Beteiligung in Spalte 12.

[136] Der Bogen wurde nach einer Vorlage von Sibylle Moisl und Achim Timmik (2014) erstellt.

Zusatzfragen am Ende des gesamten Tests

Wem geht es am besten und warum?

....

Wem geht es am schlechtesten und warum?

....

Was denkt Schwarzfuß darüber, dass es einen schwarzen Fuß hat?

....

....

Notizen:

....

....

....

....

....

....

Schwarzfuß-Test – Auswertungstabelle

				Identifizierung mit:							
Bildnummer/ Bildbezeichnung	gewählte Karte ankreuzen	+ + Zustimmung	– – Ablehnung	Schwarzfuß	weißem Schwein	Vater	Mutter	einem Mächtigem	niemand	etwas anderem	Affektive Beteiligung
(0) Titel											
(1) Trog											
(2) Kuss											
(3) Streit											
(4) Karren											
(5) Ziege											
(6) Aufbruch											
(7) Zögern											
(8) Gans											
(9) Schmutz-spiele											
(10) Nacht											
(11) Wurf											
(12) Traum M.											
(13) Traum V.											
(14) Säugen 1											
(15) Säugen 2											
(16) Loch											
(17) Fee											

Anhang 12.2
Satzergänzungsbogen (nach Gerd Biermann)[137]

Ich finde es toll, wenn ....

… Vater ....

Ich habe Angst ....

Wenn ich älter bin ....

Meine Schularbeiten ....

Ich finde es scheußlich ....

Manchmal träume ich ....

Es ist mir peinlich ....

Am besten kann ich ....

Es tut mir schrecklich leid ....

Andere Kinder ....

Die Lehrer ....

Die meisten Jungen ....

Ich fühle mich am wohlsten ....

Im Dunkeln ....

Mich ärgert es ....

Meine Geschwister ....

Die Schule ....

[137] Bislang unveröffentlichte Version der Ärztlichen Akademie.

Die Erwachsenen ....

Ich brauche ....

… Mutter ....

Ich kann nicht ....

Das einzig Dumme ist ....

Die meisten Mädchen ....

Hoffentlich ....

Meine größte Sorge ist ....

Ganz im Geheimen ....

Chiffre des Patienten

Buchstabe des Nachnamens und Geburtsdatum: X ttmmjj – m/w

Datum: ....

Name des Psychoherapeuten: ....

Anhang 14.1
Diagnostikverfahren zur Bindung im Entwicklungsverlauf[138]

Alter	Erhebungsverfahren	Methodischer Zugang
12–18 Monate	Fremde Situation – Kleinkinder CARE-Index (0–30 Monate)	Beobachtungsverfahren
2 ½–5 ½ Jahre	Fremde Situation – Kindergarten und Vorschulalter Attachment Q Sort	
5–8 Jahre	Trennungsbilder (SAT) Geschichtenergänzungsverfahren	Projektive Verfahren
8–14 Jahre	Child Attachment Interview Bindungsinterview für die späte Kindheit Bochumer Bindungstest (projektiv)	Interviewverfahren und projektive Verfahren
Ab 16 Jahre	Adult Attachment Interview, vereinfacht für Jugendliche	
Ab 18 Jahre	Adult Attachment Interview Adult Attachment Projective (projektiv) Bielefelder FB zu Partnerschaftserwartungen	

[138] Quelle: Berg, M. (2013), S. 80, Tabelle 4.1. Mit freundlicher Genehmigung des SKZ Verlags.

Anhang 14.2
Orientierungshilfe zur Identifizierung der Bindungsstrategien im (GEV-B)[139]

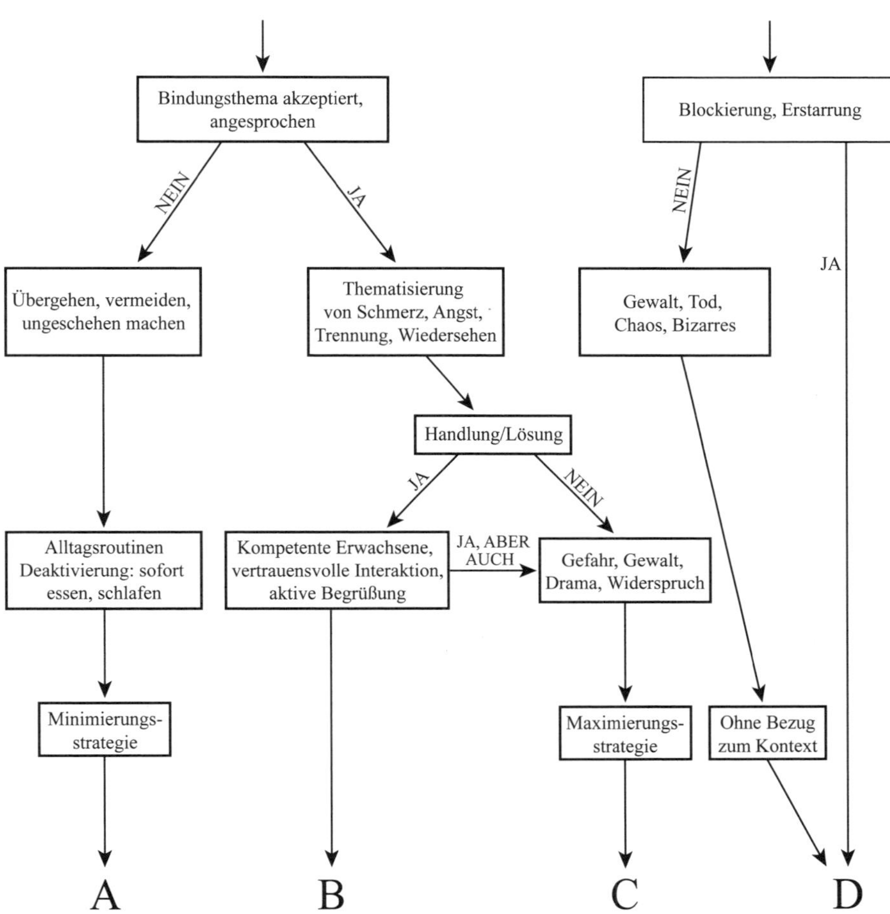

A = unsicher/vermeidend, B = sicher gebunden, C = unsicher/ambivalent, D = desorganisiert/desorientiert

[139] Aus: Gloger-Tippelt & König: *Bindung in der mittleren Kindheit.* © 2016 Programm PVU Psychologie Verlags Union in der Verlagsgruppe Beltz – Weinheim, Basel.

Anhang 15.1
Protokollbogen zum Scenotest[140]

Datum .... Chiffre ....

(Zutreffendes bitte markieren!)

Spieleinstellung: interessiert / aufgabeorientiert / anfängliche Hemmung / Unlust / Ablehnung

Gesprächsverhalten: spontan / auf Ansprache / wortkarg / mitteilsam / redselig / Begleitkommentar zum Spiel / kein Gesprächskontakt / Objektkritik / Subjektkritik

Spielverhalten: planvoll / ausgeglichen / hingegeben / konzentriert / verlangsamt / konzentrationsgestört / hastig / agierend / beziehungslos / aggressiv / dramatisch

Spielende: von selber / durch den Psychotherapeuten / noch letzte Änderungen nach Spielschluss / Hilfe beim Aufräumen / erlaubt Foto / will Foto haben

Spielaufbau: planvoll / planlos / vom Spielkern ausgehend

Spielflächennutzung: peripher / zentral / subjektnähe / subjektfern / Eckenbetonung / Randbetonung /Insel- (Gruppen)-Bildung / diagonale Anordnung / Flächenaufteilung / gesamte Spielfläche / konstruktiv / Rahmensprengung

Spielverlauf: gleichmäßig / wechselnd / anreichernd / verarmt / Umbau / Austausch

Ausdrucksgehalt: harmonisch / Gestik der Puppen / Figuren aufeinander bezogen / beziehungslos zueinander

Formales: Reihungen / Umgrenzungen / vertikale Spieltendenz / Symmetriebetonung von Form oder Farbe / formloses (dissoziiertes) Spiel

Verwendete Materialien: Anzahl: 1–7 / 8–17 / 18–36 / 37–50 / >50 / alle

Spielszene: Landschaft / Haus / Familie / Straße / andere

[140] Vgl. Biermann (1970) – mit Ergänzungen.

Geäußerte Symbolik: ....

Aggressionszeichen: Mensch / Tier / Gegenstand

Regressionszeichen: ....

Ablehnung von Spielelementen: unbewusst / angegeben

Deutung: spontan / erfragt / bewusst / unbewusst

Identifizierung mit: ....

spontan / erfragt / bewusst / unbewusst

Schlüsselsituation: ....

Originallösung, welche? ....

Vulgärlösungen (gemeint sind häufig vorkommende Lösungen): Baby oder Kind auf Fell / Baby oder Kind auf Klosett / Baby mit Flasche oder Töpfchen / Liegestuhl und Fell mit Oma, Mutter, Kind, Baby/Dienstmädchen mit Haushaltsgerät / Mutter mit Kind / Eltern mit Kind / Dienstmädchen mit Kind /Eltern, Großeltern, Kindergruppe im Spiel / Engel bei Baby / Tisch, Decke, Geschirr / Zwerg im Wald / Engel auf Dach, Mauer, Säule / Auto und Garage / Auto auf Straße, Damm oder Brücke / Fuchs im Wald / Fuchs und Gans / Affe auf Baum / Storch auf Dach oder Säule / Tier im Gehege / Kuh im Gehege

Titel des »Filmes«: ....

Geschichte (Narrativ): freimütig / schleppend/ unlustig / verweigert (Volltext der Geschichte auf Extrablatt)

Diagnose: ....

Spieldauer: .... Minuten

Anmerkungen: ....

....

....

....

....

Anhang 15.2

AUSWERTUNGSBOGEN PLÄMOKASTEN

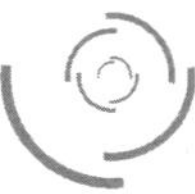

Name d. Therapeuten: ______________________

KJ-Arzt | ÄP | KJP | PP   psychotherapeutisch tätig seit | J | J | J | J |

Patient: Chiffre | ▲ | T | T | M | M | J | J | Geschlecht | m | w |
(Anfangsbuchstabe des Nachnamens)

Datum des Tests/Spiels | T | T | M | M | J | J |

in der ▲ probatorischen Stunde   ▲ Behandlungsstunde
(Anzahl eintragen)   (Anzahl eintragen)

Kind/Jugendliche lebt:

- ☐ bei beiden Eltern
- ☐ bei einem Elternteil
- ☐ in Pflegefamilie / Adoptivfamilie / Patchworkfamilie
- ☐ im Heim
- ☐ sonstiges

Vorstellungsgrund/Symptomatik:

____

Anzahl der verwendeten Figuren:

☐ < 10   ☐ 11-20   ☐ 21-50   ☐ 51 und mehr

Bedeutsame Figur / Identifikationsfigur: ______________________

Thema/Titel des „Films“: ______________________

Kurze Skizzierung der Szene(n): (Aussagekräftiges Foto)

____

____

Kurze Darstellung des wesentlichen Inhaltes: (Die ganze Geschichte auf extra Blatt)

____

____

Übertragung/Gegenübertragung: ______________________

____

Fortsetzung Auswertungsbogen PLAMOKASTEN

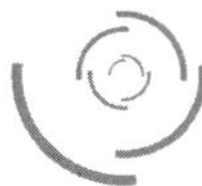

Bevorzugte Abwehrmechanismen: ______________________________

____

Diagnose(n) nach OPD-KJ:

- Achse Struktur: **Integrationsniveau**

☐ gut ☐ mäßig ☐ gering ☐ Desintegration

- Achse Beziehung:

Dyaden	Triaden
☐ freundlich	☐ freundlich
☐ feindlich	☐ feindlich
☐ selbständig	☐ selbständig
☐ gefügig	☐ gefügig
☐ abhängig	☐ abhängig

- Achse Konflikt:

Rangfolge der vorhandenen Konflikte (Zahl eintragen) // Modus ankreuzen: aktiv (A) / passiv (P)

Konflikt	Rang	A	P
Nähe vs. Distanz	☐	A	P
Unterwerfung vs. Kontrolle	☐	A	P
Selbstversorgen vs. Versorgt werden	☐	A	P
Selbstwertkonflikt	☐	A	P
Schuldkonflikt	☐	A	P
Ödipaler Konflikt	☐	A	P
Identitätskonflikt	☐	A	P

- Achse Behandlungsvoraussetzungen:

u.a. Leidensdruck, Veränderungsmotivation, Ressourcen, therapeutisches Arbeitsbündnis:

____

____

Diagnose(n) nach ICD 10: ______________________________

Bemerkungen: ______________________________

____

Über eine Kopie Ihrer Auswertungsbögen zur weiteren wissenschaftlichen Auswertung würden wir uns sehr freuen. Bitte direkt an die Ärztliche Akademie für Psychotherpie von Kindern und Jugendlichen e. V., Spiegelstraße 5, D-81241 München senden.

Literatur

Abelin, E. (1986 [1971]): Die Theorie der frühkindlichen Triangulation. Von der Psychologie zur Psychoanalyse. In: Stork, J. (Hrsg.) (1986): *Das Vaterbild in Kontinuität und Wandel*. Stuttgart (Frommann-Holzboog), S. 45–72.

Abraham, A. (1978 [1963]): *Der Menschtest auf der Grundlage des Mensch-Zeichentests Karin Machovers*. München (Ernst Reinhardt).

Adler, A. (1976 [1930]): *Kindererziehung*. Frankfurt a. M. (Fischer).

Adler, D. (2012): *Der Antrag auf psychodynamische Psychotherapie*. Gießen (Psychosozial).

Althoff, M.-L. (2007): Rahmenbedingungen der Psychotherapie. In: Hiller, Leibing u. a. (Hrsg. der Reihe): *Lehrbuch der Psychotherapie, Band 5* (Hrsg. Hopf, H. & Windaus, E.): *Psychoanalytische und tiefenpsychologisch fundierte Kinder- und Jugendlichenpsychotherapie*. München (CIP-Medien), S. 177–194.

Altmann-Herz, U. (1991): *Zur Theorie und Praxis des Sceno-Tests. Eine Übersicht zur diagnostisch-therapeutischen Anwendung*. In: Acta Paedopsychiatrica 53. Muttenz (CH) (Schwabe), S. 35–44.

Alvarez, A. (2014): *Das denkende Herz. Drei Ebenen psychoanalytischer Therapie mit gestörten Kindern*. Frankfurt a. M. (Brandes & Apsel).

AKJP (2013): Facetten des Spielens. Themenheft. *Analytische Kinder- und Jugendlichenpsychotherapie*, 57, XLIV, 1. Frankfurt a. M. (Brandes & Apsel).

Ammann, R. (1989): *Heilende Bilder der Seele*. München (Kösel).

Andersen, H. C. (1873): Das kleine Mädchen mit den Schwefelhölzern. In: *Andersen's sämtliche Märchen*. Braunschweig (Archiv Verlag), 2007, Reprint der Originalausgabe von 1873, S. 421 – 424.

Anger, H. & Schön, T. (Hrsg.) (2012): *Gestalttherapie mit Kindern und Jugendlichen*. Bergisch Gladbach (EHP).

Anzieu, A., Anzieu-Premmereur, Ch. & Daymas, S. (2006): *Das Spiel in der Kinderpsychotherapie*. Frankfurt a. M. (Brandes & Apsel, edition diskord).

Arbeitskreis OPD-KJ-2 (2016): *OPD-KJ-2. Operationalisierte Psychodynamische Diagnostik im Kindes- und Jugendalter. Grundlagen und Manual*. Göttingen (Hogrefe), 2., überarbeitete Aufl.

Archive for Reseach in Archetypical Symbolism (2011): *Das Buch der Symbole*. Köln (Taschen).

Argelander, H. (1970): Die szenische Funktion des Ichs und ihre Anteile an der Symptom- und Charakterbildung. *Psyche – Z Psychoanal*, 24, 1970, 325–345.

Auchter, T. & Strauss L. (1999): *Kleines Wörterbuch der Psychoanalyse*. Göttingen (Vandenhoeck & Ruprecht).

Avé-Lallemant, U. (2010 [1994]): *Der Wartegg-Zeichentest in der Lebensberatung*. München (Reinhardt).

Axline, V. M. (2002 [1947]): *Kinder-Spieltherapie im nicht-direktiven Verfahren*. München (Reinhardt)

Baulig, I. & Baulig, V. (2006): *Kinderwelttest – KWT*. Göttingen (Hogrefe).

Bauriedl, T. (2004 [1994]): *Auch ohne Couch: Psychoanalyse als Beziehungstheorie und ihre Anwendungen*. München (Klett-Cotta).

Benecke, C., Cierpka, M., Juen, F., & Schick, A. (2009): Verhaltensprobleme und das Erkennen mentaler Zustände im Vorschulalter. *Praxis der Kinderpsychologie und Kinderpsychiatrie*, 58(6), 407–418.

Benz, A. (1988): Möglichkeiten des psychoanalytischen Erstinterviews. *Psyche – Z Psychoanal*, 42(7), S. 577–601.

Berg, M., (2013): *Bindungswissen und Bindungsdiagnostik in der Erziehungsberatung. Fragen – Befunde – Perspektiven*. Weitramsdorf (SKZ).

Berns, I. & Reinholz, K. (2000): *Was benötigen analytische Kinder- und Jugendlichenpsychotherapeuten in ihren Praxen, um wirksam arbeiten zu können? DPG-Arbeitsgruppe Hannover*. In: Hannoversche Werkstattberichte 12.

Biedermann, H. (1989): *Knaur's Lexikon der Symbole*. München (Droemer-Knaur).

Biermann, G. (1970): Auswertungsbogen für den Scenotest. In: Diagnostische und therapeutische Möglichkeiten des Scenotestspiels. *Archiv für Kinderheilkunde*, 181(1), 63–76.

Biermann, G. & Biermann, R. (1998): Das Scenospiel im Wandel der Zeiten. *Praxis der Kinderpsychologie und Kinderpsychiatrie*, 47, 3, 186–202.

Biermann, G. & Kos-Robes, M. (1986): Die Zeichentest-Batterie – Baum – Mensch – Verzauberte Familie. *Praxis der Kinderpsychologie und Kinderpsychiatrie*, 35, 214–222.

Bion, W. (1992 [1961]): *Lernen durch Erfahrung*. Frankfurt a. M. (Suhrkamp).

Bodenheimer, A. R. (2004 [1984]): *Warum? Von der Obszönität des Fragens*. Stuttgart (Reclam).

Bohleber, W. (2013): Der psychoanalytische Begriff des Unbewussten und seine Entwicklung. *Psyche – Z Psychoanal*, 67, 807–816.

Bolgar, H. & Fischer, L. (1947): Personality projection in the World-Test. *American Journal of Orthopsychiatry*, 17, 117–128.

Bohm, E. (1996): *Lehrbuch der Rorschach-Psychodiagnostik*. Göttingen (Hogrefe), 7. Aufl.

Bollas, D. (1997 [1987]): *Der Schatten des Objekts*. Stuttgart (Klett-Cotta).

Brem-Gräser, L. (2001): *Familie in Tieren*. München/Basel (Ernst Reinhardt).

Bretherton, I., Prentiss, C. & Ridgeway, D. (1990): Family relationships as represented in a story-completion task at thirty-seven and fifty-four months of age. *New directions for child development*, 48, 85–105. DOI: 10.1002/cd.23219904807.

Buchholz, M. B. (2011): Körper-Bild-Szene-Geste-Sprechen. Wie alles zwanglos auseinander hervorgeht. *Analytische Kinder- und Jugendlichen-Psychotherapie*, 149, XLII., 1, 7–34.

Bühler, Ch. (1928): *Kindheit und Jugend.* Leipzig (Hirzel).

Bühler, Ch. (1951): The World Test: A projective technique. *Journal of Child Psychiatry*, 2, 4–23.

Bühler, K. (1967 [1930]): *Die geistige Entwicklung des Kindes.* Jena (G. Fischer).

Burchartz, A. (2012): *Psychodynamische Psychotherapie bei Kindern und Jugendlichen. Das tiefenpsychologisch fundierte Verfahren, Basiswissen und Praxis.* Stuttgart (Kohlhammer).

Burchartz, A., Hopf, H. & Lutz, Ch. (2016): *Psychodynamische Therapien mit Kindern, Jugendlichen und jungen Erwachsenen.* Stuttgart (Kohlhammer).

Bürgin, D. (2000): Phantasie. In: Mertens & Waldvogel (Hrsg.): *Handbuch psychoanalytischer Grundbegriffe.* Stuttgart (Kohlhammer), S. 565–569.

Bürgin, D. (2013): Das Spiel, das Spielerische und die Spielenden. In: *Analytische Kinder- und Jugendlichen-Psychotherapie*, 157, XLIV., 1, 9–27.

Bürgin, D. & Steck, B. (2013): *Indikation psychoanalytischer Psychotherapie bei Kindern und Jugendlichen.* Stuttgart (Klett-Cotta).

Casement, P. (1989): *Vom Patienten lernen.* Stuttgart (Klett-Cotta).

Cassirer, E. (1960 [1944]): *Was ist der Mensch? Versuch einer Philosophie der menschlichen Kultur.* Stuttgart (Kohlhammer).

Charles, D. (2015): *Playmobil – Share the smile.* Tielt (B) (Lannoo).

Cierpka, M. (Hrsg.) (1988): *Familiendiagnostik.* Heidelberg (Springer).

Corman, L. (2013 [1977]): *Der Schwarzfuß-Test. Grundlagen, Durchführung, Deutung und Auswertung.* München (Reinhardt).

Corman, L. (2013): *Der Schwarzfuß-Test. Testmappe mit 18 Bildkarten.* München (Reinhardt).

Csíkszentmihályi, M. (2000): *Das Flow-Erlebnis. Jenseits von Angst und Langeweile: im Tun aufgehen.* Stuttgart (Klett-Cotta).

Delfos, M. F. (2015): *Sag mir mal... Gesprächsführung mit Kindern.* Weinheim (Beltz).

Diederichs-Paeschke, V., Forkel, C., Held, U., Jaletzke, C., Stafski, B. & Bilke-Hentsch, O. (2011): Psychoanalytisches Erstgespräch und OPD-KJ-Interview Kein Spagat! *Praxis der Kinderpsychologie und Kinderpsychiatrie*, 60(1), 4–26. DOI: 10.13109/prkk.2011.60.1.4.

Diepold, B. (1997): Zum Spielraum zwischen Narzissmus und Triebdynamik. *Kinderanalyse*, 5, 370–383.

Dieter, W. (2015): *Phantasie und Imagination – ein Beitrag zu einer Theorie der Imagination.* In: Imagination 1. (OEGATAP).

Dilling, H., Mombour M., Schmidt, H. & Coltart, I. (WHO) (Hrsg.) (2015): *Internationale Klassifikation psychischer Störungen: ICD-10 Kapitel V (F) Klinisch-diagnostische Leitlinien.* Göttingen (Hogrefe), 10. überarbeitete Aufl.

Dornes, M. (2004): Über Mentalisierung, Affektregulierung und die Entwicklung des Selbst. *Forum der Psychoanalyse*, 20, 175–199. DOI: 10.1007/s00451-004-0195-4.

Dornes, M. (2015 [1993]): *Der kompetente Säugling.* Frankfurt (Fischer).

Drewermann, E. & Neuhaus, I. (1992): *Schneeweißchen und Rosenrot*. Olten (Walter).

Drews, S. (Hrsg.) (2000): *Zum szenischen Verstehen in der Psychoanalyse*. Frankfurt a. M. (Brandes & Apsel).

Düss, L. (1956): *Fabelmethode und Untersuchungen über den Widerstand in der Kinderanalyse*. Biel (CH): Institut für Psychohygiene.

Elkonin, D. (1980): *Psychologie des Spiels*. Köln (Pahl-Rugenstein).

Emde, R. N. (2001): *Infancy to early childhood: Genetic and environmental influences on developmental change*. Oxford University Press.

Emde, R. N. (2003): Early Narratives: A Window to the Child's inner world. In: Emde, R. N., Wolf, D. & Oppenheim, D. (Hrsg.): *Revealing the Inner Worlds of Young Children*. Oxford (Oxford University Press), S. 3–36.

Engels, H. (1957): *Eine spezielle Untersuchungsmethode mit dem Sceno-Test (von Staabs-Test) zur Erforschung der normalen kindlichen Persönlichkeit*. Münster (Aschendorffsche Verlagsbuchhandlung).

Erikson, E. H. (1966 [1959]): *Identität und Lebenszyklus, Aufsätze*. Frankfurt a. M. (Suhrkamp TB Wiss. 1976).

Erikson, E. H. (1978): *Kinderspiel und politische Phantasie. Stufen in der Ritualisierung der Realität*. Frankfurt a. M. (Wiss. Sonderausgabe Suhrkamp).

Ermert, C. (1997): *Scenotest Handbuch*. Bern (Hans Huber).

Ferenczi, S. (2004 [1913]): Ein kleiner Hahnemann. In: Ders.: *Schriften zur Psychoanalyse 1*. Hrsg. v. M. Balint. Gießen (Psychosozial), S. 164 – 171.

Ferenczi, S. (1964 [1913]): Zur Ontogenese der Symbole. In: Ders.: *Bausteine zur Psychoanalyse 1*. Bern (Huber).

Fliedl, R., Zajec, K., Juen, F., Kaiser, J., Cropp, C., Noske, J., Singer, V., Claaßen, B. & Riediger, B. (2020): Anleitung zum Rating. In: Fliedl, R, Cropp, C. & Zajec, K. (Hrsg.): *Die Beziehungsachse der OPD-KJ-2: Klinische Anwendung und konzeptuelle Erweiterungen*. Göttingen (Vandenhoeck & Ruprecht), S. 36–69.

Fliegner, J. (1995): »Sceno-R«: Eine Materialrevision des Scenotests. *Praxis der Kinderpsychologie und Kinderpsychiatrie*, 44, 95, 215–221.

Fliegner, J. (2012 [2004]): *Scenotest-Praxis: Handbuch zur Durchführung, Auswertung und Interpretation*. Heidelberg und Kröning (Asanger).

Fonagy, P. (2001): *Bindungstheorie und Psychoanalyse*. Stuttgart (Klett-Cotta), S. 90–101.

Fonagy, P., György, G., Jurist, E. & Target, M. (2004): *Affektregulierung, Mentalisierung und die Entwicklung des Selbst*. Stuttgart (Klett-Cotta).

Franz, M. & Karger, A. (2013): *Scheiden tut weh*. Göttingen (Vandenhoeck & Ruprecht).

Fraiberg, S. (1998): *Die magischen Jahre. Familiäre Beziehungen in der frühen Kindheit*. Hamburg (Hoffmann & Campe).

Freud, A. (1966): *Einführung in die Technik der Kinderanalyse*. München (Ernst Reinhardt).

Freud, A. (1968): *Wege und Irrwege der Kinderentwicklung*. Stuttgart (Klett-Cotta).

Freud, A. (1984 [1936]): *Das Ich und die Abwehrmechanismen*. Frankfurt a. M. (Fischer).

Freud, S. (1900): Die Traumdeutung. *GW II/III*. Und: *Studienausgabe Band II*. Frankfurt a. M. (Fischer).

Freud, S. (1908): Der Dichter und das Phantasieren. *GW VII*, S. 213–223. Und: *Studienausgabe Band X*. Frankfurt a. M. (Fischer).

Freud, S. (1909): Analyse der Phobie eines fünfjährigen Knaben. *GW VII*, S. 227–231. Und: *Studienausgabe Band VII*. Frankfurt a. M. (Fischer).

Freud, S. (1913): Weitere Ratschläge zur Technik der Psychoanalyse 1. *GW VIII*, S. 454–478. Und: *Studienausgabe Band VII*. Frankfurt a. M. (Fischer).

Freud, S. (1916–17): Die Wege der Symptombildung. In: *Vorlesungen zur Einführung in die Psychoanalyse. GW XI*, S. 372–391. Und: *Studienausgabe Band I* (1969): Vorlesungen zur Einführung in die Psychoanalyse und Neue Folge, Kapitel 23. Frankfurt a. M. (Fischer).

Freud, S. (2000 [1919]): Wege der Psychoanalytischen Therapie. *GW XII*, S. 183–194. Und: *Studienausgabe Band XI*. Frankfurt a. M. (Fischer).

Freud, S. (2000, 1940 [1920]): Jenseits des Lustprinzips. *GW XIII*, S. 1–69. Und: *Studienausgabe Band III*, Frankfurt a. M. (Fischer).

Freud, S. (2000 [1940]): Abriss der Psychoanalyse. *GW XVII*, 63–138. Und: *Studienausgabe Ergänzungsband*, Frankfurt a. M. (Fischer).

Frohberg, U. (1980): Das Sandspiel im therapeutischen Prozess. *Beiträge zur analytischen Kinder- und Jugendlichenpsychotherapie*, 30. Fellbach (Adolf Bonz), 2–18.

Fromm, E. (1951): *Märchen, Mythen, Träume. Eine Einführung in das Verständnis einer vergessenen Sprache*. Reinbek bei Hamburg (Rowohlt).

Fürstenau, P. (1992): *Entwicklungsförderung durch Therapie*. München (Pfeiffer).

Gehring, T. (1998): *FAST – Familiensystemtest Manual*. Göttingen (Testzentrale) (Beltz), 2. Aufl.

Gloger-Tippelt, G. & Hofmann, V. (1997): Das Adult Attachment Interview: Konzeption, Methode und Erfahrungen im deutschen Sprachraum. *Kindheit und Erziehung*, 3, 16–72, 2. Aufl. 2016.

Gloger-Tippelt, G. & König, L. (2009): *Bindung in der mittleren Kindheit: Das Geschichtenergänzungsverfahren zur Bindung fünf- bis achtjähriger Kinder (GEV-B)*. Weinheim (Beltz).

Goffmann, E. (1973 [1961]): *Asyle. Über die soziale Situation psychiatrischer Patienten und anderer Insassen*. Frankfurt a. M. (Suhrkamp).

Goffmann, E. (2003 [1959]): *Wir alle spielen Theater. Die Selbstdarstellung im Alltag*. München (Piper).

Gold, K., Grothues, D., Leitzmann, M., Gruber, H. & Melter, M. (2012): Spieltherapie im Krankenhaus. *Praxis der Kinderpsychologie und Kinderpsychiatrie*, 61, 157–166.

Goldberg et al. (1987): Biografische Leiter. In: Arolt, V., Reimer, C. & Dilling, H. (2001): *Psychiatrie*. Berlin/Heidelberg/New York (Springer).

Gontard, A. (2013 [2007]): *Theorie und Praxis der Sandspieltherapie*. Stuttgart (Kohlhammer).

Groddeck, G. (2004 [1923]): *Das Buch vom Es*. Frankfurt a. M. (Stroemfeld).

Groos, K. (1899): *Die Spiele der Menschen*. Jena (G. Fischer).

Gubelmann-Kull, S. (1995): *Ein Ich wächst aus Bewußtseinsinseln*. Olten/Freiburg (Walter).

Günter, M. (2003): *Psychotherapeutische Erstinterviews mit Kindern. Winnicotts Squiggletechnik in der Praxis*. Stuttgart (Klett-Cotta).

Hartmann, H. (1975 [1939]): *Ich-Psychologie und Anpassungsproblem*. Stuttgart (Klett).

Heigl-Evers, H. & Heigl, F. (1975): *Geben und Nehmen in der Ehe. Eine tiefenpsychologische Studie*. München (Kindler).

Heigl-Evers, H. & Heigl, F. (1983): Das interaktionale Prinzip der Einzel- und Gruppenpsychotherapie. *Z Psychosom. Med*, 29, 1–14.

Herzog, J. M. (1994): Spielmethoden in Kinderanalysen. In: Pedrina, F., Mögel, M. & Garstrick, E. (Hrsg.): *Spielräume*. Tübingen (edition discord), S. 15–34.

Hesse, H. (1974): *Siddhartha. Eine indische Dichtung*. Frankfurt a. M. (Suhrkamp).

Höfer, S. (2014): *Spieltherapie. Geleitetes individuelles Spiel in der Verhaltenstherapie*. Weinheim/Basel (Beltz).

Hoffmann, S. O. (1987): Die psychoanalytische Abwehrlehre – aktuell, antiquiert oder obsolet. *Forum der Psychoanalyse*, 3, 22–39.

Hoffmann S. O. et al. (2009): *Neurotische Störungen und psychosomatische Medizin*. Stuttgart (Schattauer).

Holderegger, H. (2007): Die kindliche Verarbeitung familiärer Konflikte in bildnerischen und textlichen Alltagsproduktionen. *Kinderanalyse*, 15(2), 130–147.

Holler, A. & Götz, M. (2011): *Nicht ohne meinen Teddy! Die Gefährten der Kindheit*. Hrsg. v. Internationales Zentralinstitut für das Jugend- und Bildungsfernsehen (IZI). Online: https://izi.br.de/deutsch/forschung/fernsehen/GefaehrtenderKindheit_IZI.pdf.

Hopf, H. (2016a): *Kinderträume verstehen*. Frankfurt a. M. (Mabuse).

Hopf, H. (2016b): Hinweise zur Erstellung der Psychodynamik. In: Vereinigung Analytischer Kinder- und Jugendlichenpsychotherapeuten in Deutschland e. V. (VAKJP): *Mitgliederrundschreiben*, Nr. 2/2016. Berlin (Eigenverlag), S. 15–17.

Hopkins, J. (2008): *Bindung und das Unbewusste. Ein undogmatischer Blick in die kinderpsychoanalytische Praxis*. Frankfurt a. M. (Brandes & Apsel).

Hüther, G. (2015): *Etwas mehr Hirn bitte: Eine Einladung zur Wiederentdeckung der Freude am eigenen Denken und der Lust am gemeinsamen Gestalten*. Göttingen (Vandenhoeck & Ruprecht).

Hug-Hellmuth, H. (1994 [1920]): Zur Technik der Kinderanalyse. *Kinderanalyse*, 1, 9–27.

Huizinga, J. (1962 [1938]) Homo Ludens. In: Flitner, A. (Hrsg.) (2009): *Homo ludens. Vom Ursprung der Kultur im Spiel*. Hamburg (Rowohlt).

Hurry, A. (2002): *Psychoanalyse und Entwicklungsförderung*. Frankfurt a. M. (Brandes & Apsel).

Janosch (2004 [1978]): *Ach, so schön ist Panama: Alle Tiger- und Bär-Geschichten erstmals in einem Band.* Weinheim (Beltz & Gelberg).

Jopt, U. (2013): Trennungsleid im Spannungsfeld zwischen Partnerschaft und Elternschaft. In: Ders. (2013): *Scheiden tut weh.* Göttingen (Vandenhoeck & Ruprecht), S. 189–214.

Juen, F. (2014): Aspekte der Mentalisierungsdiagnostik bei Kindern [Facets of diagnostics of mentalization in children]. *Praxis der Kinderpsychologie und Kinderpsychiatrie*, 63(9), 723–729. DOI: 10.13109/prkk.2014.63.9.723.

Juen, F. & Kaiser, J. (2020): Anwendung der OPD-KJ Beziehungsachse im Säuglings- und Kleinkindalter. In: Fliedl, R., Cropp, C. & Zajec, K. (Hrsg.): *Die Beziehungsachse der OPD-KJ-2: Klinische Anwendung und konzeptuelle Erweiterungen.* Göttingen (Vandenhoeck & Ruprecht).

Juen, F., Schick, A., Cierpka, M. & Benecke, C. (2009): Verhaltensprobleme und das Erkennen mentaler Zustände im Vorschulalter [Behavior problems and identification of mental states in preschoolers]. *Praxis der Kinderpsychologie und Kinderpsychiatrie*, 58(6), 407–418. DOI: 10.13109/prkk.2009.58.6.407.

Jung, C. G. u. a. (1999 [1964]): *Der Mensch und seine Symbole.* Ostfildern (Patmos).

Kalff, D. (1969): Das Sandspiel. Ein Beitrag aus der Sicht C. G. Jungs zur Psychotherapie. In: Biermann, G. (Hrsg): *Handbuch der Kinderpsychotherapie I.* München (Reinhardt), S. 451–456.

Kalff, D. (1979): *Sandspiel, seine therapeutische Wirkung auf die Psyche.* Erlenbach-Zürich (Rentsch).

Kalff, D. (2005): Einführung in die Sandspieltherapie. *Sandspiel-Therapie*, 19.

Kalff, M. (1996): Zwanzig Punkte zur Interpretation des Sandspiels. *Sandspiel-Therapie*, 5, 43–55.

KBV Informationsblatt PT 3a/b/c (K) bzw. PT 3a/b/c (K) EK – 1.2000. Lütjensee (Paul Albrechts).

Kernberg, O. F. (1992): *Objektbeziehungen und Praxis der Psychoanalyse.* Stuttgart (Klett-Cotta).

Kernberg, P. (1995): Die Formen des Spielens. In: Österreichische Studiengesellschaft für Kinderpsychoanalyse (Hrsg.): *Studien zur Kinderpsychoanalyse, Jahrbuch XII.* Göttingen (Vandenhoeck & Ruprecht), S. 9–34 .

Kernberg, P. (2006): Formen des Spiels. *Kinderanalyse*, 14, 366–386.

Kernberg, P., Weiner, A. & Bardenstein, K. (2005 [2000]): *Persönlichkeitsstörungen bei Kindern und Jugendlichen.* Stuttgart (Klett-Cotta), S. 70–81.

Khan, M. (1973 [1971]): Vorwort. In: Winnicott, D. W.: *Psychotherapeutische Arbeit mit Kindern. Therapeutic Consultations in Child Psychiatry.* München (Kindler), Studienausgabe: 1973, VII-XLVIII.

King, V. & Gerisch, B. (2009): *Zeitgewinn und Selbstverlust – Folgen und Grenzen der Beschleunigung.* Frankfurt a. M. (Campus).

Klasen, H., Woerner, W., Rothenberger, A. & Goodman, R. (2003): Die deutsche Fassung des Strengths and Difficulties Questionnaire. *Praxis der Kinderpsychologie und Kinderpsychiatrie*, 7, 491–502.

Klein, M. (1932): Die Neurose des Kindes. *Zeitschrift für psychoanalytische Pädagogik*, 6(7–8), 290–306.

Klein, M. (1955 [1946, 1948]): Die psychoanalytische Spieltechnik, ihre Geschichte und Bedeutung. In: Biermann, G. (Hrsg.) (1969): *Handbuch der Kinderpsychotherapie I*. München (Ernst Reinhard), S. 151–168.

Klöpper, M. (2014): *Die Dynamik des Psychischen. Praxishandbuch für das Verständnis der Beziehungsdynamik*. Stuttgart (Klett-Cotta).

Klüwer, R. (1983) Agieren und Mitagieren. In: Hoffmann S. O. (Hrsg.): *Deutung und Beziehung. Kritische Beiträge zur Behandlungskonzeption und Technik in der Psychoanalyse*. Frankfurt a. M. (Fischer), S. 132–145.

Klüwer, R., Bohleber, W. & Drews, S. (Hrsg.) (2001): Szene, Handlungsdialog (Enactment) und Verstehen. In: *Die Gegenwart der Psychoanalyse – die Psychoanalyse der Gegenwart*. Stuttgart (Klett-Cotta), S. 347–357.

Knehr, E. (1982): *Konfliktgestaltung im Scenotest*. München (Reinhardt).

Koch, K. (1986 [1949]): *Der Baumtest*. Bern (Hans Huber).

Koch, E. et al. (1999): Werkstattbericht. *Praxis der Kinderpsychologie und Kinderpsychiatrie*, 8, 630–631.

Kögler, M. (2004): Winnicotts Übergangsobjekt im Lichte der Säuglingsbeobachtung. Vortrag am Winnicott Institut Hannover (1. April 2004).

Kögler, M. (2009): *Möglichkeitsräume in der analytischen Psychotherapie. Winnicots Konzept des Spielerischen*. Gießen (Psychosozial).

Kögler, M. & Busch, E. (2014): *Übergangsobjekte und Übergangsräume. Winnicots Konzepte in der Anwendung*. Gießen (Psychosozial).

Kohut, H. (1976 [1971]): *Narzissmus. Eine Theorie der psychoanalytischen Behandlung narzisstischer Persönlichkeitsstörungen*. Frankfurt a. M. (Suhrkamp).

König, F. & Benecke, C. (2021): Die Entwicklung und Anwendung konfliktspezifischer Geschichtenergänzungsaufgaben als Teil der OPD-Diagnostik im Kindesalter [The development and application of conflict-specific story completion tasks as part of OPD diagnostics in childhood]. *Zeitschrift fur Kinder- und Jugendpsychiatrie und Psychotherapie*, 49(5), 349–359. DOI: 10.1024/1422-4917/a000785.

König, K. (1995): *Widerstandsanalyse*. Göttingen (Vandenhoeck & Ruprecht).

König, K. (2007): *Abwehrmechanismen*. Göttingen (Vandenhoeck & Ruprecht).

Körner, J. (2013): *Abwehr und Persönlichkeit*. Stuttgart (Kohlhammer).

Kos, M. & Biermann, G. (2002 [1984]): *Die verzauberte Familie*. München (Reinhardt).

Krause, R. (2003): Das Gegenwartsbewusste als kleinster gemeinsamer Nenner aller Techniken. Integration und Differenzierung als Zukunft der Psychotherapie. *Psychotherapie*, 8, 2.

Laimböck, A. (2015): *Die Szene verstehen. Die psychoanalytische Methode in verschiedenen Settings*. Frankfurt a. M. (Brandes & Apsel).

Langer, S. (1987): *Philosophie auf neuen Wegen*. Frankfurt a. M. (Fischer).

Lang-Langer, E. (2014): *Spielraum und Rahmen. Abstinenz und Agieren in der psychoanalytischen Behandlung von Kindern und Jugendlichen*. Göttingen (Vandenhoeck & Ruprecht).

Largo, R. (1999): *Kinderjahre. Die Individualität des Kindes als erzieherische Herausforderung*. München/Zürich (Piper).

Largo, R. (2007): *Babyjahre. Entwicklung und Erziehung in den ersten vier Jahren*. München (Piper).

Lehmhaus, D. & Reiffen-Züger, B. (2018a): Wenn Kinder nicht richtig spielen können. In: Traxl, B. (Hrsg.): *Psychodynamik im Spiel. Psychoanalytische Überlegungen und klinische Erfahrungen zur Bedeutung des Spiels*. Frankfurt a. M. (Brandes & Apsel).

Lehmhaus, D. & Reiffen-Züger, B. (2018b): *Spiel und Spielen in der psychodynamischen Kinder- und Jugendlichenpsychotherapie*. Stuttgart (Kohlhammer).

Lehmkuhl, G., Meyer-Enders, G., Bruer, U., Tschuschek, V., Wienand, F. (2022): *Sceno-2, Revidierte und aktualisierte Fassung des Scenotests von Gerdhild von Staabs*. Göttingen (Hogrefe).

Lehmkuhl, G. & Petermann, F. (2014): *Fallbuch Scenotest*. Göttingen (Hogrefe).

Leuner, H. (2005): *Katathym-imaginative Psychotherapie (KiP)*. Berlin (Springer).

Leuzinger-Bohleber, M. & Garlichs, A. (1993): *Juventa-Materialien Früherziehung West-Ost: Zukunftserwartungen, Autonomieentwicklung und Beziehungsfähigkeit von Kindern und Jugendlichen*. Weinheim & München (Juventa).

Lobe, M. (2015 [1972]): *Das kleine Ich-bin-Ich*. Wien (Jungbrunnen).

Löchel, E. (1996): Zur Genese des Symbols in der kindlichen Entwicklung. *Kinderanalyse*, 4, 254–286.

Löchel, E. (2000): Symbol. In: Mertens, W. & Waldvogel, B. (Hrsg.): *Handbuch psychoanalytischer Grundbegriffe*. Stuttgart (Kohlhammer), S. 695–698.

Lohmann, R., Fooken, I. (2010): Eine wissenschaftliche Untersuchung über Puppen – Deutsche Übersetzung der »A Study of Dolls« von Hall und Ellis (1897). Stiftung Chancen für Kinder durch Spielen.

Lorenzer, A. (1973): *Sprachzerstörung und Rekonstruktion*. Frankfurt a. M. (Suhrkamp).

Lorenzer, A. (2006 [1994]): *Szenisches Verstehen – Zur Erkenntnis des Unbewußten*. Marburg (Tectum).

Lowenfeld, M. (1931): A new Approach to the Problem of Psychoneurosis in Childhood. *British Journal of Medical Psychology*, 11, 194–227.

Lowenfeld, M. (1969): Die Welt-Technik in der Kinderpsychotherapie. In: Biermann, G. (Hrsg.): *Handbuch der Kinderpsychotherapie 1.* München (Reinhardt), S. 442–451.

Ludewig, K., Pflieger, K., Wilken, U. & Jacobskötter, G. (1983): Entwicklung eines Verfahrens zur Darstellung von Familienbeziehungen: Das Familienbrett. *Familiendynamik*, 8, 235–251.

Ludewig, K. & Wilken, U. (Hrsg.) (2000): *Das »Familienbrett«. Ein Verfahren für die Forschung und Praxis mit Familien und anderen sozialen Systemen.* Göttingen (Hogrefe).

Luif, V., Thoma, G. & Boothe, B. (2006): *Beschreiben, Erschließen, Erläutern. Psychotherapieforschung als qualitative Wissenschaft.* Lengerich (Pabst).

Lutz, Ch. (2007): Projektive Verfahren und ihre Verwendung für die psychodynamische Diagnostik bei Kindern und Jugendlichen. In: Hopf, H. & Windhaus, E. (Hrsg.) (2007): *Lehrbuch 5 – Psychoanalytische und tiefenpsychologisch fundierte Kinder- und Jugendlichenpsychotherapie.* München (CIP-Medien), S. 159–176.

Mahler, M., Pine, F. & Bergmann, A. (1988): *Die psychische Geburt des Menschen. Symbiose und Individuation.* Frankfurt a. M. (Fischer).

Mentzos, S. (1990): *Interpersonelle und institutionalisierte Abwehr.* Frankfurt a. M. (Suhrkamp).

Mertens, W. (1993): *Einführung in die psychoanalytische Psychotherapie, Bd. 3.* Stuttgart (Kohlhammer).

Mertens, W. (2012): Wie psychoanalytisch ist die OPD (OPD-KJ)? *Kinderanalyse*, 20(3), 171–193.

Mertens, W. (2015): *Psychoanalytische Behandlungstechnik, Konzepte und Themen psychoanalytisch begründeter Behandlungsverfahren.* Stuttgart (Kohlhammer) .

Mertens, W. & Waldvogel, B. (Hrsg.) (2000): *Handbuch psychoanalytischer Grundbegriffe.* Stuttgart (Kohlhammer).

Meyer, G. & Bachmann, M. (1993): *Glücksspiel. Wenn der Traum vom Glück zum Alptraum wird.* Berlin (Springer).

Meyer-Enders, G. (2008): *Die Arbeit mit dem Familienbrett.* Köln (KiKt). Online: www.kikt-thema.de.

Meyer-Enders, G. (2016): Spielerische Gestaltungsverfahren. In: Wienand, F.: *Projektive Diagnostik bei Kindern, Jugendlichen und Familien. Grundlagen und Praxis. Ein Handbuch.* Stuttgart (Kohlhammer).

McGoldrick, M. & Gerson, R. (2002): *Genogramme in der Familienberatung.* Bern (Huber).

Milch, W. (2001): *Lehrbuch der Selbstpsychologie.* Stuttgart (Kohlhammer).

Mitchell, R. & Friedman, H. (1997): *Konzepte und Anwendungen des Sandspiels.* München (Reinhardt).

Mitchell, S. (2021): Bindung und Beziehung. Auf dem Weg zu einer relationalen Psychoanalyse. Gießen (Psychosozial), 2. Aufl.

Mitgutsch, A. & Gregorzewski, I. (2015): *Herzanzünder. Mein Leben als Kind.* München (dtv).

Mogel, H. (1991): *Psychologie des Kinderspiels*. Berlin (Springer).

Moisl, S. & Timmick, H. (2014): *Schwarzfußtest Auswertungsbogen*.

Monzardo Linderholm, G. (2005): Das Entdecken des Kritzelspiels (»squiggle«). *Kinderanalyse*, 4, 395–407.

Moser, U. (1967): Die Entwicklung der Objektbesetzung. *Psyche – Z Psychoanal*, 21, 97–124.

Moser, U. & Zeppelin, I. v. (1996): *Der geträumte Traum. Wie Träume entstehen und sich verändern*. Stuttgart (Kohlhammer).

Müller, L. & Müller, A. (2003): *Wörterbuch der analytischen Psychologie*. Ostfildern (Patmos).

Müller, U. (2005): Wen stört die frühe Störung? *Arbeitshefte Kinderpsychoanalyse*. Symbol, Symbolisierung und die symbolische Ordnung, 35, 99–121. . Frankfurt, 99–121

Neubauer, P. (1987): The many Meanings of Play: Introduction. *Psychoanal. Stud. Child*, 42, 3–9.

Nitsch-Berg, H. (1978): *Kindliches Spiel zwischen Triebdynamik und Enkulturation. Der Beitrag der Psychoanalyse und der Entwicklungstheorie Piagets*. Stuttgart (Klett-Cotta).

Oaklander, V. (1978): *Windows to Our* Children. Colorado (Real People Press).

Oaklander, V. (2013): *Gestalttherapie mit Kindern und Jugendlichen*. Stuttgart (Klett-Cotta).

Oerter, R. (2001): Spieltherapie. Ein handlungstheoretischer Ansatz. In: Röper, G., Hagen, C. & v. Noam, G. (Hrsg.): *Entwicklung und Risiko. Perspektiven einer Klinischen Entwicklungspsychologie*. Stuttgart (Kohlhammer), S. 117–138.

Oerter, R. (2003): Spiel. In: Herpertz-Dahlmann, Resch, Schulte-Markwort & Warnke (Hrsg.): *Entwicklungstherapie*. Stuttgart (Schattauer), S. 136–150.

Ogden, Th. (1988): Die projektive Identifikation. *Forum der Psychoanalyse*, 4, 1–21.

Oppenheim, D. (1990): *Assessing the Validity of a Doll Play Interview for Measuring Attachment in Preschoolers*. Department of Psychology, University of Utah.

Pattis Zoja (2012): *Expressive Sandarbeit*. Gießen (Psychosozial).

Perl, L. (1989): *Leben an der Grenze*. Bergisch Gladbach (EHP).

Perls, F., Hefferline, R. & Goodman, P. (1951): *Gestalt Therapy – excitement and growth in the human personality*. London (Penguin).

Piaget, J. (1948): *Psychologie der Intelligenz*. Zürich (Rascher).

Piaget, J. (1969): *Das Erwachen der Intelligenz beim Kinde*. Stuttgart (Klett-Cotta).

Piaget, J. (1990 [1945]): *Nachahmung, Spiel und Traum. Die Entwicklung des Symbolbegriffs beim Kinde*. Stuttgart (Klett-Cotta).

Preissing, C. & Heller, E. (Hrsg.) (2009): *Qualität im Situationsansatz. Qualitätskriterien und Materialien für die Qualitätsentwicklung in Kindertageseinrichtungen*. Cornelsen Scriptor, 2. Aufl.

Quindeau, I. (2008): *Psychoanalyse*. Paderborn (UTB).

Rauchfleisch, U. (2001): Kinderpsychologische Tests. In: *Ein Kompendium für Kinderärzte*. Stuttgart (Thieme), S. 78–81.

Reiffen-Züger, B. & Lehmhaus, D. (2018): Der Plämokasten – eine Miniaturspielwelt für die psychodynamische Diagnostik und Psychotherapie von Kindern und Jugendlichen. In: Traxl, B. (Hrsg): *Psychodynamik im Spiel. Psychoanalytische Überlegungen und klinische Erfahrungen zur Bedeutung des Spiels*. Frankfurt a. M. (Brandes & Apsel).

Reiffen-Züger, B. & Lehmhaus, D. (2023): *Begleitheft zum Plämokasten*. München (Ärztliche Akademie für Psychotherapie von Kindern und Jugendlichen e.V.)

Reik, T. (2017): *Hören mit dem dritten Ohr. Die innere Erfahrung eines Psychoanalytiker*. Neulingen (Edition Klotz).

Reinke, E. (2013): Szenische Evidenz und Szenisches Verstehen. Zur Vermittlung des Werkes von H. Argelander und A. Lorenzer. *Jahrbuch der Psychoanalyse*, 66, 13–48.

Remschmidt, H., Schmidt, M. & Poustka, F. (2012): *Multiaxiales Klassifikationsschema für psychische Störungen des Kinder- und Jugendalters nach ICD-10 der WHO – Mit einem synoptischen Vergleich von ICD-10 und DSM-IV*. Bern (Huber).

Resch, F. & Koch, E. (2012): Bedeutung der Strukturachse für Therapieplanung und Behandlung. *Kinderanalyse*, 20(1), 4–20.

Richter, H.E. (1970): Patient Familie. Entstehung, Struktur und Therapie von Konflikten. In: *Ehe und Familie 6. Die angstneurotische Familie – Stichwort Sanatorium*. Reinbek bei Hamburg (Rowohlt), S. 73–90.

Riehl-Emde, A. (1996): »… wie das Glied einer unzerreißbaren Kette« – Ein Blick ins Genogramm. In: Buchheim, P., Cierpka, M. & Seifert, Th. (Hrsg.): *Lindauer Texte. Teil 2: Erinnern und Entwerfen im psychotherapeutischen Handeln*. Berlin/Heidelberg/New York (Springer), S. 218–234.

Rohde-Dachser, Ch. (o.J.): *Konzepte des Unbewussten*. Online: www.psa-werkstattberichte.de/Originalarbeiten/RO-DA-TXT2.rtf.

Rosa, H. (2013): *Beschleunigung und Entfremdung. Entwurf einer kritischen Theorie spätmoderner Zeitlichkeit*. Berlin (Suhrkamp).

Rossetti-Gsell, V. (1998): *Spielen – Sprache der kindlichen Seele. Erkenne dein Kind im Spiel*. Freiburg (Herder).

Ronnberg, A. (Hrsg.) (2012): *Das Buch der Symbole, Betrachtungen zu archetypischen Bildern*. Köln (Taschen).

Roth G. (1996): Phantasie und feuernde Neuronen. *Zeit Online*, 14/1996 (29. März 1996).

Rubner, A. (1989): Phänomene und Handhabung des Widerstandes in der Kinderanalyse. In: *Studien zur Kinderanalyse IX*. Wien (Verb. d. wiss. Ges. Österreichs), S. 21–34.

Rudolf, G. (2004): *Strukturbezogene Psychotherapie. Leitfaden zur psychodynamischen Therapie struktureller Störungen*. Stuttgart (Schattauer).

Rudolf, G. (2015): *Wie Menschen sind. Eine Anthropologie aus psychotherapeutischer Sicht*. Stuttgart (Schattauer).

Rudolf, G. (2019): *Psychodynamisch denken – tiefenpsychologisch handeln. Praxis der tiefenpsychologisch fundierten Psychotherapie*. Stuttgart (Schattauer).

Rudolf, G. & Grande, T. (2006): Fokusbezogene Psychodynamische Psychotherapie. *Psychotherapeut*, 51, 276–289.

Rudolf, G., Oberbracht, C. & Grande, T. (1998): Die Strukturcheckliste. Ein anwendungsfreundliches Hilfsmittel für die Strukturdiagnostik nach OPD. In: Schauerburg, H., Buchheim, P., Cierpka, M., Freiberger, H. J. (Hrsg.): *OPD in der Praxis. Konzepte, Anwendungen, Ergebnisse der Operationalisierten Psychodynamischen Diagnostik.* Bern: Huber.

Sandler, J. & Freud, A. (1989): *Die Analyse der Abwehr*. Stuttgart (Klett-Cotta).

Sassenfeld, A. (2015): *Relationale Psychotherapie. Grundlagen und klinische Prinzipien.* Gießen (Psychosozial).

Satir, V. (1975): *Selbstwert und Kommunikation*. Stuttgart (Klett Cotta).

Schafer, R. (1995): *Erzähltes Leben. Narration und Dialog in der Psychoanalyse*. München (Pfeiffer).

Schiller, F. (1879) in: Berghahn, K. (Hrsg.) (2000): *Über die ästhetische Erziehung des Menschen in einer Reihe von Briefen*. Stuttgart (Reclam).

Schmidbauer, W. (1977): *Hilflose Helfer. Über die seelische Problematik der helfenden Berufe*. Reinbeck bei Hamburg (Rowohlt).

Segal, H. (1957): Bemerkungen zur Symbolbildung. In: Bott Spilius, E. (Hrsg.) (1991): *Melanie Klein heute. Bd. I.* Stuttgart (VIP).

Seiffge-Krenke, I. (2009): *Psychotherapie und Entwicklungspsychologie*. Heidelberg (Springer), S. 104–106.

Seiffge-Krenke, I. (2014): Die diagnostische Arbeit mit der Konfliktachse. In: *Die Konfliktachse der OPD-KJ-2 – Ein Fallbuch für die klinische Arbeit*. Göttingen (Vandenhoeck & Ruprecht).

Seiffge-Krenke, I. (2017): *Widerstand, Abwehr und Bewältigung*. Göttingen (Vandenhoeck & Ruprecht).

Seiffge-Krenke, I., Dietrich, H., Adler-Corman, P., Timmermann, H., Heinz-Rathgeber, M. & Winter, S. M. (2016): *Die Konfliktachse der OPD-KJ-2: Ein Fallbuch für die klinische Arbeit*. Göttingen (Vandenhoeck & Ruprecht), 2. Aufl.

Seiffge-Krenke, I. & Schmeck, K. (Hrsg.) (2020): *Kinder- und Jugendlichenpsycotherapie. Diagnostische und therapeutische Arbeit mit der OPD-KJ-2: Ein Fallbuch*. Göttingen (Vandenhoeck& Ruprecht).

Seitz, A. (2016): Die Sandspieltherapie nach Dora M. Kalf. *Analytische Kinder- und Jugendlichenpsychotherapie*, 169, 64–86.

Sendak, M. (2013 [1963]): *Wo die wilden Kerle wohnen*. Zürich (Diogenes).

spiel gut-Arbeitsausschuss (2012): *Vom Spielzeug und vom Spielen. Ratgeber für gutes Spielzeug*. Ulm (Selbstverlag).

Spitz, R. (1992 [1957]): *Nein und Ja*. Stuttgart (Klett-Cotta).

Spitz, R. (1996 [1965]): *Vom Säugling zum Kleinkind*. Stuttgart (Klett-Cotta).

v. Staabs, G. (2004): *Der Scenotest. Beitrag zur Erfassung unbewusster Problematik und charakterologischer Struktur in Diagnostik und Therapie*. Bern (Hans Huber).

Stadler, T. (2013): Spielen im Spannungsfeld von Deutung und Ko-Narration. *Analytische Kinder- und Jugendlichenpsychotherapie*, 157, 103–122.

Stephan, Ch. (1995): Bindungsbeziehung – Spielbeziehung – Kompetenzentwicklung. In: von Spangler, G. & Zimmermann, P.: *Die Bindungstheorie: Grundlagen, Forschung und Anwendung*. Stuttgart (Klett-Cotta), S. 265–250.

Stern, D. (2010): *Der Gegenwartsmoment: Veränderungsprozesse in Psychoanalyse, Psychotherapie und Alltag*. Frankfurt a. M. (Brandes & Apsel).

Stevens, J. O. (1990): *Die Kunst der Wahrnehmung – Übungen der Gestalttherapie*. München (Chr. Kaiser).

Storck, J. (1974): Die Bedeutung des Vaterbildes in der frühkindlichen Entwicklung. In: *Fragen nach dem Vater. Französische Beiträge zu einer psychoanalytischen Anthropologie*. Freiburg/München (Karl Alber).

Storck, J. (1986): Der Vater – Störenfried oder Befeier. In: *Das Vaterbild in Kontinuität und Wandlung*. Stuttgart (frommann-holzboog).

Streeck, U. (2004): *Auf den ersten Blick. Psychotherapeutische Beziehungen unter dem Mikroskop*. Stuttgart (Klett-Cotta).

Streeck, U. (2009): *Gestik und die therapeutische Beziehung. Über nichtsprachliches Verhalten in der Psychotherapie*. Stuttgart (Klett-Cotta).

Streeck-Fischer, A. (1997): Verschiedene Formen des Spiels in der analytischen Psychotherapie. *Forum der Psychoanalyse*, 13, 23–37.

Streeck-Fischer, A. (2009): Spiel ist Kommunikation – Zum Verständnis des Spiels aus entwicklungspsychologischer und pathologischer Sicht. In: Kögler (Hrsg.): *Möglichkeitsräume in der analytischen Psychotherapie*. Gießen (Psychosozial), S. 15–30.

Target, M., Fonagy, P. & Shmueli-Goetz, Y. (2003): Attachment Representations. In: School-Age Children: The Development of the Child Attachment Interview. *Journal of Child Psychotherapy*, 29, 2, 171–186.

Timmermann, H. (2020): Lassen sich szenisches Verstehen und OPD-KJ miteinander vereinbaren? In: Seiffge-Krenke, I. & Schmeck, K. (Hrsg.): *Kinder- und Jugendlichenpsychotherapie. Diagnostische und therapeutische Arbeit mit der OPD-KJ-2: Ein Fallbuch*. Göttingen (Vandenhoeck & Ruprecht), S. 14–21.

Thorner, H. (1977): Über projektive Identifizierung. *Psyche – Z Psychoanal*, 31, 12, 1126–1132.

Ullmann, H. & Wilke, E. (2012): *Handbuch Katathym Imaginative Psychotherapie*. Bern (Hans Huber).

Weber, M. & Koch, E. (2005): Operationalisierte Psychodynamische Diagnostik im Kindes- und Jugendalter. *Kinderanalyse*, 1, 16–17.

Weber, M. & Stadelmann, S. (2011): Verwendung von Geschichtenergänzungsaufgaben zur OPD-KJ-Strukturdiagnostik. *Praxis der Kinderpsychologie und Kinderpsychiatrie*, 60, 27–40.

Weiß, H. & Frank, C. (Hrsg.) (2013): *Projektive Identifizierungen. Ein Schlüsselkonzept der psychoanalytischen Therapie*. Stuttgart (Klett-Cotta).

Weinrib, E. (2004): *Images of the self. The Sandplay Therapy Process*. Cloverdale (Temenos Press).

Wheeler, G. (1993): *Kontakt und Widerstand, ein neuer Zustand zur Gestalttherapie*. Bergisch Gladbach (EHP).

Wienand, F. (2016): *Projektive Diagnostik bei Kindern, Jugendlichen und Familien*. Stuttgart (Kohlhammer).

Willi, J. (1999 [1975]): *Die Zweierbeziehung. Spannungsursachen, Störungsmuster, Klärungsprozesse, Lösungsmodelle*. Hamburg (Rowohlt).

Windaus, E. (2012): Die OPD-KJ und die psychoanalytische Therapie. *Kinderanalyse*, 20(3), 203–219.

Winnicott, D.W. (1965, 1974 [1958]): Psychoanalyse und Schuldgefühl. In: *Reifungsprozesse und fördernde Umwelt*. München (Kindler).

Winnicott, D.W. (1971): *Playing and reality* (New ed.). London (Routledge).

Winnicott, D.W. (1976 [1958]): *Von der Kinderheilkunde zur Psychoanalyse. Aus den Collected Papers*. München (Kindler).

Winnicott, D.W. (1987 [1951]): Übergangsobjekte und Übergangsphänomene. Eine Studie über den ersten, nicht zum Selbst gehörenden Besitz. Vortrag 1951 [engl. 1953]. Dt.: *Psyche – Z Psychoanal*, 1969, 23, 9, 666–682.

Winnicott, D.W. (1989): The squiggle game. In: Winnicott, C., Shepherd, R., Davis, M.: *Psycho Analytic Explorations*. London (Karnac), S. 299–317.

Winnicott, D.W. (1994 [1988]): *Die menschliche Natur*. Stuttgart (Klett-Cotta).

Winnicott, D.W. (2007 [1971]): *Die therapeutische Arbeit mit Kindern: Die Technik des Squiggle oder Kritzelspiels*. Karlsruhe (Gerardi).

Winnicott, D.W. (2008 [1958]): *Von der Kinderheilkunde zur Psychoanalyse*. Gießen (Psychosozial).

Winnicott, D.W. (2015 [1971]): *Vom Spiel zur Kreativität*. Stuttgart (Klett- Cotta).

Wittenberger, A. (2016): *Dem inneren Klang auf der Spur. Der Prozess der Kinderpsychoanalyse*. Frankfurt (Brandes & Apsel)

Wolf, M. (2000): Szene, szenisches Verstehen. In: Mertens, W. & Waldvogel, B. (Hrsg.): *Handbuch psychoanalytischer Grundbegriffe*. Stuttgart (Kohlhammer), S. 705–708.

Woolgar, M. (1999): Projective doll play methodologies for preeschool play. *Child Psychology and Psychiatry*, 4(3), 126–134.

Wygotski, L. (1980 [1933]): Das Spiel und seine Bedeutung in der psychischen Entwicklung des Kindes. In: Elkonin, D. (Hrsg.): *Psychologie des Spiels*. Köln (Pahl-Rugenstein), S. 430–465.

Yontef, G. (2004): Zum Aspekt der Beziehung in Theorie und Praxis der Gestalttherapie. In: *Gestaltkritik*. Bergisch Gladbach (EHP).

Zimmer, J. (2007): *Das kleine Handbuch zum Situationsansatz.* Berlin (Cornelsen Scriptor), 2. Aufl.

Zimpel, A. (2014): *Spielen macht schlau.* München (Gräfe & Unzer).

Zinker, J. (2005): *Gestalttherapie als kreativer Prozess.* Paderborn (Jungfermann).

Zulliger, H. (2007 [1952]): *Heilende Kräfte im kindlichen Spiel.* Magdeburg (Dietmar Klotz).

Zulliger, H., Fatke, R. (Hrsg.) (2022): *Das magische Denken des Kindes – Beiträge zur Psychoanalytischen Pädagogik und Kinderpsychotherapie.* Gießen (Psychosozial).

Zwiebel, Z. & Mahler-Bungers (2007): *Projektion und Wirklichkeit.* Göttingen (Vandenhoeck & Ruprecht).

Verzeichnis der Mitautorinnen und Mitautoren

Margret d'Arcais, Diplom-Psychologin, langjährige Tätigkeit in der Erziehungsberatung in den Niederlanden, Ausbildung in nicht-direktiver Gesprächstherapie (Rogers) und Katathym-Imaginativer Psychotherapie (KIP) (Leuner). Dozentin der Arbeitsgemeinschaft für Katathymes Bilderleben und imaginative Verfahren in der Psychotherapie (AGKB), KIP-Lehrtherapeutin und Supervisorin. Mitbegründerin und langjährige Vorsitzende der Niederländischen KIP-Gesellschaft (Stichting Symbooldrama NL), Tätigkeit als Dozentin in Italien (Padua) und in Deutschland. Viele Jahre Dozentin in der Ärztlichen Akademie für Psychotherapie für Kinder und Jugendliche e. V. München für KIP. Ihr verdanken wir den Beitrag über das Kathathyme Bilderleben in Kapitel 13.1.

Florian Juen, Dr., Psychologischer Psychotherapeut mit Fachkunde für Psychoanalyse und tiefenpsychologisch fundierte Psychotherapie. Neben der Tätigkeit in eigener Praxis in München u. a. Supervisor im Kinderzentrum München, Psychoanalytischer Selbsterfahrungsleiter und Trainer für die Operationalisierten Psychodynamischen Diagnostik (OPD-KJ-2). Dozent bei der Ärztlichen Akademie für Psychotherapie von Kindern und Jugendlichen e. V. München, insbesondere für den Bereich der OPD. Ihm verdanken wir den Beitrag zur OPD-KJ-2 in Kapitel 9.2 sowie Kapitel 14.2 und 14.3 zum Geschichtenergänzungsverfahren (die Story Stems Technik). Mitarbeit am Forschungsprojekt zur Evaluation des Plämokastens.

Martin H. Maurer, Prof. Dr. med., Facharzt für Kinder- und Jugendpsychiatrie und -psychotherapie. Facharzt für Physiologie. Tätig in eigener Praxis und als Gutachter für Forensische Kinder- und Jugendpsychiatrie. Dozent, Wissenschaftlicher Beirat und Vorstandsmitglied bei der Ärztlichen Akademie für Psychotherapie von Kindern und Jugendlichen e. V., München. Leiter der Forschungsgruppe zur Evaluation des Plämokastens der Ärztlichen Akademie e. V. München. Ihm verdanken wir insbesondere die Mitarbeit am Kapitel 15.3 zum Plämokasten.

Gabriele Meyer-Enders, Kinder- und Jugendlichenpsychotherapeutin, Fachkunde für tiefenpsychologisch fundierte Psychotherapie, Gestalttherapeutin, Supervisorin und Dozentin an verschiedenen tiefenpsychologisch orientierten Ausbildungsinstituten, Leiterin des Kölner Instituts für Kindertherapie (KIKT), und des KIKT-TheMa, Verlag und Vertrieb für therapeutische Materialien (www.kikt.de, www.kikt-thema.de).

Veröffentlichungen in verschiedenen Zeitschriften und Büchern u.a. in Wienand (2016), Lehmkuhl & Petermann (2014) und Lehmkuhl et al. (2022). Ihr verdanken wir den Beitrag über das Familienbrett in Kapitel 14.2.

Ingeborg Minich, Analytische Psychotherapeutin für Kinder und Jugendliche (KJP) in eigener Praxis in Aichach seit mehr als 25 Jahren, Traumatherapeutin, Kunsttherapie, Paartherapie, Dozentin für Psychotherapie (Schwerpunkte: Psychotherapie und darstellendes Gestalten / Kunst, Autismus und Psychotherapie), Supervisorin an verschiedenen Instituten, Seminare, Vorträge, Fachbücher (Erziehung, Scheidungs-, Pflege-, Adoptivkindern). Arbeitsschwerpunkte: Psychotherapie bei Jugendlichen, Traumatherapie und Therapie bei Personen mit geistiger Behinderung sowie bei Autismus. Ihr verdanken wir den Beitrag über das bildnerische Gestalten in Kapitel 11.1.

Sibylle Moisl, war analytische Kinder- und Jugendlichenpsychotherapeutin in eigener Praxis in München, Lehrtherapeutin und anerkannte Supervisorin der bayerischen Psychotherapeutenkammer und der Akademie für Psychonalyse und Psychotherapie, Abteilung AKJP, der Münchner Arbeitsgemeinschaft für Psychoanalyse und der Ärztlichen Akademie für die Psyhotherapie von Kinder- und Jugendlichen, alle in München, sowie in weiteren Institutionen im klinischen Bereich und in der Erziehungsberatung. Ihr verdanken wir den Beitrag über den Schwarzfußtest in Kapitel 12.1. Sie verstarb 2023.

Christiane Pennecke, Dipl. Psychologin, war Psychologische Psychotherapeutin in eigener Praxis, Kinder- u. Jugendpsychiatrische Beratungsstelle (1979–1985), Lehrtherapeutin und Supervisorin für Integrative Gestalttherapie (IGW), Gruppendynamikerin (DAGG), Supervisorin, Ausbildungsleiterin für Gruppenpsychotherapie und Supervision am Institut für Verhaltenstherapie in Berlin (IVB), Dozentin bei der Ärztlichen Akademie für Psychotherapie von Kindern und Jugendlichen e.V. München für Gestalttherapie. Veröffentlichungen in verschiedenen Zeitschriften und Büchern zum Beispiel Schattenhofer/Weigand, Zeitschrift für Gruppenpsychotherapie und Gruppendynamik. Ihr verdanken wir den Beitrag über die Rosenbuschfantasie in Kapitel 13.2. Christiane Pennecke starb 2022.

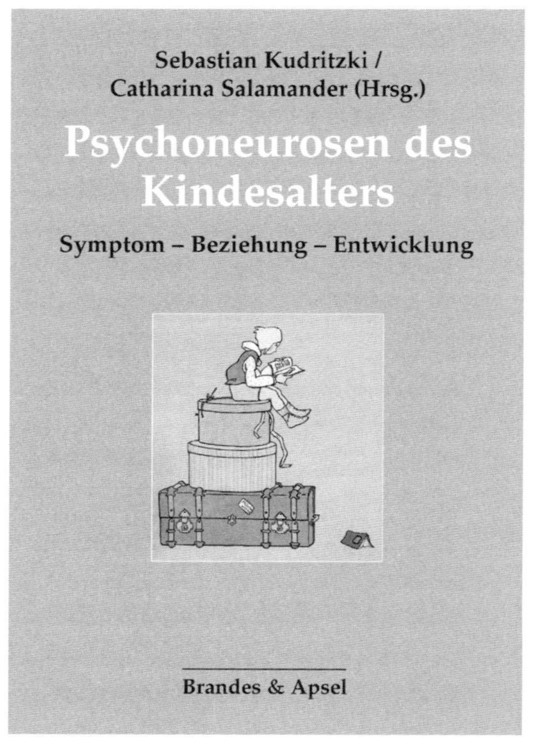

Sebastian Kudritzki / Catharina Salamander (Hrsg.)

Psychoneurosen des Kindesalters

Symptom – Beziehung – Entwicklung

Kinder entwickeln sich in der engen Beziehung zu den Eltern und/oder relevanten Bezugspersonen. Wir können Eltern nicht ohne ihre Kinder und Kinder nicht ohne ihre Eltern denken. Dies eröffnet das psychodynamische Verständnis von neurotischen Symptomen auf der Grundlage früher oder aktueller Beziehungsstörungen, deren Symptomatik auch immer appellativen Charakter haben. Behandeln wir ausschließlich seine »Störung«, so überhören wir allzu schnell das, auf was uns das Kind im Unbewussten aufmerksam machen möchte, was es stört und womit es in der Familie stört.
Die Autor*innen geben Denkanstöße und diskutieren vertieft über das, was im Kind durch das Symptom zur Sprache kommen will. Besprochen werden: Essstörungen, Angststörungen, Depressionen, Enkopresis, Enuresis, psychosomatische Krankheitsbilder, Zwänge, Sprach- und Denkstörungen, Lern- und Leistungsstörungen, externalisierendes Verhalten, Beziehungstraumatisierungen und Regression.

Mit Beiträgen von Eva Heran-Doerr, Annette Hunze, Sebastian Kudritzki, Ulrike Purkert, Catharina Salamander, Michèle Staudinger, Franz Schambeck, Karin Trübel, Alfred Walter

308 S., Pb. Großoktav, € 39,90, ISBN 978-3-95558-353-8

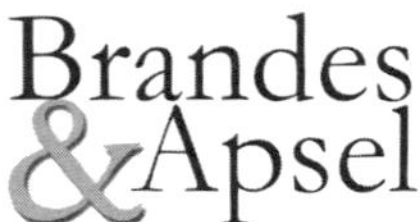

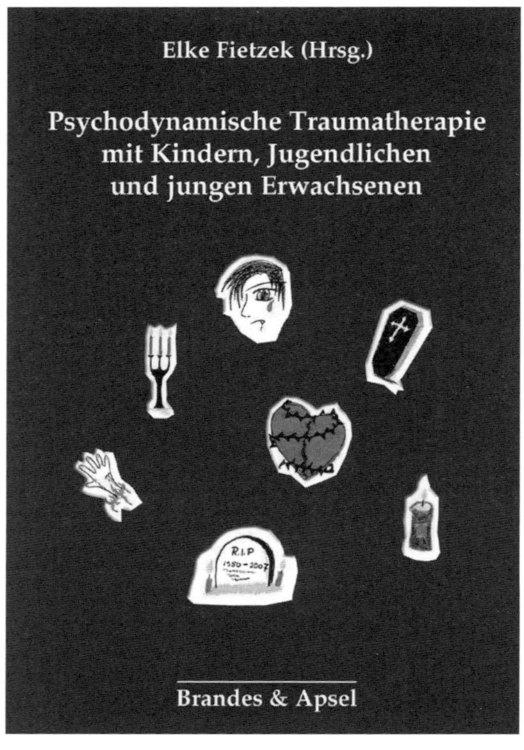

Elke Fietzek (Hrsg.)

Psychodynamische Traumatherapie mit Kindern, Jugendlichen und jungen Erwachsenen

236 S., Pb. Großoktav, € 29,90, ISBN 978-3-95558-208-1

In diesem Buch wird deutlich, wie innerhalb der psychodynamischen Verfahren eine Aufarbeitung der komplexen Traumatisierungen stattfinden kann. Der Entwicklungsaspekt ist besonders wichtig, da Kinder und Jugendliche noch keine feste psychische Struktur ausgebildet haben und die Gefahr besteht, dass gerade komplexe Traumatisierungen sich tief in die noch sehr vulnerable psychische Struktur eingraben.

»Fietzek weist in überzeugendster Weise in ihren Falldarstellungen nach, dass die Wirksamkeit einer psychoanalytischen Behandlung zu konstruktiven Veränderungen in der unbewussten Objektwelt der Patienten führen kann. Was Hoffnung macht.«
(Marga und Walter Prankl auf kultur-punkt.ch)

Mit Beiträgen von Elke Fietzek, Katrin Geßl, Julia Stachels-Andric, Carla Maria Weber

Der Frankfurter Verlag
für Psychoanalyse

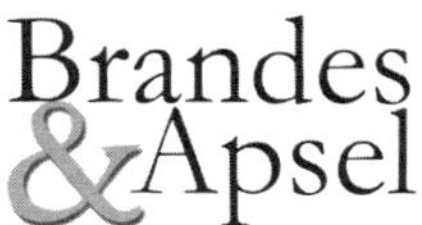

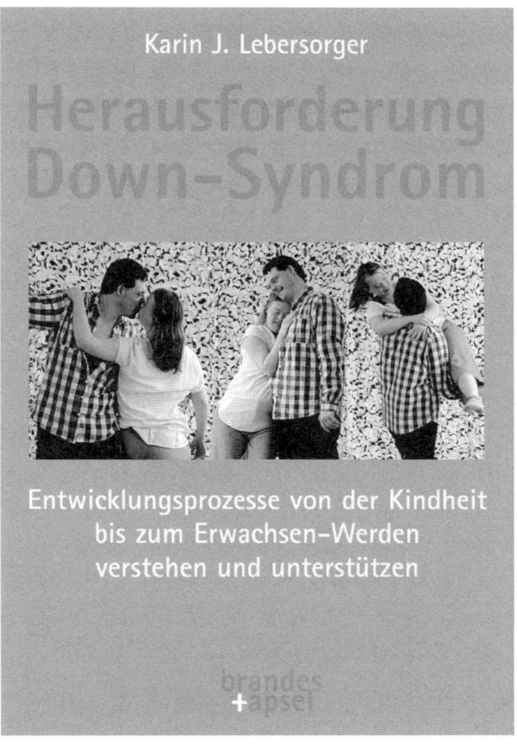

Karin J. Lebersorger

Herausforderung Down-Syndrom

Entwicklungsprozesse
von der Kindheit bis zum Erwachsen-Werden
verstehen und unterstützen

3. durchgeseh. Aufl., 172 S., Pb. Großoktav, € 19,90
ISBN 978-3-95558-295-1

Menschen mit Down-Syndrom führen dank medizinischer und pädagogischer Entwicklungen ein weitgehend gesundes, ihren Möglichkeiten entsprechend selbstbestimmtes Leben. Die psychische Dimension eines Aufwachsens mit einer genetischen Besonderheit findet selbst in Fachkreisen noch nicht jene Beachtung, die den damit verbundenen Herausforderungen für die Eltern und Kinder zukommen sollte. So werden Verhaltensauffälligkeiten und Symptome, wie Verweigerung, Anspannung, Aggression, Selbstverletzung oder Adipositas, oftmals als Unarten gewertet oder als zum Down-Syndrom gehörend und somit unveränderbar, nicht aber als Ausdruck seelischer Nöte.

Das Buch eröffnet ein Nachdenken über das bewusste und unbewusste Selbst- und Beziehungserleben von Menschen mit Down-Syndrom und ihren Bezugspersonen. Karin J. Lebersorger verbindet theoretische psychodynamische Überlegungen mit Beispielen aus der klinisch-psychologischen und psychotherapeutischen Arbeit im interdisziplinären Team der Down-Syndrom-Ambulanz Wien. Sie vermittelt ein Verständnis für die komplexen intra- und interpsychischen Zusammenhänge von der Diagnosestellung bis zum Erwachsen-Werden. Auf Basis dieses verstehenden Zugangs werden dem Handlungsdialog von Menschen mit Down-Syndrom Bedeutung und ihnen selbst durch Unterstützung oder Übernahme ihrer nicht altersgemäßen Aktivsprache eine Stimme gegeben.

»Dieses Fachbuch erweitert den Wahrnehmungshorizont von Beratern und Therapeuten für Menschen mit Down-Syndrom. Es lässt sozusagen tief blicken. Die sehr gute Gliederung der ›Verhaltens- und Gefühlszustände‹ in Kapitel und Unterkapitel eignet sich gut zum Nachschlagen spezieller Fragen und Probleme. Diese Übersichtlichkeit und die verständlichen Erklärungen können auch für die Eltern von Betroffenen gewinnbringend sein.«
(C. Seiler, Theraplay – Schwierige Kinder Journal)

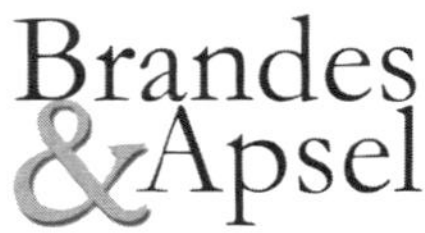

Der Frankfurter Verlag für Psychoanalyse

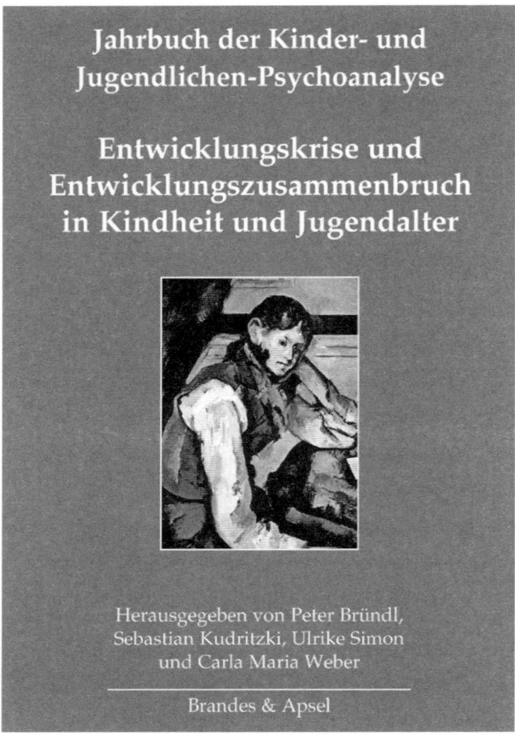

Peter Bründl / Sebastian Kudritzki
Ulrike Simon / Carla Maria Weber (Hrsg.)

Entwicklungskrise und Entwicklungszusammenbruch in Kindheit und Jugendalter

Jahrbuch der Kinder- und Jugendlichen-Psychoanalyse, Bd. 12

Mit Beiträgen von Dieter Bürgin, Frank Dammasch, Joshua Durban, Aglaja von Kalckreuth-Gahleitner, Viola Kreis, Suzanne Maiello, Patrick Meurs, Anna M. Nicolò, Jack Novick, Kerry Kelly Novick, Maria Rhode, Barbara Saegesser, Franz Schambeck, Gisela Schleske, Orna Wassermann

260 S., Hardcover Großoktav, € 39,90, ISBN 978-3-95558-352-1

Klinisch-theoretisch und behandlungstechnisch fokussieren die Beiträge auf Entwicklungsstörungen, die aus Spannungen des heranwachsenden kleinen Wesens erwachsen in seiner Abhängigkeit von der bedürfnisbefriedigenden Pflegeperson einerseits und andererseits aus den ganz eigenen Ansprüchen authentisch-eigenen Entwicklungsdrangs, was sich vielfach in einer Adoleszenz unter Druck äußert.

Kulturfamilienspezifisch und mit eigenen unbewussten Strebungen gehen die Pflegepersonen mit den Bedürfnissen des Kleinkindes recht unterschiedlich um. Individuell kann dies später zu Störungen von Krankheitswert führen, die möglicherweise wieder verschwinden, sich auswachsen oder aber unter sich transformierender Symptomatik weiterbestehen können. Viele Jugendliche, die an Suizidalität, Essstörungen, Drogenabhängigkeit, Promiskuität, schweren Depressionen, sexuell perversen Praktiken oder Gewalttätigkeit leiden, werden von den die reaktivierten, unvergessenen, aber nicht erinnerbaren, im Körper festgehaltenen, unbewusst gewordenen Objektbeziehungen und Triebstrebungen qualvoll überschwemmt. Dies führt zu einem verzerrten Verhältnis zum eigenen geschlechtsreifen Körper, zu einem verzerrten Realitätssinn, zur Verwerfung anstehender, selbstverantwortlicher Erwachsenheit und zum Zusammenbruch der Entwicklung zum Erwachsensein bei Aufrechterhaltung einer unbewussten, passiven Beziehung zum gleichgeschlechtlichen Elternteil und der Verwerfung der Fähigkeit, aus der infantilen (polymorph-perversen) Sexualität herauszuwachsen. Aufgabe der analytischen Psychotherapie ist es, den leidenden Kindern und Jugendlichen zu helfen, erstmals oder erneut, phasenspezifische Normalität und Kreativität zu erreichen.